JN297051

② 栄養科学ファウンデーションシリーズ

応用栄養学

堀江祥允
[編著]

江上いすず
小川宣子
多賀昌樹
辻　雅子
堀江和代
牧野登志子
三浦綾子
[著]

朝倉書店

編著者

堀江　祥允	名古屋市立大学名誉教授 仁愛大学人間生活学部・教授

執筆者（五十音順）

江上いすず	名古屋文理大学健康生活学部・教授
小川　宣子	中部大学応用生物学部・教授
多賀　昌樹	北里大学保健衛生専門学院管理栄養科・学科長
辻　雅子	尚絅学院大学総合人間科学部・講師
堀江　和代	仁愛大学人間生活学部・教授
牧野登志子	金城学院大学生活環境学部・教授
三浦　綾子	浜松大学健康プロデュース学部・准教授

はじめに

　近年高まっている人々の健康願望を考えるとき，栄養欠乏と栄養過剰を防止して健康寿命を延ばすことは，個々人のQOL（人生の質，生活の質）を高めるばかりでなく国家の医療費の抑制のためにも，日本のみならず世界共通の重要かつ緊急な課題となっている．

　こうした問題解決に寄与することが期待されているのが管理栄養士であるが，わが国においては2002（平成14）年から新たに発足した管理栄養士の養成にとって，栄養アセスメントと栄養ケアを柱とする栄養マネジメント能力の涵養が重要である．管理栄養士養成カリキュラムのメインのひとつである応用栄養学に関する内容は，5年ごとに行われる厚生労働省策定による食事摂取基準の改定に対応することが要請されている．おりしもこのたび，改定されたばかりの「日本人の食事摂取基準2010年版」に対応できる時宜を得た企画として，朝倉書店より「栄養科学ファウンデーションシリーズ」が発刊される運びとなった．本書『応用栄養学』もこの一巻として著されることになった．

　本書における各章の項目やキーワードは，2002年以来現在も継続されている厚生労働省指導のガイドラインに準拠したものであり，栄養マネジメントの基本が理論的に習得・応用できるよう配慮されている．したがって，本書は管理栄養士を目指し管理栄養士国家試験を受験する学生はもとより，栄養士のリカレントおよびスポーツやリハビリなどの健康管理の業務にたずさわる方にも有用なテキストと思われる．

　本書の執筆者はすべて大学で管理栄養士養成にたずさわっているエキスパートである．そのことが尊重されたため全体として不統一な部分があるのは否めないが，これもひとえに編者の力量不足によるものである．ご容赦をいただければ幸いである．

　最後に，本書の出版にあたり企画段階で多大なご尽力をいただいた執筆者の小川宣子先生，江上いすず先生，および編著者の性急な要望にこたえていただいた朝倉書店編集部の方々に深謝する．

2010年3月

編者　堀江祥允

目次

1. 栄養マネジメント

- 1.1 栄養マネジメントの概要 ……………………………………[江上いすず]………… 1
  - 1.1.1 栄養マネジメントの目的 ……………………………………………………… 1
  - 1.1.2 栄養マネジメントの過程 ……………………………………………………… 1
- 1.2 栄養アセスメントの意義と方法 ………………………………………………………… 2
  - 1.2.1 臨床診査 …………………………………………………[多賀昌樹]………… 3
  - 1.2.2 臨床検査 …………………………………………………[多賀昌樹]………… 4
  - 1.2.3 身体計測 …………………………………………………[多賀昌樹]………… 7
  - 1.2.4 食事調査 …………………………………………………[江上いすず]………… 9
  - 1.2.5 体力測定法 ………………………………………………[多賀昌樹]………… 12
  - 1.2.6 生活習慣・食習慣・生活環境の調査 ……………………[多賀昌樹]………… 12
  - 1.2.7 QOL の調査 ………………………………………………[多賀昌樹]………… 13
  - 1.2.8 体質（スニップ，SNP）の調査 …………………………[多賀昌樹]………… 13

2. 食事摂取基準の科学的根拠　　　　　　　　　　　　　　　　　　　　[堀江祥允]

- 2.1 食事摂取基準 …………………………………………………………………………… 14
  - 2.1.1 「日本人の食事摂取基準 2010 年版」における策定の基本的な考え方 ………… 14
  - 2.1.2 食事摂取基準策定における各設定指標 ……………………………………… 14
  - 2.1.3 外挿方法 ……………………………………………………………………… 15
- 2.2 ライフステージ別エネルギー・栄養素の食事摂取基準 ………………………………… 15
  - 2.2.1 ライフステージ別の推定エネルギー必要量 …………………………………… 15
  - 2.2.2 たんぱく質の食事摂取基準 …………………………………………………… 16
  - 2.2.3 脂質の食事摂取基準 …………………………………………………………… 17
  - 2.2.4 炭水化物・食物繊維・アルコールの食事摂取基準 …………………………… 18
  - 2.2.5 ビタミン・ミネラルの食事摂取基準 …………………………………………… 18

3. 成長・発達，加齢（老化） ［堀江祥允］

    3.1　概　　念 ………………………………………………………………………… 21
    3.2　成長・発達に伴う身体的・精神的変化と栄養 ………………………………… 21
        3.2.1　ライフステージの区分と発育 …………………………………………… 21
        3.2.2　身体（身長，体重，身体組成）の変化 ………………………………… 21
        3.2.3　身体諸器官の成長 ………………………………………………………… 21
        3.2.4　成長期の身体組成の変化 ………………………………………………… 22
        3.2.5　成長期の生理機能の変化と栄養 ………………………………………… 23
        3.2.6　身体の成長に必要なエネルギー・栄養素 ……………………………… 23
        3.2.7　運動，知能，言語発達，精神発達，社会性 …………………………… 24
        3.2.8　食生活，栄養状態 ………………………………………………………… 24
    3.3　消化・吸収 ………………………………………………………………………… 24
    3.4　代　　謝 …………………………………………………………………………… 25
        3.4.1　基礎代謝 …………………………………………………………………… 25
        3.4.2　代謝調節 …………………………………………………………………… 25
        3.4.3　人体に不可欠な成分（酸素・水）の代謝 ……………………………… 25
        3.4.4　ライフステージと代謝面の特徴と栄養 ………………………………… 26
    3.5　加齢に伴う身体的・精神的変化と栄養 ………………………………………… 26
        3.5.1　臓器の構造と機能の変化 ………………………………………………… 26
        3.5.2　分子レベルの老化（テロメアの短縮，活性酸素による障害） ……… 26
        3.5.3　高齢者の疾患（病態，症候，治療）の特異性 ………………………… 27
        3.5.4　高齢者の生理的特性（予備力，適応能力，免疫力） ………………… 28
        3.5.5　高齢者の心理的特徴 ……………………………………………………… 28
        3.5.6　高齢期における栄養状態の特徴 ………………………………………… 28

4. 妊　娠　期 ［牧野登志子］

    4.1　妊娠期の生理的特徴 ……………………………………………………………… 29
        4.1.1　妊娠の成立 ………………………………………………………………… 29
        4.1.2　妊娠の維持と妊娠に関係するホルモン ………………………………… 29
        4.1.3　胎児付属物 ………………………………………………………………… 30
        4.1.4　胎児の成長 ………………………………………………………………… 31
        4.1.5　妊娠による母体の変化 …………………………………………………… 31
        4.1.6　分　　娩 …………………………………………………………………… 34
        4.1.7　産褥（さんじょく） ……………………………………………………… 34
    4.2　妊娠期栄養の特徴 ………………………………………………………………… 35

4.3　妊娠期の栄養アセスメント …… 36
4.3.1　わが国における母子保健推進法の沿革 …… 36
4.3.2　臨床診査 …… 36
4.3.3　臨床検査 …… 36
4.3.4　身体計測 …… 37
4.3.5　生活習慣 …… 37
4.4　栄養と病態・疾患，生活習慣 …… 38
4.4.1　つわり，悪阻（おそ） …… 38
4.4.2　貧　血 …… 38
4.4.3　妊娠高血圧症候群 …… 39
4.4.4　妊娠糖尿病 …… 40
4.4.5　栄養と奇形 …… 40
4.5　栄養ケアのあり方 …… 41
4.5.1　栄養管理の基本方針 …… 41
4.5.2　つわりの栄養管理 …… 41

5. 授　乳　期　　　　　　　　　　　　　　　　　　　　　　［牧野登志子］

5.1　授乳期の生理的特徴 …… 42
5.2　授乳期栄養の特徴 …… 42
5.3　授乳期の栄養アセスメント …… 43
5.4　栄養と病態・疾患，生活習慣 …… 44
5.5　栄養ケアのあり方 …… 44

6. 新生児期・乳児期　　　　　　　　　　　　　　　　　　　［牧野登志子］

6.1　新生児・乳児期の生理的特徴 …… 46
6.1.1　成熟徴候 …… 46
6.1.2　新生児の生理 …… 46
6.1.3　新生児反射 …… 46
6.1.4　成長，発達 …… 46
6.1.5　運動，精神機能の発達 …… 47
6.1.6　生理機能の発達 …… 48
6.2　新生児・乳児期栄養の特徴 …… 48
6.2.1　乳汁栄養 …… 48
6.2.2　離　乳 …… 51
6.2.3　離乳の支援ガイド …… 52
6.2.4　離乳食の進め方の目安 …… 53

6.3　新生児・乳児期の栄養アセスメント ……………………………………………… 56
　　6.4　栄養と病態・疾患，生活習慣 ………………………………………………………… 57
　　　　6.4.1　発育不良 ………………………………………………………………………… 57
　　　　6.4.2　乳児下痢症 ……………………………………………………………………… 57
　　　　6.4.3　便　秘　症 ……………………………………………………………………… 57
　　　　6.4.4　貧　　　血 ……………………………………………………………………… 58
　　　　6.4.5　脱　　　水 ……………………………………………………………………… 58
　　　　6.4.6　食物アレルギー ………………………………………………………………… 58
　　　　6.4.7　先天性代謝異常 ………………………………………………………………… 59
　　　　6.4.8　乳糖不耐症 ……………………………………………………………………… 59
　　　　6.4.9　低出生体重児の栄養 …………………………………………………………… 59
　　6.5　栄養ケアのあり方 …………………………………………………………………… 60

7. 幼　児　期　　　　　　　　　　　　　　　　　　　　　　　　　　　　　　［三浦綾子］

　　7.1　幼児期の生理的特徴 ………………………………………………………………… 61
　　　　7.1.1　幼児期の身体変化 ……………………………………………………………… 61
　　　　7.1.2　幼児期の発達 …………………………………………………………………… 62
　　7.2　幼児期栄養の特徴 …………………………………………………………………… 62
　　7.3　幼児期の栄養アセスメント ………………………………………………………… 63
　　　　7.3.1　臨床診査 ………………………………………………………………………… 63
　　　　7.3.2　身体計測 ………………………………………………………………………… 63
　　　　7.3.3　食事調査 ………………………………………………………………………… 64
　　　　7.3.4　臨床検査 ………………………………………………………………………… 64
　　7.4　栄養と病態・疾患，生活習慣 ……………………………………………………… 65
　　　　7.4.1　栄養と病態・疾患 ……………………………………………………………… 65
　　　　7.4.2　幼児の生活習慣と食行動 ……………………………………………………… 66
　　7.5　栄養ケアのあり方 …………………………………………………………………… 67

8. 学　童　期　　　　　　　　　　　　　　　　　　　　　　　　　　　　　　［三浦綾子］

　　8.1　学童期の生理的特徴 ………………………………………………………………… 68
　　8.2　学童期栄養の特徴 …………………………………………………………………… 68
　　8.3　学童期の栄養アセスメント ………………………………………………………… 69
　　　　8.3.1　身体計測 ………………………………………………………………………… 69
　　　　8.3.2　臨床検査 ………………………………………………………………………… 70
　　8.4　栄養と病態・疾患，生活習慣 ……………………………………………………… 70
　　8.5　栄養ケアのあり方 …………………………………………………………………… 72

9. 思春期　　　　　　　　　　　　　　　　　　　　　　　　　　　　　　　　　［辻　雅子］

9.1　思春期の生理的特徴 …………………………………………………………………… 74
　　9.1.1　思春期とは …………………………………………………………………… 74
　　9.1.2　生理的特徴 …………………………………………………………………… 74
9.2　思春期栄養の特徴 ……………………………………………………………………… 76
9.3　思春期の栄養アセスメント …………………………………………………………… 76
　　9.3.1　臨床検査 ……………………………………………………………………… 76
　　9.3.2　身体計測 ……………………………………………………………………… 77
9.4　栄養と病態・疾患，生活習慣 ………………………………………………………… 78
　　9.4.1　摂食障害（拒食症・過食症）……………………………………………… 78
　　9.4.2　貧血（鉄欠乏性）…………………………………………………………… 78
　　9.4.3　不適切な身体活動・食生活・生活習慣 …………………………………… 78
　　9.4.4　薬物乱用，飲酒，喫煙 ……………………………………………………… 79
9.5　栄養ケアのあり方 ……………………………………………………………………… 80

10. 成　人　期　　　　　　　　　　　　　　　　　　　　　　　　　　　　　　　　　［江上いすず］

10.1　成人期の生理的特徴 …………………………………………………………………… 82
10.2　成人期栄養の特徴 ……………………………………………………………………… 82
　　10.2.1　食生活と運動習慣 …………………………………………………………… 82
　　10.2.2　喫煙・飲酒 …………………………………………………………………… 85
10.3　成人期の栄養アセスメント …………………………………………………………… 85
　　10.3.1　臨床診査 ……………………………………………………………………… 85
　　10.3.2　臨床検査 ……………………………………………………………………… 86
　　10.3.3　身体計測 ……………………………………………………………………… 86
　　10.3.4　食事調査 ……………………………………………………………………… 86
10.4　栄養と病態・疾患，生活習慣 ………………………………………………………… 87
　　10.4.1　生活習慣病 …………………………………………………………………… 87
　　10.4.2　糖　尿　病 …………………………………………………………………… 88
　　10.4.3　高血圧症 ……………………………………………………………………… 89
　　10.4.4　虚血性心疾患 ………………………………………………………………… 90
　　10.4.5　脳血管障害 …………………………………………………………………… 91
　　10.4.6　悪性新生物（がん）………………………………………………………… 91
10.5　栄養ケアのあり方 ……………………………………………………………………… 92

11. 更年期（閉経期） ［小川宣子］

    11.1 更年期の生理的特徴 ……………………………………………………… 95
    11.2 更年期栄養の特徴 …………………………………………………………… 96
    11.3 更年期の栄養アセスメント ………………………………………………… 96
    11.4 栄養と病態・疾患 …………………………………………………………… 98
    11.5 栄養ケアのあり方 …………………………………………………………… 98

12. 高齢期 ［江上いすず］

    12.1 高齢期の生理的特徴 ………………………………………………………… 99
    12.2 高齢期栄養の特徴 …………………………………………………………… 100
    12.3 高齢期の栄養アセスメント ………………………………………………… 101
    12.4 栄養と病態・疾患，生活習慣 ……………………………………………… 102
        12.4.1 たんぱく質・エネルギー低栄養状態（PEM） ………………… 103
        12.4.2 咀嚼障害 ……………………………………………………………… 104
        12.4.3 嚥下障害 ……………………………………………………………… 105
        12.4.4 骨折・転倒 …………………………………………………………… 106
        12.4.5 骨粗鬆症 ……………………………………………………………… 106
        12.4.6 変形性関節症，関節炎 ……………………………………………… 107
        12.4.7 褥瘡（褥創：じょくそう）………………………………………… 107
        12.4.8 失　禁 ………………………………………………………………… 107
        12.4.9 認知症 ………………………………………………………………… 108
        12.4.10 パーキンソン病 ……………………………………………………… 109
        12.4.11 白内障，網膜症 ……………………………………………………… 109
        12.4.12 脱水症 ………………………………………………………………… 109
        12.4.13 食習慣・生活習慣 …………………………………………………… 109
    12.5 栄養ケアのあり方 …………………………………………………………… 110

13. 運動・スポーツと栄養 ［堀江和代］

    13.1 運動・スポーツの目的 ……………………………………………………… 111
    13.2 運動とエネルギー代謝 ……………………………………………………… 111
        13.2.1 エネルギー供給系 …………………………………………………… 111
        13.2.2 糖質代謝と脂質代謝の転換 ………………………………………… 112
        13.2.3 有酸素運動と無酸素運動の効用 …………………………………… 112
        13.2.4 最大酸素摂取量 ……………………………………………………… 112

- 13.3 健康増進と運動 …………………………………………………………… 113
  - 13.3.1 運動の糖質代謝への影響 ……………………………………… 113
  - 13.3.2 運動の脂質代謝への影響 ……………………………………… 113
  - 13.3.3 運動と高血圧 ……………………………………………………… 113
  - 13.3.4 運動と骨密度 ……………………………………………………… 113
  - 13.3.5 運動と寿命 ………………………………………………………… 114
  - 13.3.6 運動と適応力・免疫などの抵抗力 ………………………… 114
  - 13.3.7 運動のデメリット ………………………………………………… 114
- 13.4 スポーツと体力 ……………………………………………………………… 115
  - 13.4.1 瞬発力（ハイパワー）と持久力（ローパワー） ……… 115
  - 13.4.2 体脂肪率とスポーツ ……………………………………………… 116
- 13.5 トレーニングと栄養補給 ………………………………………………… 116
  - 13.5.1 運動時の栄養必要量 ……………………………………………… 116
  - 13.5.2 たんぱく質摂取とトレーニング ……………………………… 116
  - 13.5.3 スポーツ性貧血 …………………………………………………… 117
  - 13.5.4 水分・電解質補給 ………………………………………………… 117
  - 13.5.5 食事内容と摂取のタイミング ………………………………… 117
  - 13.5.6 筋グリコーゲンの再補充 ……………………………………… 118
  - 13.5.7 ウェイトコントロール（減量）と運動・栄養 …………… 118
  - 13.5.8 栄養補助食品の利用 ……………………………………………… 118

14．環境と栄養

- 14.1 ストレス応答と栄養 ……………………………………… [堀江祥允] ……… 120
  - 14.1.1 恒常性の維持とストレッサー ………………………………… 120
  - 14.1.2 生体の適応性と自己防衛 ……………………………………… 121
  - 14.1.3 ストレスによる代謝変動 ……………………………………… 121
  - 14.1.4 ストレスと栄養必要量 ………………………………………… 121
- 14.2 生体リズムと栄養 ………………………………………… [堀江祥允] ……… 122
  - 14.2.1 生体機能の日内リズム ………………………………………… 122
  - 14.2.2 食事摂取による同調 …………………………………………… 122
  - 14.2.3 代謝の月周・年周リズム ……………………………………… 123
  - 14.2.4 生体リズムと栄養 ……………………………………………… 123
- 14.3 高温・低温環境と栄養 …………………………………… [多賀昌樹] ……… 123
  - 14.3.1 温度環境と体温調節 …………………………………………… 123
  - 14.3.2 高温環境 …………………………………………………………… 125
  - 14.3.3 低温環境 …………………………………………………………… 127
- 14.4 高圧・低圧環境と栄養 …………………………………… [多賀昌樹] ……… 128

14.4.1　高圧環境 …………………………………………………… 128
　　14.4.2　低圧環境 …………………………………………………… 129
14.5　無重力環境と栄養 ………………………………[多賀昌樹]……… 131
　　14.5.1　無重力環境で生理的変化 …………………………………… 131
　　14.5.2　宇 宙 食 ……………………………………………………… 133

付　録　日本人の食事摂取基準 2010 年版 ……………………………… 136
参考文献 …………………………………………………………………… 148
索　引 ……………………………………………………………………… 150

1 栄養マネジメント

1.1 栄養マネジメントの概要

1.1.1 栄養マネジメントの目的

栄養マネジメントとは，マネジメントの基本である PDCA サイクル（Plan：計画 → Do：実施 → Check：確認 → Action：改善）を繰り返しながら，個々人に最適な栄養ケアを行い，目標を達成するための機能や方法，手段を効率的に行うためのシステムである．

栄養マネジメントの目的は，個々の対象者の栄養状態を改善し，QOL（quality of life，生活の質）を向上させることである．高齢者においては，自立した日常生活を維持できる健康寿命を延ばすことにある．

1.1.2 栄養マネジメントの過程

栄養マネジメントの過程を図1.1に示す．

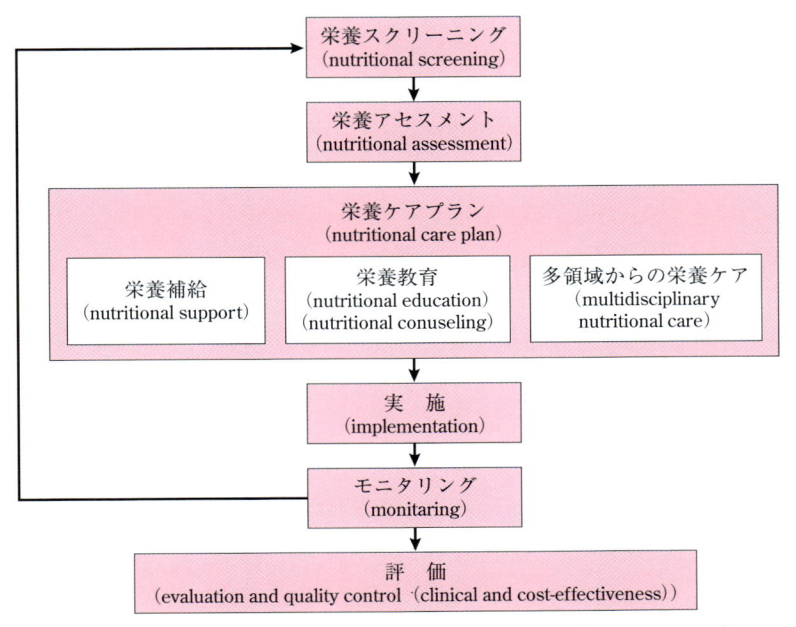

図 1.1 栄養管理サービス（NCM：nutrition care and management）
[杉山みち子，小山秀夫：入院高齢患者におけるタンパク質・エネルギー低栄養状態の栄養スクリーニング，栄養アセスメント，平成8年度老人保健事業推進等補助金研究，高齢者の栄養管理サービスに関する研究報告書（主任研究者：松田 朗），1997 より]

① 栄養スクリーニングでは，対象者の栄養状態のリスクの度合いを把握する．

② 栄養アセスメントでは，栄養スクリーニングの結果より栄養リスク者を選び出し，栄養状態を適確に評価・判定する．

③ 栄養ケアプランでは，摂取必要量に見合う適切な栄養補給，生活習慣の改善に働きかける栄養教育（栄養カウンセリングを含める），他領域からの栄養ケアを中心に実施する．

④ モニタリングとして，栄養ケアプランに実施上の問題（対象者の非同意・非協力・合併症，栄養補給方法の不適正など）がなかったかを評価・判定し，問題の修正はただちに実行に移し，モニタリング結果を栄養ケアプランにフィードバックさせる．栄養状態が改善されれば終了する．

⑤ 最終的評価として，実施上の問題点や改善点の把握，有効性，効果，効率などの栄養マネジメントの総合的な評価を行う．

これらを繰り返すことで，最終的目標（ゴール）を達成する．この過程をシステム化し，エビデンス（事実，根拠）に基づく栄養マネジメントを構築していく．

1.2 栄養アセスメントの意義と方法

（1）栄養アセスメントの概要

栄養アセスメント（nutritional assessment）は，適切な栄養管理を実施するうえで最も重要な過程である．栄養アセスメントでは，個人または集団の栄養状態を主観的・客観的に評価・判定するために，各パラメータ（①臨床診査，②身体計測，③臨床検査，④食生活調査）から必要な項目を選択し，それらを総合的に判断し栄養状態を把握する．また，これらのほかに，日常生活動作の調査（ADL），認知症調査，食行動，食態度，食知識，食スキル，食環境の調査などが実施される．栄養アセスメントの結果に基づいて，栄養療法や栄養指導により栄養介入を行うための栄養ケアプランを作成する．

（2）栄養アセスメントの方法

栄養アセスメントには，静的アセスメント（主観的栄養アセスメント）と動的アセスメント（客観的栄養アセスメント）および予後判定アセスメントがある（表1.1）．

静的アセスメント（static nutritional assessment）は，栄養の介入を行う前の一時点での普遍的な栄養指標を示し，比較的代謝回転の遅いものを指標とし長期的な栄養状態の効果判定に用いられる．指標としては，身体計測や，血清総たんぱく質，血清アルブミン，免疫能などが用いられる．

動的アセスメント（dynamic nutritional assessment）は，栄養の介入後の経時的な変化をとらえることで，栄養介入による改善効果を評価判定する指標であり，半減期の短いたんぱく質（RTP：rapid turnover protein）が用いられる．指標としては，トランスサイレチン（血清プレアルブミン），血清レチノール結合たんぱく質，血清トランスフェリンなどが用いられる．

予後判定アセスメント（prognostic nutritional assessment）は，治療効果を判定するための指標である．手術前の栄養状態から手術後の予後を判定する．指標としては，上腕三頭筋部皮脂厚，血清アルブミン，血清トランスフェリン，遅延型皮膚過敏反応などが用いられている．

表 1.1 栄養アセスメント用パラメータ

項目	パラメータ
I．身体計測	・体重（% 標準体重） ・上腕三頭筋部皮下脂肪厚 ・上腕周囲長 ・上腕筋囲長
II．血液生化学検査・尿検査	・総たんぱく，アルブミン（Alb） ・rapid turnover protein（Tf，PA，RBP など） ・電解質 ・各種ビタミン，微量元素など ・尿中クレアチニン（クレアチニン身長係数） ・尿素窒素（窒素バランス） ・3-メチルヒスチジン
III．免疫学的検査	・総リンパ球数 ・遅延型皮膚過敏反応（PPD など）
IV．総合的栄養評価指数	・予後推定栄養指数（Buzby） $PNI = 158 - 16.6 \times Alb - 0.78 \times TSF - 0.2 \times Tf - 5.8 \times PPD$ 40 未満：low risk，50 以上：high risk ・小野寺の指数 $PNI = 10 \times Alb + 0.005 \times TLC$ 45 以上：良好，40 以下：手術禁忌

［注］Alb：albumin, Tf：transferrin, PA：prealbumin (transthretin), RBP：retinol binding protein, PNI：prognostic nutritional index, TSF：triceps skinfold, PPD：protein purifide derivative, TLC：total lymphocyte count.

［荒川泰弘，相場慶介：臨床栄養，**99**(5)，臨時増刊号，2001，p. 665 より］

1.2.1 臨床診査

臨床診査では，対象者におもに問診と身体所見を行うことにより，健康状態・栄養状態を把握しカルテ（診療録）に記載する．

(1) 問 診

対象者の健康状態・栄養状態を，本人または付き添いから聞き取る．対象者との信頼関係や負担に対し配慮する必要がある．問診では対象者の訴えの中心となる主訴をはじめ，現病歴，既往歴，家族歴，生活状況，生活習慣を聞き取り，対象者の健康状態・栄養状態について把握する．主訴は対象者が訴える自覚症状のうち主要なものであり，対象者の状態と密接に関連しており最も重要な情報となる．

現病歴は，その症状がいつから始まったのか，現在に至るまでの経過についての情報となる．既往歴は，その症状にかかわらず，対象者が生まれてから現在までに疾患に罹患したり，健康状態・栄養状態がどのように経過したかを把握する．家族歴は対象者の両親や兄弟などの近親者の病歴，死因，健康状態・栄養状態を把握して，遺伝的な疾患や家庭での食習慣について関連がないかを把握する．栄養歴では，食生活歴として食欲や嗜好の変化に関する情報，体重歴として，これまでの体重の変化などについての情報を把握する．

(2) 身体診査

身体診査は，視覚的観察により対象者の栄養状態を主観的に把握する指標となる．身体診査には，視診・触診・打診・聴診などの方法により病的兆候の有無を見つけ出す．

① 視診：皮膚の状態，震えなどを目で見て判断する．
② 触診：浮腫の程度や腫瘤の状態などを手で触れて判断する．
③ 打診：腹水や胸水の有無を確かめるために腹部・胸部を指で叩いて判断する．
④ 聴診：心音，呼吸音，腸管の動きを聴診器を用いて判断する．

　身体所見では，体格，頭髪，皮膚，目，口腔粘膜，歯，爪などの状態を観察し，栄養障害や疾患による特有の変化を見つけ出す．栄養不良により表皮細胞に比較的早く栄養素の欠病症状が現れやすい（表 1.2）．

表 1.2　栄養素の欠乏と症状

部　分	症　　状	栄　養　素
毛　髪	脱毛傾向，乾燥化，光沢がない	亜鉛，たんぱく質，必須脂肪酸
口唇・口角	口角炎，舌炎，萎縮性舌炎，歯肉の腫脹・出血	ビタミン B_6，ナイアシン，亜鉛，ビタミン C
爪	匙状爪	鉄
皮　膚	うろこ状肌	必須脂肪酸

1.2.2　臨床検査

　臨床検査は，対象者の健康状態・栄養状態，病態を客観的に診断し適正な栄養療法や栄養指導により栄養介入を行うための栄養ケアプランを作成するための指標となる．臨床検査では，検体検査として対象者の尿や糞便，血液成分を分析したり，生理機能検査として心電図や呼吸機能を検査したり，画像検査としてエコーや CT スキャンなどの方法を用いる．検体検査や生理機能検査では，結果が数量化されるので，対象者の健康状態・栄養状態や病態を客観的かつ科学的に診断することが可能となり，問題点の早期発見や予防の観点からも有用性が高い（表 1.3）．

表 1.3　おもな臨床検査

項　目	検査内容
検体検査	一般検査，血液検査，血液生化学検査，免疫・血清検査，微生物検査，染色体・遺伝子検査
生理機能検査	心電図，呼吸機能，脳波，筋電図検査
画像検査	X 線検査，エコー検査，CT 検査，MRI 検査，内視鏡検査

（1）基 準 値

　それぞれの検査項目には，検査項目を判定するために指標として基準値が示されており，対象者の検査の結果を基準値と比較して判定する．基準値は，健常で疾病を有していない健常者の測定値のうち分布の中央部 95 ％ が含まれる範囲のことであり，一般にこれらの基準個体の測定値の平均値 ± 2 標準偏差（SD）の 1.96 倍で示される（図 1.2）．標準偏差が ± 3 を超えると異常値である．

（2）栄養アセスメントに用いられる臨床検査

● たんぱく質代謝

① 血清総たんぱく質（TP：total protein）：血清中の総たんぱく質は，血清中におよそ 100 種類以上が存在しているが，おもに約 60 ％ を占めるアルブミンと約 20 ％ を占める γ-グロブ

図1.2 基準値

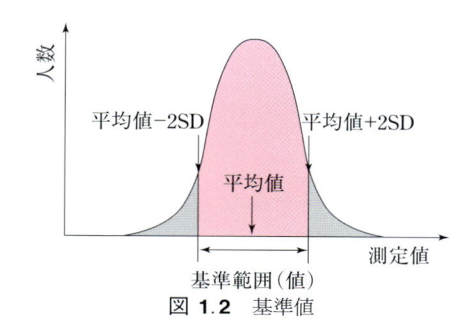

リンの総量による．栄養状態の低下によりその数値は低下する．

② 血清アルブミン（Alb：serum albumin）：アルブミンは血清中に最も多く存在するたんぱく質であり，血清たんぱく質のおよそ60％を占め，内臓たんぱく質量をよく反映していることから，重要なパラメータとして利用される．アルブミンは肝臓で合成され，体内では各種物質を運搬する働きをもつたんぱく質である．アルブミンの血中半減期は14～21日と長いため，比較的長期間のたんぱく質栄養状態を評価するのに適しており，静的アセスメントの指標とされる．血清アルブミンの基準値は4.1～5.1 g/dLであり，3.5 g/dL以下を低栄養と診断する．肝機能障害や腎疾患でも血清アルブミン量は低下する．

③ 血清トランスフェリン：トランスフェリンは体内では血清鉄を運搬するたんぱく質である．トランスフェリンの血中半減期はおよそ7～8日である．比較的短期間のたんぱく質の栄養状態を反映している．

④ 血清トランスサイレチン（serum transthretin）：トランスサイレチンは肝臓で合成され，体内では甲状腺ホルモンの運搬や，血清レチノール結合たんぱくと複合体を形成し，レチノールの血中運搬に重要な役割を果たしている．プレアルブミンとも呼ばれる．血清中の半減期はおよそ3～4日であり，数日間のたんぱく質栄養状態を反映している．

⑤ 血清レチノール結合たんぱく質（RBP：retinol-binding protein）：レチノール結合たんぱく質は，ビタミンAと結合する結合たんぱく質であり肝蔵で合成される．血中半減期は約16時間と短く，短期間の栄養状態の把握にも広く用いられている（表1.4）．

表1.4 アルブミンとRTP（rapid turnover protein）

略号	たんぱく	分子量	半減期	正常濃度(mg/dL)
Alb	アルブミン	67 000	17～23日	3500～5500
RBP	レチノール結合たんぱく	21 000	12～16時間	2.5～8
PA	トランスサイレチン（プレアルブミン）	55 000	3～4日	20～40
Tf	トランスフェリン	76 500	7～8日	200～400

［須藤加代子：臨床栄養，**99**(5)，臨時増刊号，2001，p.534を改変］

⑥ 窒素出納・尿中窒素排泄量：摂取した窒素量と尿中窒素排泄量の差を窒素出納（nitrogen balance, N-balance）といい，生体内で利用されたたんぱく質の異化と同化の状態を評価することができる．アミノ酸の最終産物である尿素を24時間蓄尿し，体内で利用されたたんぱく質からの窒素量を測定する．異化が亢進していれば窒素出納は負になり，同化が亢進していれば窒素出納は正となる．窒素出納は尿中に排泄される窒素量を測定することにより求めることが

できる．
　⑦ クレアチニン身長係数（CHI：creatinine-height index）：尿中クレアチニン産生量は筋肉量に比例しており，以下の計算式によりクレアチニン身長係数を求めることにより，筋肉量の指標となる．

　　CHI＝1日尿中クレアチニン排泄量（mg）/標準1日尿中クレアチニン排泄量（mg）×100

　標準1日尿中クレアチニン排泄量は性別・身長別に定められているが，簡便法として，男性23 mg/kg，女性18 mg/kgとし標準体重を用いて計算する．
　⑧ 尿中3-メチルヒスチジン（3-Mehis）：3-メチルヒスチジンは筋線維たんぱく質のアクチンとミオシンの分解時に遊離され，尿中に排泄される．したがって尿中3-メチルヒスチジンは筋たんぱく質の分解量を反映する（表1.5）．

表 1.5　たんぱく質の栄養アセスメント

分　類	栄養アセスメント
静的アセスメント	・身体計測：上腕筋囲（AMC：midupper arm muscle circumference） 　　　　　　上腕筋面積（AMA：midupper arm muscle area） ・クレアチニン身長係数（CHI：creatine height index） ・内蔵たんぱく：アルブミン ・免疫能：総リンパ球数，遅延型皮膚過敏反応
動的アセスメント	・プレアルブミン，トランスフェリン，レチノール結合たんぱく質 ・窒素バランス ・血漿アミノ酸パターン ・3-メチルヒスチジン ・たんぱく代謝動態 ・体内総窒素量測定：中性子励起分析法（neutron activation analysis） ・筋力：握力，呼吸筋力

［三輪佳行，森脇久隆：臨床栄養，99(5)，臨時増刊号，2001，p.550 より］

● **脂質代謝**　脂質代謝を反映する検査項目には，中性脂肪（TG），LDLコレステロール，HDLコレステロールなどがある．脂質異常症などの指標として用いられる（付録・表12参照）．
● **糖質代謝**　糖質代謝を反映する指標には，血糖値，血中インスリン値，ヘモグロビン A_{1c} がある．血糖値の測定には，空腹時血糖値，食後血糖値，糖負荷試験（75 gOGTT）があり，糖尿病診断に用いられる（付録・表13参照）．ヘモグロビン A_{1c} は糖化ヘモグロビンとも呼ばれ，ヘモグロビンにグルコースが結合したものである．測定値は過去約1～3ヶ月間の平均血糖値を反映するものであり，糖尿病の血糖コントロールの指標として用いられる．糖尿病の診断基準はWHO基準に準拠したものが日本糖尿病学会から勧告されている（1999年）．空腹時血糖値が＞126 mg/dL，または75 gOGTT2時間血糖値≧200 mg/dLのどちらかを満たせば糖尿病型と判定する．なお，ヘモグロビン A_{1c} は6.5％（日本の測定法では6.1％）未満が正常である．
● **その他の検査項目**
　① 貧血の検査にはヘモグロビン，赤血球数，ヘマトクリットなどが用いられる．また，貧血の原因を診断するために，血清鉄，血清フェリチン，血清ビタミン B_{12}，血清葉酸などからそれぞれの欠乏を判断する．
　② 肝疾患の検査にはAST（アスパラギン酸トランスフェラーゼ），ALT（アラニントランス

フェラーゼ）がある．AST，ALT はたんぱく質の代謝にかかわるアミノ基転移酵素であるが，肝臓の細胞が何らかの障害を受けると血液中に流出（逸脱酵素）するため，血中濃度を測定することで肝障害などの程度を知ることができる．γ-GTP はアルコールに対して感受性の高い酵素であり，アルコールによる肝障害の指標として用いられる．

③ 免疫機能検査：免疫機能の検査では，総リンパ球数（TLC：total lymphocyte count）や遅延型皮膚過敏反応（ツベルクリン反応：PPD 皮内反応）の検査を行う．低栄養状態の持続により，免疫機能の低下による感染症の合併や治療の長期化を招くことから免疫機能の検査は重要である．低栄養を起こした場合，リンパ球数の減少を招き，細胞性および液性免疫の観点からも易感染性の背景を生じやすくなる．

1.2.3 身体計測

栄養アセスメントにおいて身体の栄養状態の把握や1日に必要なエネルギーを推定するうえで身体計測は不可欠なものである．身体計測は身体各部を測定することにより，貯蔵エネルギーを示す体脂肪量や体たんぱく質量，筋肉量を推測することができ，対象者の栄養状態を把握することができる．日本人の身体計測の基準値には「日本栄養アセスメント研究会」の作成した JARD 2001（Japanese anthrophometric reference data 2001）が用いられる．

（1）身長と体重

身長（HT：height）と体重（BW：body weight）の測定は最も簡便に測定できる．身長と体重から得られる情報は体格指数の算出や栄養状態の判定，栄養必要量の算出などに用いられる．

車いすや寝たきりで起きあがれないなど身長の測定が困難な対象者については，膝高測定値から算定式を用いて身長を推測する方法がある．推定身長の計算式を次に示す．A は年齢．

男性（cm）＝64.19－(0.04×A)＋(2.02×膝高)

女性（cm）＝84.88－(0.24×A)＋(1.83×膝高)

体重は食事や排泄の影響を受けやすいことからその影響をできるだけ少なくするために，空腹時や排泄後に測定することが望ましい．欧米では身体障害等で体重が測定できない場合，次の計算式により体重の推定値を算出する．

男性（kg）＝(0.98×下腿周囲長)＋(1.16×膝高)＋(1.73×上腕囲)
　　　　　＋(0.37×肩甲骨下部皮下脂肪厚)－81.69

女性（kg）＝(1.27×下腿周囲長)＋(0.87×膝高)＋(0.98×上腕囲)
　　　　　＋(0.4×肩甲骨下部皮下脂肪厚)－62.35

● **体格指数**　身長と体重を組み合わせて体格指数を算出し，栄養状態の判定を行う．乳幼児期にはカウプ指数，学童期にはローレル指数，成人期では BMI（body mass index）を用いる（表 1.6）．

BMI の適正範囲は 18.5 以上 25.0 未満であり，日本人の食事摂取基準 2010 年版では，エネルギー摂取量の評価に BMI を用いて行うことが推奨されている．

（2）体重変化の評価

体重を用いた指標には，標準体重比（%IBW：% ideal body weight），平常時体重比（%UBW：% usual body weight），体重減少率（%LBW：% loss of body weight）がある．

%IBW＝(測定時体重/標準体重)×100

表 1.6 体格指数

		算 出 法	判 定
乳幼児期	カウプ指数（Kaup index）	$\dfrac{体重(kg)}{[身長(cm)]^2} \times 10^4$	15以下：やせ 20以上：肥満
学童期	ローレル指数（Rohrer index）	$\dfrac{体重(kg)}{[身長(cm)]^3} \times 10^7$	100未満：やせ 160以上：肥満
成人期	BMI（body mass index）	$\dfrac{体重(kg)}{[身長(m)]^2}$	18.5未満：やせ 25以上：肥満

標準体重は，BMI と各種疾病異常の関係において，最も罹患率の低い BMI が 22 であることから $[身長(m)]^2 \times 22$ を用いて算出する．

　　　%UBW＝(測定時体重/平常時体重)×100

　　　%LBW＝[(測定時体重－平常時体重)/平常時体重]×100

(3) 体脂肪量

体脂肪は，皮下脂肪と内臓脂肪に分けられる．体脂肪量（body fat）の測定は体内エネルギー貯蔵量の推定に用いられる．体脂肪量の測定には，簡便であり，対象者の負担も少ない皮脂厚計（キャリパー）を用いて算出する方法や，生体インピーダンス法による測定法が用いられるのが一般的である．

● **皮下脂肪厚の測定**　皮下脂肪厚は皮脂厚計を用いて，利き腕の反対側の上腕の中点の上腕三頭筋部皮脂厚（TSF：triceps skinfold thichness）と肩甲骨下部皮脂厚（SSF：subscapular skinfold thickness）を測定する（図 1.3）．3 回の測定の平均値を下記計算式に当てはめ体脂肪率を算出する．

　　　体脂肪率(%)＝[(4.570/(身)体密度(D))－4.142]×100　　（Brozek の式）

ここで，日本の成人では（身）体密度は男性：$1.091 - 0.00116 X$，女性：$1.089 - 0.00133 X$（$X = $TSF(mm)＋SSF(mm)）を用いるとよい．

● **生体インピーダンス法**（BIA：bioelectoric impedance analysis）　除脂肪組織と脂肪組織の電気抵抗の差を利用した測定法であり，市販されている体脂肪計のほとんどがこの方法を用

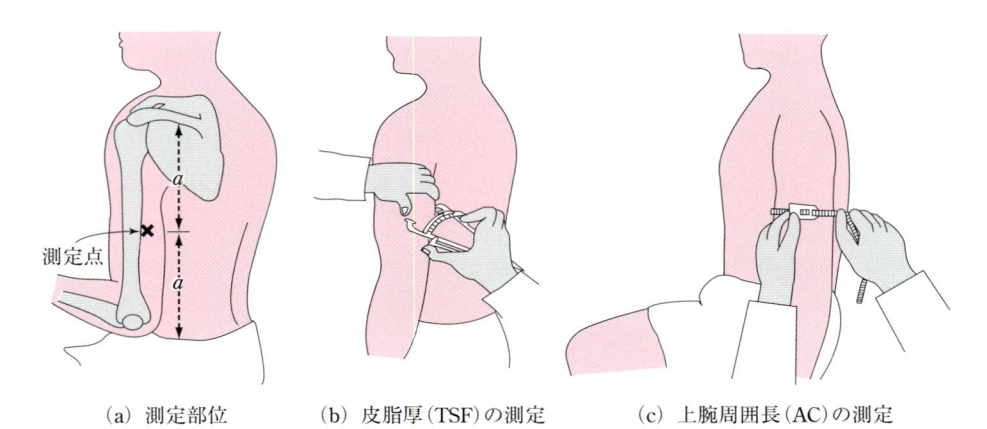

　　（a）測定部位　　　（b）皮脂厚(TSF)の測定　　　（c）上腕周囲長(AC)の測定

図 1.3　上腕周囲長と皮脂厚の測定（ダイナボット社のアディポメーターとインサーテープ）
　　　　［足立加代子：臨床栄養，**99**(5)，臨時増刊号，2001，p.524 より］

いている。手と足の間に微弱な電流を流しその抵抗量より脂肪量を算出する。身体状態による変化が大きく，同じ日でも測定した時間でばらつきがある。

● **水中体重秤量法** 体脂肪測定の基準とされる方法であり，比較的正確な測定方法である．水中に全身を沈めて水中にある体重計で体重を量り，大気中での体重との差から（身）体密度（D）を計算し（図1.4），Brozekの式を用いて体脂肪率を算出する．

水中体重法による肥満判定
- 身　　　長　　170 cm
- 体　　　重　　80.0 kg
- 水 中 体 重　　4.6 kg
- 体　　　積*1　75.4 L
- 身 体 密 度*2　1.057 g/mL^{-1}
- 体 脂 肪 率　　18.0 %
- 脂　肪　量　　14.4 kg
- 除脂肪体重　　65.6 kg

⇓ 普通

*1 体　　積＝体重－水中体重
*2 （身）体密度（D）＝体重÷体積

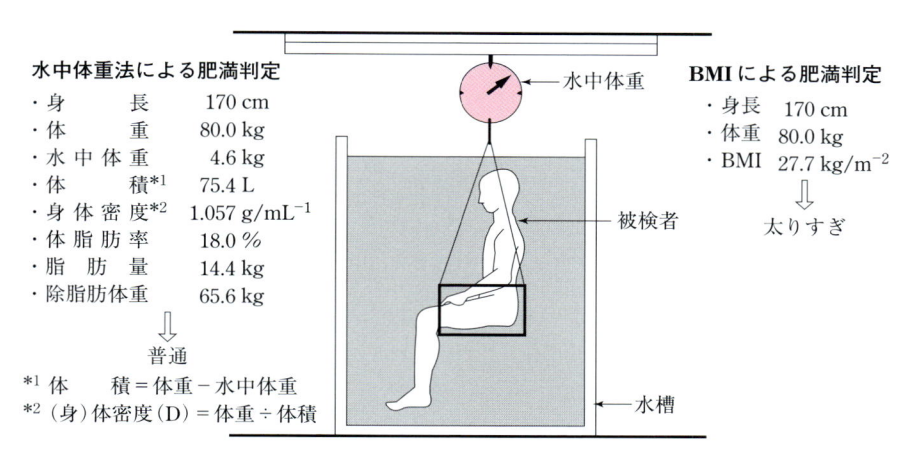

BMIによる肥満判定
- 身長　170 cm
- 体重　80.0 kg
- BMI　27.7 kg/m^{-2}

⇓ 太りすぎ

図 1.4 水中体重秤量法による肥満判定
［久木野憲司，稘吉敏男編：運動生理学 栄養士のための標準テキストシリーズ，金原出版，1996 より］

● **その他の方法** そのほか体脂肪量を求める方法には，二重エネルギーX線吸収測定法（DEXA）や腹部CTスキャン，MRI測定，空気置換法などもあり，内臓脂肪の測定にはCT法，MRI法が活用される．

（4）筋たんぱく質量の測定

筋たんぱく質量は栄養状態を把握する指標として重要なパラメータとなる．筋たんぱく質量は上腕周囲長（AC：arm circumference）と上腕三頭筋部皮脂厚（TSF：triceps skinfold thickness）より上腕筋囲（AMC：arm muscle circumfrence）と上腕筋面積（AMA：arm muscle area）を算出する．AMCおよびAMAは体たんぱく質貯蔵量をよく反映する．

$$AMC(cm) = AC(cm) - \pi \times TSF(mm) \div 10$$
$$AMA(cm^2) = [AMC(cm)]^2 \div 4\pi \quad (\pi = 3.14)$$

（5）骨密度の測定

X線を用いるDEXA法，CXD法がある（詳細は10.3.3項および13.3.4項を参照）．

1.2.4 食事調査

食事調査（dietary methods）では，対象者が摂取する食品の種類や量から，エネルギーおよび栄養素摂取量を推定することができる．同時に食生活パターンや食習慣なども把握できる．しかし，食事調査は，対象者にとって非常にプライベートな内容であり，労力的にも負担がかかること，摂取量の個人内変動（日差）が非常に大きいこと，調査項目である食品が非常に多様であることなどから，妥当性が低くなる可能性がある．したがって，その点を十分把握したうえで，対象者にとって最も適切な食事調査法を選択し，結果をフィードバックすることで，間接的な栄養状態の評価・判定の手段として十分に利用できる．

（1）秤量記録法（dietary record method）

　食事記録法の一つで，対象者が食したものすべての食品と重量を秤量記録する（自記式）．ただし，外食などで秤量できない場合については，目安量（portion size）を記録しておく．目安量については，調査者が摂取重量を推定したのち，栄養素算出を行う．

　秤量記録法の長所としては，その都度秤量するので，非常に正確であり信頼性がある．短所として，調査対象者にとっては非常に手間がかかり，調査日数には限りがある．前向きの調査であり，調査対象者の意識が影響して，通常の食事と異なる場合もみられる．また，限定した日の記録であり，通常の食事が反映されにくいので，曜日や季節を考慮することも必要である．

　食事記録法では日差による個人内変動を考慮しておく必要がある．20％以下の許容誤差範囲は，エネルギー，糖質，たんぱく質で1週間以内（脂質は10日）の調査でおさまるが，ビタミン類では1ヶ月以上を必要としている．PFC比率は個人内変動が小さく，1～5日の調査日で把握できる．したがって，短期間の食事記録法の結果を評価するときにはその点を考慮する必要がある．対象者の協力が得られれば，春夏秋冬の季節ごとに一定の日数を決め，1年間を通して行えば，個人の栄養状態がより正確に反映されやすい．したがって，調査の目的や対象者の性，年齢，健康意識の強弱によって，調査日数を決定するとよい．通常，個人の栄養指導用では，信頼性や対象者の負担などを考慮すると，連続で3～5日程度が限界と考えられる．

（2）写真記録法（photographic dietary method）

　食事記録法の一つで，対象者は，食卓に並べられた食事や間食を飲食前にカメラで撮影し，簡単な料理名や補足事項（例：おかわり）を書き添える．調査者は事前に写真から重量を推定する訓練を行った後，料理のメニュー表や食品重量の参考資料などを利用し，食材料の種類や重量を推定し，栄養素算出を行う方法である．秤量しなくとも写真を撮ることで記録でき，ケータイカメラの写真機能を利用した場合は，リアルタイムで調査者に送付することができるので，遠隔での食事調査に利用できる．秤量記録法よりも正確性には欠けるが，写真法と秤量法との各種栄養素の相関係数は，0.7前後と高い結果が得られている．非常に手軽に調査できるので，調査日数も，秤量記録よりは長期間継続できる．写真を撮るときは，指標となるものさしなどを一緒に写すことで，画像の料理が過大・過小評価とならないようにする．

　短所として，料理中の食材料が外部から隠れている場合の判断，切り身の場合の魚の種類の判別，視覚情報に乏しい調味料の種類の判別などが難しいことがある．これらを補うには，対象者のできる範囲でメモ書きを充実させることである．また，秤量記録法と同様に前向きの調査であることや，限定した日の記録であるので，曜日や季節を考慮することも必要である．

（3）24時間思い出し法（24-hour dietary recall method）

　対象者は24時間以内に摂取した食品や料理を思い出し，調査者が聞き取る方法である．食事摂取量データの正確度は対象者の記憶に依存する．調査者は前日に最初に食べた，あるいは飲んだものから時間的に順序よく聞き取るとともに，実物カラー写真やフードモデルを利用して摂取重量を推定し，栄養素算出を行う．

　長所として，後ろ向きの調査であり，予告なしに1日前の食事内容を聞き取るので，調査を行うことによる食事への影響は小さい．対象者の負担も比較的小さい．短所として，食事記録法よりは正確性は劣る．また，限定した日であるので，イベントの日の可能性や季節・曜日の

表 1.7　食物摂取頻度調査票（例）

調査項目		摂取頻度									1回あたりの目安量	目安量と比べて				
		月1回未満	月1回	月2〜3回	週1回	週2〜4回	週5〜6回	毎日1回	毎日2〜3回	毎日4回以上		半分以下	ほぼ同じ	1.5倍以上2倍未満	2倍以上4倍未満	4倍以上
ご飯類・パン類	ピラフ・チャーハン	1	2	3	4	5	6	7	8	9	1人前（1皿）	1	2	3	4	5
	カレーライス・ハヤシライス	1	2	3	4	5	6	7	8	9	1人前（1皿）	1	2	3	4	5
	中華飯・五目ごはん	1	2	3	4	5	6	7	8	9	1人前（1皿）	1	2	3	4	5
	和風丼もの（カツ丼・親子丼・牛丼など）	1	2	3	4	5	6	7	8	9	1人前（丼1杯）	1	2	3	4	5
	すし（握り・ちらし・巻ずしなど）	1	2	3	4	5	6	7	8	9	1人前	1	2	3	4	5
	おにぎり	1	2	3	4	5	6	7	8	9	コンビニおにぎり1個	1	2	3	4	5
	パン類（菓子パン・サンドイッチを含む）	1	2	3	4	5	6	7	8	9	6枚切り1枚，あんぱん1個	1	2	3	4	5
めん類	うどん・日本そば・そうめん・ひやむぎ	1	2	3	4	5	6	7	8	9	1人前（丼1杯）	1	2	3	4	5
	ラーメン・中華そば	1	2	3	4	5	6	7	8	9	1人前（丼1杯）	1	2	3	4	5
	焼きそば	1	2	3	4	5	6	7	8	9	1人前（1皿）	1	2	3	4	5
	スパゲッティ・マカロニグラタン	1	2	3	4	5	6	7	8	9	1人前（1皿）	1	2	3	4	5
牛乳・卵料理	卵（ゆで卵・生卵）・卵料理（目玉焼・いり卵・卵焼・茶碗蒸しなど）	1	2	3	4	5	6	7	8	9	卵1個分	1	2	3	4	5
	コーンスープ・ホワイトシチューなど牛乳を使った料理	1	2	3	4	5	6	7	8	9	カップ1杯	1	2	3	4	5
	牛乳（飲み物として単独で飲む分）	1	2	3	4	5	6	7	8	9	カップ1杯，牛乳びん1本	1	2	3	4	5
	ヨーグルト	1	2	3	4	5	6	7	8	9	カップ型1個	1	2	3	4	5
	チーズ	1	2	3	4	5	6	7	8	9	1切れ，スライスチーズ1枚	1	2	3	4	5
大豆製品	みそ汁	1	2	3	4	5	6	7	8	9	おわん1杯	1	2	3	4	5
	マーボー豆腐	1	2	3	4	5	6	7	8	9	中鉢1杯	1	2	3	4	5
	湯豆腐・冷奴などの豆腐料理	1	2	3	4	5	6	7	8	9	豆腐1/3丁	1	2	3	4	5
	生揚げ・がんもどき	1	2	3	4	5	6	7	8	9	がんもどき中1/2個	1	2	3	4	5
	納豆	1	2	3	4	5	6	7	8	9	小カップ1個	1	2	3	4	5
	煮豆（大豆）・大豆五目煮	1	2	3	4	5	6	7	8	9	小鉢1杯	1	2	3	4	5

考慮が必要になる．毎月1回，1年（12回）を通すと信頼性が高くなる．面談に限らず，電話で聞き取る方法もある．

(4) 食物摂取頻度調査法（FFQ：food frequency questionnaire）

　過去一定期間（通常1年間）の日常の食品や料理の摂取頻度を，思い出しによって回答する方法で，ポーションサイズについても記入する半定量食物摂取頻度調査法（表1.7）がある．事前に作成した食品・料理ごとの荷重平均栄養成分表を使用して，栄養素摂取量を推定する．具体的には，それぞれの食品や料理の各栄養素量に対して頻度が週1回であれば1/7を，月1回であれば1/30を乗じて，すべての項目に対して1日あたりの総和を出して，摂取量を推定する．ただし，調査票の信頼性として，再現性や妥当性を検討しておく．一般に0.5〜0.7程度の相関係数が，調査票として信頼性があるといわれている．

　食品や料理の項目数，ポーションサイズの有無によって回答時間の差はあるが，一般に短時間で回答でき，安価である．秤量記録法よりも正確性には欠けるが，限定されない，日常の食事内容が反映される，などで最近は国際的にも頻用されつつある．ただし，肥満している者は過小申告，やせている者では過大評価の傾向があるので，評価するときに考慮する必要がある．

(5) 陰膳法 (duplicate portion method)

　対象者は，分析用に自分が食するものと同じ食品や同じ料理を1食分余分に作成し，調査者に提供する．調査者は栄養素の定量分析を行い，栄養摂取量を求める方法である．正確ではあるが，非常にコストがかかり，多人数の調査には不向きである．また，調査を継続することにより対象者に負担がかかり，摂取量が減少する傾向がある．

■1.2.5　体力測定法：文部科学省提案の新体力テスト実施要項

　文部科学省では，1964（昭和39）年以来，「体力・運動能力調査」を実施して，国民の体力・運動能力の現状を明らかにし，体育・スポーツ活動の指導と，行政上の基礎資料として広く活用してきた．具体的には，「敏捷性」「筋力」「持久力」「平衡力」「協応力」「柔軟力」を測定するために運動能力テストを行ってきた．1999（平成11）年度の体力・運動能力調査から導入した「新体力テスト」では，国民の体位の変化，スポーツ医・科学の進歩，高齢化の進展などを踏まえ，これまでのテストを全面的に見直すこととなった（図1.5）．全年齢共通項目としては，①握力（筋力），②上体起こし（筋持久力），③長座体前屈（柔軟性）の3つであり，64歳まではこれに加えて，④反復横跳び（敏捷性），⑤立ち幅跳び（瞬発力），⑥急歩あるいは持久走が実施されている．

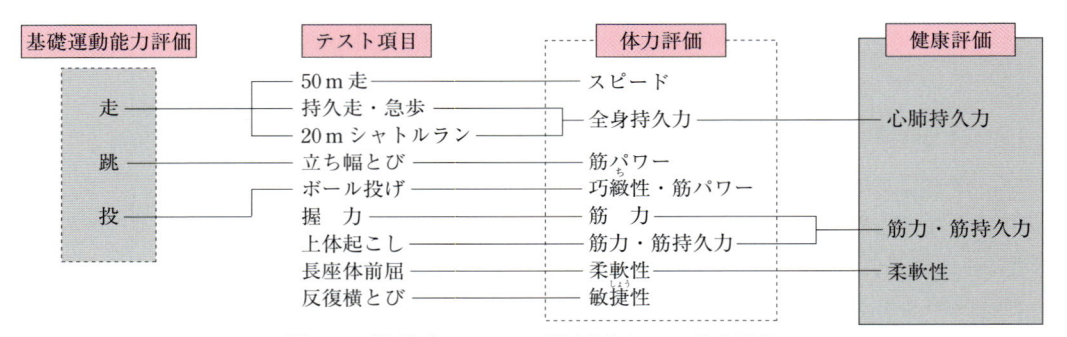

図1.5　「新体力テスト」で測定評価される体力要素
[文部科学省：新体力テスト　有意義な活用のために，2000 より]

■1.2.6　生活習慣・食習慣・生活環境の調査

　対象者の栄養アセスメントを行っていくためには，生活習慣・食生活・生活環境が栄養状態に深くかかわっており，これらを調査し把握することが重要である．われわれを取り巻く状況は，性別，健康状態，経済力，家族構成，住居，その他個々人の趣味や嗜好など日常生活全般にわたって多様化している．日常生活の状況，生活の満足度，衣食住をはじめ，家事，外出，日常的楽しみ，日常生活の情報に関する満足度など，日常生活全般の実態と意識を把握する．

　① 日常生活動作調査（ADL：activities of daily living）：高齢者施設などにおいて，対象者の日常生活動作を把握するために行われる調査であり，食事，移動，立位保持，座位保持，寝返り，排泄，入浴，更衣などが自立できるのか介助が必要か，意思の疎通，視力障害，聴力障害，認知症の有無などについて調査する．

　② 摂食機能調査：摂食嚥下機能を調べることで，誤嚥のリスクを軽減する．呼吸機能，発声機能，鼻咽喉閉鎖機能，構音運動機能，摂食機能（水飲みテスト，反復唾液嚥下テストなど）を行う．

1.2.7 QOL の調査

QOL（quality of life，生活の質）の調査法には，様々なものが存在しており，WHOの「WHO QOL26調査票」では疾病の有無を判定するのではなく，対象者の主観的幸福感，生活の質を測定する目的で，身体的領域，心理的領域，社会的関係，環境領域の4領域のQOLを問う24項目と，QOL全体を問う2項目の，全26項目から構成されている．頻用される測定尺度として，身体活動の自立度にはバーセルインデックス，日常の生活活動には老研式ADL，認知機能の評価には長谷川式簡易知能評価スケールなどが知られている．

1.2.8 体質（スニップ，SNP）の調査

近年の分子遺伝子解析技術の発展により遺伝子の違いにより肥満や糖尿病，高血圧症などに罹患しやすいというような体質の差（個人の体質の差）を遺伝子多型解析によって知ることができるようになった．遺伝子多型（polymorphism）とは遺伝子を構成しているDNAの配列の個体差であり，遺伝子中の一塩基の置換（点突然変異：ミスセンス変異）によって生じた多型を一塩基多型（SNP：single nucleotide polymorphism，スニップ）という．

人間の遺伝子は約30億塩基からなり，1000塩基に1個の割合でSNPが存在していると考えられている．ほとんどのSNPは生体に関して影響をしていないがアミノ酸配列や転写調節領域の塩基配列の変化により遺伝子の機能に影響するSNPが存在し，疾患関連遺伝子の研究で注目されている．遺伝子の多型によるわずかなアミノ酸配列の変化が個体差として，栄養や環境のストレスに対する感受性の差として現れる．たとえば，お酒に「強い」・「弱い」の原因の一つにアルコールを代謝するアルデヒド脱水素酵素2（ALDH2）のSNPがある．また，アメリカ先住民のピマインディアンから見つかったSNPとして，エネルギー代謝にかかわるβ3-アドレナリン受容体の遺伝子変異が知られている．β3-アドレナリン受容体の64番目のアミノ酸のトリプトファンがアルギニンに変異（Trp64Arg）し，1日の消費エネルギーが約200 kcal低下し（倹約遺伝子とよばれる），肥満が促進される．

そのほかにも多数のSNPが明らかになり，疾患への罹患性や薬への応答性に関係していることがわかってきた．個人の遺伝子を検査し遺伝的な違いを知ることにより，個人の遺伝子情報に基づいた生活習慣指導や食事指導，投薬指導など個人の体質や多様性に応じたテーラーメイド医療が期待されている．

表 1.8 おもな生活習慣病感受性遺伝子

生活習慣病	関連遺伝子など	SNPs 遺伝子多型
肥満	レプチン受容体 β3-アドレナリン受容体：倹約遺伝子 ペルオキシソーム増殖剤応答性受容体γ（PPARγ） アディポネクチン（APM 1）	Gln223Arg, Lys656Asn Trp64Arg（Trp：脂肪分解力が強い） Pro12Ala（Pro：活性高い） Arg112Cys
糖尿病	ミトコンドリア糖尿病（MELAS） カルパイン10（NIDDM1），NIDDM3 アミリン（IAPP）	A3243G（ミトコンドリアDNAの変異） 数種の遺伝子多型 Ser20Gly
高血圧	アルドステロン合成酵素（CYP11B2） アンギオテンシノーゲン	Arg173Lys Thr235Met

［下田妙子編：新ガイドライン準拠 エキスパート管理栄養士養成シリーズ，臨床栄養学－栄養管理とアセスメント編，化学同人，2005，p. 46～47の表より作成］

2 食事摂取基準の科学的根拠

2.1 食事摂取基準

　栄養素は化学物質であり，不足しても摂り過ぎても生体に健康障害が起きる可能性がある．健康障害を予防するためのエネルギーおよび栄養素について，設定された必要な量と上限量が食事摂取基準（DRIs：dietary reference intakes）である．

　食事摂取基準策定の指標は，推定エネルギー必要量（EER：estimated energy requirement），推定平均必要量（EAR：estimated average requirement），推奨量（RDA：recommended dietary allowance），目安量（AI：adequate intake），耐容上限量（UL：tolerable upper intake level）および目標量（DG：tentative dietary goal for preventing life-style related diseases）である（付録・表5，p. 138参照）．各指標の理解には付録・図1，図2の概念図（p. 137）を参照していただきたい．今回改定された「日本人の食事摂取基準 2010年版」では，エネルギー，たんぱく質，脂質，炭水化物，食物繊維，アルコール，ビタミン13種類，ミネラル13種類（今回は全体で34種類の栄養素）について食事摂取基準が策定された．

2.1.1 「日本人の食事摂取基準 2010年版」における策定の基本的な考え方

① エネルギー・栄養素摂取量に起因する健康障害は，「欠乏」と「過剰」による．これらの予防にエネルギー・栄養素の食事摂取基準が必要である．

② エネルギー・栄養素の「真」の望ましい摂取量は測定・算定が困難である．そのため，食事摂取基準の算定や活用には「確率論的な考え方」が必要とされている．

2.1.2 食事摂取基準策定における各設定指標

（1）推定エネルギー必要量

　この量付近を摂取すれば，現在の体重を維持できる確率が最も高い．この量より習慣的摂取量が大きくなるほど過剰摂取の確率（体重が増加する確率）が増し，逆に小さくなるほど摂取不足の確率（体重が減少する確率）が増す．すなわち，推定エネルギー必要量はエネルギー不足と肥満両方のリスクの確率が最も低いと考えられる摂取エネルギーについての推定値である．

（2）推定平均必要量

　ある母集団において科学的データに基づき算定される必要量の平均の推定値で，その集団の50％の人が満たすと推定される摂取量である．

（3）推奨量

　栄養素の摂取不足を防ぐのに必要な摂取量で，ある母集団に属するほとんど（97～98％）の

人が必要量を満たすと推定される量である．理論的には，[推定平均必要量＋2×標準偏差(SD)] として算出される（これは推定平均必要量の習慣的摂取では 50％ の人が不足する可能性があるので，それを防ぐのに標準偏差の 2 倍量（2 SD）の加算（上乗せ）が行われた）．しかし実際には，実験から正確な SD が得られることは稀であるため，加算に推奨量算定係数を導入して不足人がでないようにする方法がとられた．推奨量算定係数は変動係数（SD÷平均値×100）を用いた「1＋2×変動係数」となる．したがって，

推奨量＝推定平均必要量×(1＋2×変動係数)＝推定平均必要量×推奨量算定係数

で算定される．

[例] たんぱく質の場合は，文献から変動係数が 12.5％ とみなされたので，推奨量算定係数は (1＋2×0.125)＝1.25，それゆえ，推定平均必要量にその 25％ を上乗せしたものが推奨量となる．

(4) 目安量

現時点で科学的データが不足またはとれない場合に代替指標として目安量が策定される．

[例] 乳児についてすべてのエネルギー・栄養素，その他小児・成人のビタミン D，E，K など数多くの場合に策定されている．

(5) 耐容上限量

過剰摂取による健康障害を予防する摂取量であり，NOAEL（健康障害非発現量）または LOAEL（最低健康障害発現量）を用い，不確実性因子，UF（エビデンスの信頼度に対応した適当な値）を設定し（小さい値にするほど健康障害が起きにくいので），この値で除して算定する．

[例] 乳児のビタミン A の場合，LOAEL が 6000 μg RE/日である．データの信頼度が低いので UF を 10 とし，10 で除した 600 μgRE/日が耐容上限量である．

(6) 目標量

生活習慣病の一次予防を目的として，現在の日本人が当面の目標とするように設定された．

[例] 脂質，炭水化物，食物繊維，ナトリウム，カリウムなど．

2.1.3 外挿方法

該当する対象者の食事摂取基準が不明のとき，ほかの性・年齢層の食事摂取基準参照値として利用して推定値を算出することを「外挿」という．推定平均必要量と目安量を外挿するには体重比の 0.75 乗を，耐容上限量の場合は体重比を，用いる算出方法が採用された．

2.2 ライフステージ別エネルギー・栄養素の食事摂取基準

2.2.1 ライフステージ別の推定エネルギー必要量

1 日の生命の維持や諸々の身体活動で体が消費するエネルギー量を推定エネルギー必要量といい，基礎代謝量に身体活動に使うエネルギー量を加算したものである．

(1) 成人・高齢期

次式で算定される．

推定エネルギー必要量＝基礎代謝量×身体活動レベル

ただし，[基礎代謝量(kcal/日)＝基礎代謝基準値(kcal/kg 体重/日)×体重(kg)] である．体重

値は日本人の基準体位（付録・表1，p. 136）を利用し，基礎代謝基準値は対象者の性別と年齢別の数値を付録・表2（p. 136）から読みとる．身体活動（physical activity）レベルは1日のエネルギー消費量の基礎代謝量に対する倍数である．2010年の改定では，日本人対象者について，二重標識水法で実測した1日のエネルギー消費量と実測した基礎代謝量で割った測定例に基づき設定された．そのレベルはⅠ（低い），Ⅱ（ふつう），Ⅲ（高い）の3区分となっている（付録・表4，p. 137および表6，p. 138の脚注参照）．

（2）成人・高齢期以外

成長期（乳児・小児期）では体重を維持する量に成長に必要な量を加算する．妊婦では体組織変化に必要なエネルギー量を付加し，授乳婦では泌母乳量＝哺乳量のもつエネルギー量を付加する（付加量）．

① 乳児期：推定エネルギー必要量＝総エネルギー消費量＋エネルギー蓄積量

ここで，総エネルギー消費量とは身体活動に必要なエネルギーに組織合成に要するエネルギーを加えたエネルギー量のことである．

② 小児期：推定エネルギー必要量＝基礎代謝量×身体活動レベル＋エネルギー蓄積量

なお，乳児・小児の「成長に伴うエネルギー蓄積量」は別途に推定値が算出されている．

③ 妊　婦：推定エネルギー必要量＝妊娠前の推定エネルギー必要量＋妊婦のエネルギー付加量（付録・表6，p. 138参照）．

ただし，［妊婦のエネルギー付加量＝妊娠による総消費エネルギー量の変化量＋エネルギー蓄積量］で算定される．実際には，初期，中期，末期それぞれに付加量が設定された．

④ 授乳婦：推定エネルギー必要量＝妊娠前の推定エネルギー必要量＋授乳婦のエネルギー付加量（付録・表6，p. 138参照）．

ただし，［授乳婦のエネルギー付加量＝母乳のエネルギー量－体重減少分のエネルギー量］で算定された．

2.2.2　たんぱく質の食事摂取基準

成長が停止した成人でも，代謝で分解されるたんぱく質に相当する量を摂取して窒素平衡（摂取量＝分解量）を維持して健康を保つ必要がある．成長期では成人の必要量に成長に必要な量を加算して設定される．成人・小児・高齢者および妊婦・授乳婦の付加量には「推奨量」が，乳児には「目安量」が設定されている（付録・表7，p. 138参照）．

（1）成人・高齢者の「推奨量」

たんぱく質推奨量＝推定平均必要量×推奨量算定係数

で算出される．ただし，［推定平均必要量＝窒素平衡維持量(0.65)÷消化率(0.90)］である．

（2）小児（1～17歳）の「推奨量」

たんぱく質推奨量＝小児の推定平均必要量×推奨量算定係数

で算出される．ただし，小児の推定平均必要量は［（たんぱく質維持必要量÷利用効率）＋（たんぱく質蓄積量÷蓄積効率）］のことで，要因加算法で算定された．

（3）乳児の「目安量」

乳児期の3区分について設定された．

① 0～5ヶ月母乳児の目安量＝母乳中のたんぱく質濃度×平均哺乳量

② 6〜8ヶ月母乳児の目安量＝母乳中のたんぱく質濃度×平均哺乳量＋母乳以外の離乳食のたんぱく質量

③ 9〜11ヶ月母乳栄養児の目安量：6〜8ヶ月児の場合と同じ計算方式．ただし，平均哺乳量は月数の経過とともに減少するので，3区分でそれぞれ0.78，0.60，0.40（L/日）を用いて計算されている．

人工乳栄養児の場合も母乳児の場合と同様に考える．ただし，人工乳のたんぱく質利用効率が母乳の場合の70％とし，［母乳児の目安量÷人工乳のたんぱく質利用効率0.7］で算出された．

（4）妊婦・授乳婦の「付加量」

① 妊娠各期におけるたんぱく質蓄積量が，［初期：中期：末期＝0：1：3.9］であるのを基礎に付加量が算定された．

② 授乳婦の付加量：［平均泌乳量×平均母乳中たんぱく質濃度÷食事たんぱく質の母乳たんぱく質への利用効率（70％）］で算出された．

2.2.3 脂質の食事摂取基準

脂肪は高エネルギー物質で必須脂肪酸（n-3系，n-6系脂肪酸）を供給する不可欠な栄養素である．脂質についての食事摂取基準は，生活習慣病のリスクを下げるために目標量が策定され，不足も摂りすぎもよくないとして目標量の下限と上限が設定された（付録・表8，p.139参照）．

（1）成人・小児の「目標量」

① 脂肪エネルギー比率：目標量（下限）は，摂取不足による血管障害を防ぐことを目標に，必要と推定されるすべての脂肪酸の摂取エネルギー比率の総和から，脂肪エネルギー比率は20％以上と算出された．目標量（上限）は，おもにアメリカの栄養指導プログラムにおける脂肪エネルギー比率30％未満に対する評価が高いこと，および日本での国民健康・栄養調査による日本人の脂肪エネルギー比率の50パーセンタイル値（中央値）が1〜29歳で30％，30歳以上のそれが25％であるという現状を踏まえて，脂肪の摂取エネルギー比率は30％未満とされた．

② 飽和脂肪酸：生活習慣病のリスクを下げるため，目標量（下限）を4.5％エネルギー，目標量（上限）を7％エネルギーに設定された．

③ 一価不飽和脂肪酸：過剰摂取に注意が必要であるが，研究データ不足のため，目標量の（下限）と（上限）は設定されていない．

④ n-6系脂肪酸：日常の食生活で，主として摂取するのはリノール酸である．すべての年齢階層と妊婦・授乳婦に日本人によるリノール酸摂取量の50パーセンタイル値が「目安量」として設定された．目標量（下限）は，冠状動脈疾患や脳血管障害との関連する研究データが不明確なため設定されていない．目標量（上限）は，エイコサノイド生成による炎症を防ぐため，18歳以上の成人について（総エネルギー摂取量の）10％未満が設定された．

⑤ n-3系脂肪酸：n-3系脂肪酸の欠乏症が存在するので1〜17歳までの年齢階層については「目安量」が，18歳以上では目標量が設定された．どちらも現在の日本人の摂取量の50パーセンタイル値（中央値）である．

⑥ 食事性コレステロール：食事性コレステロールによる冠動脈性心疾患やがん罹患のリスク増加を防止のため，18歳以上の成人・高齢者に対して目標量（上限）が設定された．目標量（下限）は設定されていない．

(2) 乳児の「目安量」と妊婦・授乳婦の「付加量」

① 乳児：0～5ヶ月児では，脂質の目安量＝母乳中の脂肪由来のエネルギー÷母乳の総エネルギー×100（％）

n-6，n-3 脂肪酸の目安量＝母乳中のそれぞれの濃度×平均哺乳量（g/日）

で算出された．6～11ヶ月児の場合は，すべての脂質について，0～5ヶ月児の目安量と現在の日本人の摂取量（50 パーセンタイル値＝中央値）との平均値である．

② 妊婦・授乳婦の付加量：妊婦の n-6 と n-3 脂肪酸では，妊娠適齢期の目安量が現在の日本人の摂取量 50 パーセンタイル値より少ない分が付加量とされた．

2.2.4 炭水化物・食物繊維・アルコールの食事摂取基準

(1) 炭水化物の「目標量」

脳のエネルギー源はグルコース（ぶどう糖）だけでその量は基礎代謝の 20％ にもなる．人体のグルコースの要求量は少なくとも 100 g/日と推定されるが，炭水化物の目標量策定の根拠になってはいない（付録・表 9，p.139 参照）．

成人・小児の（消化性）炭水化物目標量は，1 日の必要エネルギーから脂質とたんぱく質分のエネルギー量を差し引いた量と考え，エネルギー比率でおおむね 50～70％ の範囲にあると推定された．

(2) 食物繊維の「目標量」

食物繊維摂取と関連する心筋梗塞に関するメタ・アナリシスの結果，欧米で 24 g/日以上の摂取で死亡率が低下し，12 g/日未満摂取で死亡率が上昇したので，この二つの中間値が目標量とされた．小児の目標量策定は控えられた（付録・表 9，139 参照）．

(3) アルコールの「目標量」とエネルギー効率

アルコールは特に摂取を勧める理由のない栄養素なので，食事摂取基準はないが，「節度ある適度な飲酒」の範囲（アルコール 20 g/日程度）では，アルコールの利用エネルギーは燃焼熱 7.1 kcal/g を用いるのが適当であるとされた．

2.2.5 ビタミン・ミネラルの食事摂取基準

(1) ビタミン・ミネラル関連の用語・内容の留意事項

●ビタミン

① 日本人の食事摂取基準 2010 年版では，摂取基準が策定されたビタミンは，水溶性 9 種類と脂溶性 4 種類の計 13 種類である．

② 参照値から外挿（2.1.3 項参照）された目安量や耐容上限量がかなり多くある．

③ 策定された数値は化学名相当量として表示された．ナイアシン，ビタミン B_6，ビタミン A のように有効物質が単一でない場合には「相当量」表示がされた．ナイアシンはナイアシン当量，ビタミン B_6 はピリドキシン相当量，ビタミン B_{12} はシアノコバラミン相当量，ビタミン A の場合は重量単位の μg RE（＝μg レチノール当量）である．

④ ビタミン B_1，B_2，ナイアシンの推定平均必要量・推奨量は，その補酵素がエネルギー代謝に不可欠なため，摂取エネルギー量（1000 kcal）あたりで表示された．ビタミン B_6 がたんぱく質あたりで示されるのは，血中 PLP（ピリドキサールリン酸）がたんぱく質あたりの摂取量とよく相関することによる．

⑤ 健康障害を引き起こしやすい脂溶性ビタミンの中で，A，Dについてはすべての年齢階層，Eについては小児・成人・高齢者に対して耐容上限量が設定された．水溶性ビタミンについてはナイアシン，ビタミンB_6，葉酸について小児・成人・高齢者についてのみ設定された．付録・表10（p.140）に掲載されたビタミンの食事摂取基準について，特に欄外の脚注も参照していただきたい．

● ミネラル

① 2010年現在，食事摂取基準が示されているのは，「多量ミネラル」のナトリウム（Na），カリウム（K），カルシウム（Ca），マグネシウム（Mg），リン（P）と，「微量ミネラル」の鉄（Fe），亜鉛（Zn），銅（Cu），マンガン（Mn），ヨウ素（I），セレン（Se），クロム（Cr），モリブデン（Mo）の計13種類である．

② 一般に，ミネラルは摂取後，代謝に使われたのち，最終的には大部分が尿中に，その他若干は皮膚などからも体外に排出される．そこで食事摂取基準の推定平均必要量は，成人を対象とした出納試験による体外排出量に見合う摂取量（平衡維持量という）の策定が基本である．このためには，不可避損失量や蓄積量を個々に求めて合算する要因加算法で決定されることが好ましい．しかし現時点で要因加算方式が行われたのは，カルシウムや鉄など限られている．ミネラルは一般に過剰摂取による健康障害が起きやすいので，ほとんどのミネラルについて耐容上限量の設定がなされている．付録・表11（p.143）に掲載されたミネラルの食事摂取基準について，特に欄外の脚注も参照していただきたい．

（2）ビタミン・ミネラルのライフステージ別食事摂取基準策定の概要

● 乳　児

① 0～5ヶ月児では，すべてのビタミン・ミネラルについて，「目安量＝母乳中の平均濃度×哺乳量」による設定がされた．

② 6～11ヶ月乳児では，ビタミンの場合，（ⅰ）0～5ヶ月児の「目安量」と成人の推奨量からのそれぞれの外挿値の平均値（ビタミンA，E，パントテン酸とビオチン以外のすべての水溶性ビタミン），（ⅱ）0～5ヶ月児の「目安量」から外挿値（パントテン酸とビオチン），（ⅲ）0～5ヶ月児の「目安量」と同じ（ビタミンD），（ⅳ）その他の設定（ビタミンK）が設定された．

③ 6～11ヶ月乳児では，ミネラルの場合，（ⅰ）母乳と離乳食，両者から由来するミネラル量が合算値（Na，K，Ca，Mg，P，Cu，Mn），（ⅱ）6～11ヶ月乳児の平均摂取量と0～5ヶ月児の目安量からの外挿値との平均値（Zn），0～5ヶ月児の「目安量」からの外挿値（I，Se，Cr，Mo）が設定された（注：Feについては推奨量が策定された）．

● 小児・成人・高齢者　このライフステージにおけるビタミン・ミネラルの目安量・推奨量の策定に用いられた科学的根拠の要点を表2.1と表2.2に示した．

①「推奨量」が［推定平均必要量×推奨量算定係数］で策定されたビタミンはA，B_1，B_2，ナイアシン，ビタミンB_6，葉酸とC，ミネラルはCa，Mg，Fe，Zn，Cu，I，Se，である．Cr，Moについては成人にのみ．

②「目安量」が策定されたビタミンはD，E，K，ビオチンとパントテン酸，ミネラルはP，Mnである．

③ 妊婦・授乳婦の付加量：推奨量として設定されたもの（上記①の栄養素名と同じ）と目安

表 2.1 ビタミンの推定平均必要量・目安量策定に採用された根拠

ビタミン名	策定の根拠
ビタミン A	ビタミン A 体外最小排泄量（＝体内 A の最小蓄積量×A の体外排泄処理率）
ビタミン D	血中 25-ヒドロキシビタミン D 濃度を維持する摂取量の中央値
ビタミン E	正常血中 α-トコフェロール濃度維持量＝現在の日本人の摂取量の中央値
ビタミン K	潜在的なビタミン K 欠乏状態の回避
ビタミン B_1	人体チアミン飽和量
ビタミン B_2	人体遊離型リボフラビン飽和量
ナイアシン	ペラグラ発症予防に必要な摂取量
ビタミン B_6	ビタミン B_6 欠乏症がみられないときの血中ピリドキサールリン酸（PLP）濃度の維持量
ビタミン B_{12}	悪性貧血患者における血清 B_{12} 濃度の適正維持（マイナスその損失量）
葉　酸	赤血球中葉酸，血清総ホモシステイン濃度を基準値内に維持する量
パントテン酸	国民健康栄養調査の摂取量中央値
ビオチン	調査報告された摂取量
ビタミン C	心臓血管系疾病の予防

［厚生労働省：日本人の食事摂取基準策定検討会報告書，日本人の食事摂取基準 2010 年版，第一出版，2009 より作成］

表 2.2 ミネラルの推定平均必要量・目安量策定に採用された根拠

多量ミネラル名	策定の根拠
ナトリウム（Na）	ナトリウムの体外への不可避損失量
カリウム（K）	カリウムの体外への不可避損失量
カルシウム（Ca）	要因加算法による：（蓄積量＋尿中排泄量＋経皮排泄量）÷吸収率
マグネシウム（Mg）	マグネシウム出納試験による平衡維持量
リン（P）	リン摂取量中央値
鉄（Fe）	要因加算法による鉄損失量
亜鉛（Zn）	真の吸収量＝$1.113\times$摂取量$^{0.5462}$
銅（Cu）	銅欠乏がでない摂取量と生体銅濃度との関連研究から平均値を算出
マンガン（Mn）	マンガン摂取量の平均値
ヨウ素（I）	甲状腺へのヨウ素蓄積量の平均値
セレン（Se）	血中グルタチオンペルオキシダーゼ活性最大値の維持のための摂取量
クロム（Cr）	クロム出納と摂取量の平均値
モリブデン（Mo）	アメリカ人の平衡維持量から外挿

［厚生労働省：日本人の食事摂取基準策定検討会報告書，日本人の食事摂取基準 2010 年版，第一出版，2009 より作成］

量として設定されたもの（上記②の栄養素名と同じ）がある．

④ 目標量が策定されたミネラル名とライフステージ：Na が小児・成人・高齢者に，K は 18 歳以上の成人・高齢者に対して設定された．

⑤ 耐容上限量が策定されたビタミン・ミネラル名とライフステージ：ビタミンは A，D，E，水溶性ビタミンのナイアシン，ビタミン B_6，葉酸である．A，D ではすべてのライフステージに対して，その他のビタミンでは小児・成人・高齢者に対して設定された．ミネラルは Ca，P，Zn，Cu，Mn，Cr，Mo が 18 歳以上の成人に対して，Fe，I，Se は小児・成人・高齢者に対して設定された．

3 成長・発達，加齢（老化）

3.1 概 念

ヒトは受精から，発生，分化，出生，成長，老化を経て死に至る．個体の成熟までの時間的変化を成長（p.47，図6.1参照），機能的変化を発達，成長と発達を合わせて発育という．加齢は個体の発生・成熟過程後に起こる衰退の過程であり，老化は発達を終え完成した生理機能の退行的変化のことである．

3.2 成長・発達に伴う身体的・精神的変化と栄養

3.2.1 ライフステージの区分と発育
① 胎生期：妊娠7〜9週までの時期．主要器官系（中枢神経など）の形成時期を胎芽期，続く胎児期は発育が活発な時期で第一成長急伸（growth spurt）がある．
② 新生児期：生後4週．
③ 乳児期：生後1ヶ月〜1歳．
④ 幼児期：生後1〜5歳．
⑤ 学童期：6〜11歳の小学生．高学年では第二成長急伸がある．
⑥ 思春期：12〜18歳．身体発育と第二次性徴が顕著である．
⑦ 成人期：18〜64歳（p.82参照）．
⑧ 高齢期（老年期）：日本の行政レベルでは65歳以上．WHOは60〜74歳を前期高齢者，75〜84歳を後期高齢者，85歳〜は超高齢者（very old）と呼んでいる．

3.2.2 身体（身長，体重，身体組成）の変化
① 身長・体重（図3.1）は直線的に増加して成人に達し，その後はゆるやかに低下する．
② 身長，体重とも10〜15歳に男女差が顕著になる．
③ 身長の増加速度曲線（図3.2）によると胎児期（図中記号Ⅰ）と学童期後期〜思春期初期（Ⅲ）それぞれに成長急伸があることがよくわかる．男女の身長増加速度のピークは男子12〜14歳，女子10〜12歳と女子が先行する（p.75，図9.1参照）．

3.2.3 身体諸器官の成長
身体諸器官の増大は身体の成長と同じではない．スキャモン（Scammon, R. E. 1930）の身体・臓器の成長パターン（20歳の成熟時までの増加量を100とした年齢ごとの器官・臓器重量

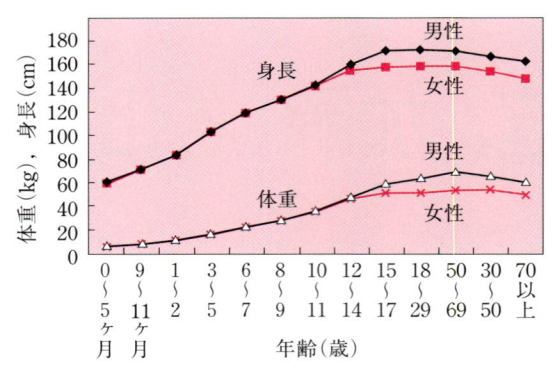

図3.1 年齢別の身長，体重基準値（2010年）
［日本人の食事摂取基準 2010年版, p.11 より］

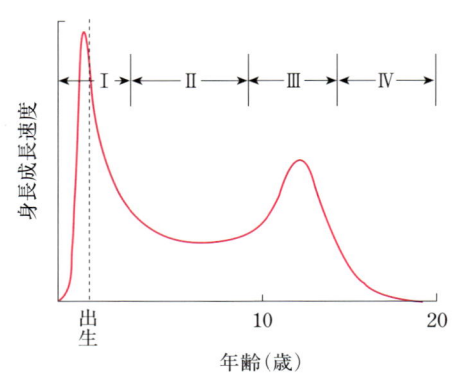

図3.2 成長速度曲線
［吉川春寿, 芦田 淳編：総合栄養学事典，同文書院, 1981, p.405 より］

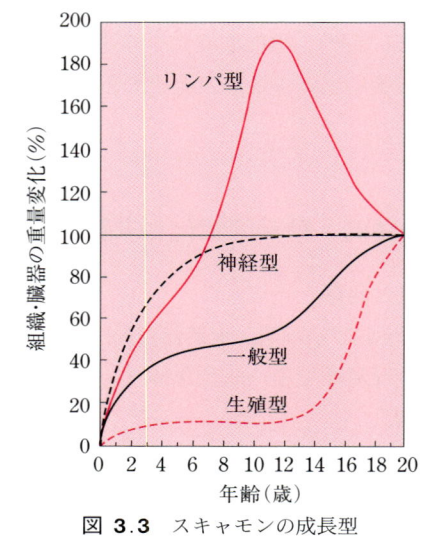

図3.3 スキャモンの成長型
［吉川春寿, 芦田 淳編：総合栄養学事典，同文書院, 1981, p.405 より］

の割合）では4つの型がある（図3.3）．
① 一般型：出生後急速に成長し，しばらく停滞があり，再び思春期に急激な成長を示す型（身体，消化器，筋肉など）．
② 神経型：早期に急成長して成人のレベル達し，その後は横ばいの型（脳の大きさなど）．
③ 生殖型：早期は停滞しているが，思春期に急激に成長し完了する型（生殖器，乳房などの性腺）．
④ リンパ型：出生直後から急成長し，思春期直前に成人レベルを超えて最大に達し，その後は急速に減少して成人レベルに達する型（胸腺，扁桃腺などのリンパ組織）．

3.2.4 成長期の身体組成の変化

① 成長期の組織・器官の重量の変化：成人で脳は新生児の4倍，心・肝・腎臓は10倍強になるが，胸腺は思春期が最大でその後半分に退縮する．精巣と卵巣は成人期に新生児の30倍にもなる．体重比で最大の組織は筋肉であり，成人では体重の約40％を占める．それゆえ，筋肉の

増減は体重の変化に大きく影響する．

② 体成分の変化：水分量が胎児期（約80％）から成人（約65％）まで減少するように，体成分は加齢に伴い変動する．水分以外の主要成分である脂質とたんぱく質は加齢とともに増加する．成人では水分，脂質とたんぱく質で体重の約95％を占める．

3.2.5 成長期の生理機能の変化と栄養

（1）神経系の変化

① 脳の成長：脳重量は出生後急激に増加し5年で3倍にもなる．神経細胞数は5ヶ月胎児期でほぼ決まり，それ以降は支持細胞組織（グリア細胞）が発育する．その後の神経細胞はそのサイズが大きくなるだけであるが，グリア細胞は生後急激に増加し7〜8歳で成人の95％にまで達する．神経細胞間のシナプス連絡網の発達は青年期が終わる頃まで続く．

② 脳の栄養：脳活動のエネルギー源は血液-脳関門が存在するためグルコースのみである．脳の消費エネルギー量は基礎代謝量の20％とかなり大きい．記憶や学習機能を受け持つ海馬の神経伝達物質はアセチルコリンである．脳細胞膜の構成脂肪酸にアラキドン酸やドコサヘキサエン酸（DHA）が多い．大豆に多いコリンや魚油に豊富なDHAの摂取で脳機能の強化が期待されている．

（2）免疫系の変化

① 加齢と免疫機能：加齢に伴い免疫機能が低下する．それゆえ，細菌・ウイルスによる感染頻度が増す．加齢により自己免疫能が大きくなり，高齢期はリウマチや膠原病などの自己免疫疾患を患いやすい．担い手のリンパ球のうち，T細胞やナチュラルキラー細胞は2〜3歳でほぼ成人のレベルに達し，また，免疫グロブリン（IgG，IgA，IgM）の血中抗体濃度は5歳でほぼ成人値に達する．アレルギー関連のIgEは1〜2歳でピークを迎え，学童期に消失することが多い．

② 免疫機能と栄養：免疫機能を高めるのにエネルギー，たんぱく質，亜鉛，鉄，ビタミンA・C・Eが必要とされている．

3.2.6 身体の成長に必要なエネルギー・栄養素

① 食糧事情と成長：第二次世界大戦で，食料不足のため日本の成人の平均身長が低下し，ドイツでは小児の成長が10〜20ヶ月も遅延した．

② 栄養補給と成長：小児がエネルギーとたんぱく質の同時欠乏でマラスムスになる．一方，エネルギーは十分でもたんぱく質が欠乏すると低栄養のクワシオルコルになり，成長遅延，免疫機能低下などの障害が生じる（p.103参照）．

③ 成長に必要なミネラル：成長に不可欠のたんぱく合成に亜鉛，骨の成長にカルシウム，リン，マグネシウムが，軟骨の発達にマンガンが必要である．

④ 成長に必要なビタミン：ビタミンAは骨端の成長に，Dは軟骨部の石灰化に，Cは骨の細胞間物質合成に，B_2は成長全体に必要である．

⑤ 成長に影響する感情：第二次世界大戦後のドイツの孤児院で，「食事中にこどもを厳しく叱る」女性がいると成長が遅れ，いなくなると遅れが回復したとの研究例がある．近年愛情遮断や被虐待児による成長低下が報道されている．逆に過度の食欲を示す情緒障害でも正常な成長が妨げられる．

3.2.7　運動，知能，言語発達，精神発達，社会性
● ライフステージと精神面，運動面の特徴

① 乳児期：神経機能が徐々に発達し，表情の豊かさ，言語，情緒の発達が目覚しい．運動面では，3ヶ月で首が据わり，寝返り，座り，這う，伝い歩き，一人歩きへと進み，1歳半頃には走るようになる．いずれも個体差がある．

② 幼児期：一生で神経系の発達が最も著しい時期で，運動機能，知能，言語，情緒，社会性などの精神活動が旺盛になる．2～3歳頃反抗期がある．運動量も著増する．

③ 学童期：幼児期に続き精神・運動機能の発達が著しい．情緒表現が豊かになるが，怒り，嫉妬，愛情などを向ける対象者が家庭外にも拡大する．高学年になると思いやりや我慢も出てくるが，同時に精神的な不安感が出始める．友人との妥協や集団で行動する機会が多くなる．運動機能は筋肉・骨格・運動神経の発達につれ運動能力が著しく伸びる．知的能力の発達も目覚しく，言語の社会化も始まる．

④ 思春期・青年期：身体的には第二次性徴が現れ，精神発達上は第二反抗期となる．学童期まで以上に自我が確立し，性的関心が強まり，心理的起伏が激しい．学童期後期から思春期にかけて女子の拒食・過食などの摂食障害が増える．さらに，不適切な身体活動（暴力・暴走行為など）や生活習慣（夜型生活，薬物・飲酒・喫煙など）に走り，誤った食生活（外食・夜食・欠食，食品選択など）に染まりやすい時期でもある．

3.2.8　食生活，栄養状態

① 胎児・新生児期の低栄養は成人期における慢性疾患の発症につながる（英国のD. Bakerら）．

② できるだけ母乳を与える．乳汁で育った乳児は5ヶ月あたりから離乳食が必要．あわせて偏食予防が大切な時期．幼児期では3食に加えて栄養バランスのよい間食が必要．

③ 学童・思春期以降は肥満の防止が重要．

④ 特に思春期・青年期における女子の摂食障害の予防が必要である．

3.3　消化・吸収

栄養素などの食物成分が消化管で消化酵素により加水分解される過程が消化であり，ガストリンやセクレチンなど多種類の消化管ホルモンが関与する．消化生成物（単糖類，脂肪酸，アミノ酸など）およびビタミン・ミネラルは小腸で吸収され（エタノールは胃で吸収される），血液やリンパに移行する．吸収にはグルコースなどエネルギー（ATP）を必要とする能動輸送と拡散による受動輸送がある．未消化物・吸収の残渣は大腸，直腸を経て糞便として排泄される．消化不良は下痢の原因となる．

● 消化器官の発達と衰退

① 乳児期では消化・吸収機能は不完全である．これは口腔に歯がなく，胃内容量の発育が不十分で，成人の2～3Lに比べ，2ヶ月児で約0.1L，5歳児で0.7～0.85Lと小さい．

② 6ヶ月頃の乳児ではリパーゼ活性が成人の約10％で，胆汁酸の生成も不十分なため脂質の消化・吸収は不十分で，摂取脂質の10～15％は糞中に排泄されるという．また胃酸で固まっ

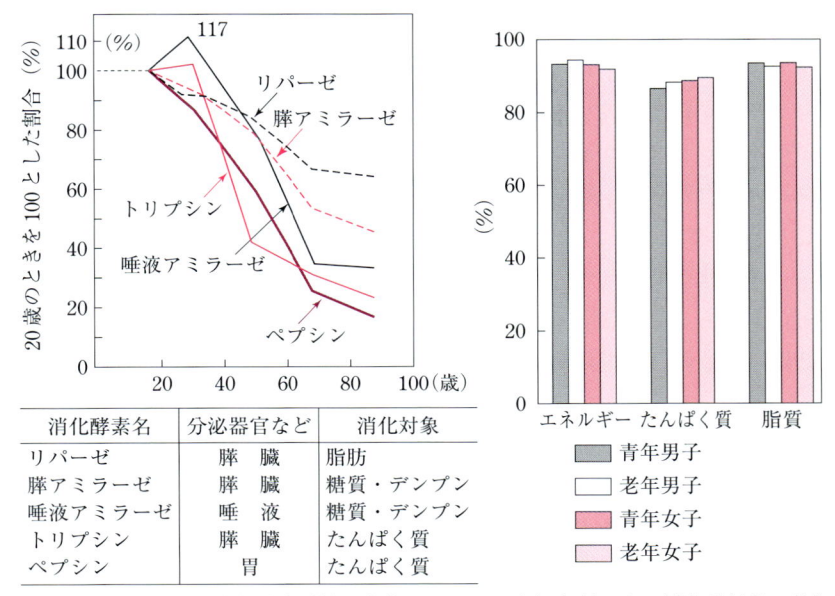

消化酵素名	分泌器官など	消化対象
リパーゼ	膵臓	脂肪
膵アミラーゼ	膵臓	糖質・デンプン
唾液アミラーゼ	唾液	糖質・デンプン
トリプシン	膵臓	たんぱく質
ペプシン	胃	たんぱく質

(a) 加齢による消化酵素活性の変化　　(b) 加齢による消化吸収率の変化

図 3.4　加齢に伴う消化酵素活性（a）と消化吸収率（b）の変化
［田中敬子ら：応用栄養学，朝倉書店，2009，p.119 より］

たミルクカードは胃内の滞留時間が長くなり，たんぱく質の消化に時間を要する．
③ 生後6〜7ヶ月頃に乳歯が生え始め，幼児期には消化器官が発達し完成する．
④ 程度の差はあるが，20歳頃から消化酵素類の活性がほぼ直線的に低下する（図3.4(a)）ので，消化能力も低下するといわれるが，実際は加齢に伴い栄養素の消化吸収率が下がるわけではない（図3.4(b)）．

3.4 代　謝

　代謝とは生体構成成分の合成と分解（あるいは同化と異化）を総称した用語である．生体構成成分の代謝回転（ターンオーバー）速度（半減期，半分が新しく置き換わる時間）は加齢とともに低下する．

3.4.1 基礎代謝
　基礎代謝基準値（kcal/kg/日）をみると，出生直後が最大で成人まで直線的に低下して最大時の約1/3になり，その後は緩やかな減少を続ける（付録・表2，p.136参照）．

3.4.2 代謝調節
　ヒトの外部環境が変化しても，体内の内部環境（血液の成分量など）はほぼ一定に保たれている．この性質をホメオスタシス（homeostasis, 恒常性）というが，加齢やその他の理由で乱れや破綻が起こると，代謝性退行的慢性疾患（糖尿病，がんなど）になると考えられる．

3.4.3 人体に不可欠な成分（酸素・水）の代謝
　① 酸素：酸素は供給停止が1分を超えると死を招くほど不可欠な物質であるが，酸素から細胞のミトコンドリアで「活性酸素分子種（O_2^-, H_2O_2, $^1O_2$, $\cdot OH$）」が生成することがあり，細

胞に障害を与える．

② 水分代謝：健常人では，利用する水分（飲料水，食物摂取，代謝水）と体外に排泄する水分のバランスが保たれている．生後〜幼児期では体重の70％以上が水分で，熱中症，嘔吐・下痢などで水分バランスが崩れると脱水症になる．成人では水分量が体重の45％にまで減少すると死ぬおそれがある．運動時では，体重の3％の水分減少で競技力の低下，10％で高度の脱水，15％以上で死ぬとされる．高齢期の急性死の予防のため，寝る前と目覚めたときに飲むコップ一杯の水が役立つとされる．

3.4.4 ライフステージと代謝面の特徴と栄養

① 妊娠期：妊婦は非妊婦時よりも代謝が亢進するので，エネルギー・栄養素の要求量が高まる．

② 成長期：合成量が分解量を上回り身体構成成分の蓄積が必要な時期．成人・高齢者よりも代謝が亢進しているので，低年齢時ほど身体の割（体重あたり）には多くのエネルギー・栄養素を必要とする．栄養素の代謝経路は出生後すみやかに，消化吸収機能は徐々に完成する．新生児ではトリプシン活性が成人と同じなのに，乳汁たんぱく質濃度が高すぎると未消化のペプトンのまま吸収されることがある．

③ 成人：身長が停止した成人では，体の構成成分量の合成と分解が等しく，体重がほぼ一定であれば健常である．

3.5 加齢に伴う身体的・精神的変化と栄養

3.5.1 臓器の重量と機能の変化

臓器重量は加齢により一般には組織・器官が萎縮し（図3.5），除脂肪組織*（LBM：lean body mass）と水分が減少する．生理機能も加齢に伴い神経伝導速度，基礎代謝などの諸機能がほぼ直線的に低下する（図3.6）．

* 筋肉量を意味する．

3.5.2 分子レベルの老化（テロメアの短縮，活性酸素による障害）

生物学的には定説はないが，諸々の仮説がある．

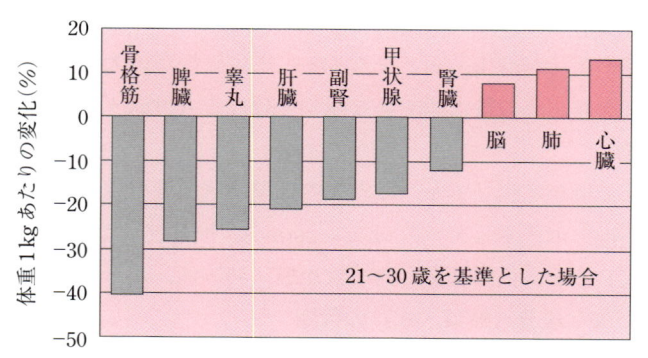

図 3.5 高齢期における組織・臓器の重量の変化
[鈴木和春編：応用栄養学，光生館，2006，p.28-29より]

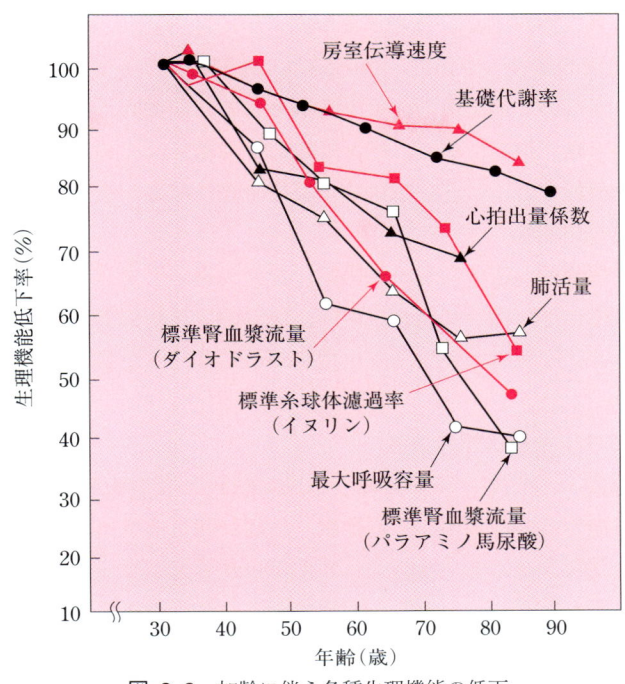

図 3.6 加齢に伴う各種生理機能の低下
[鈴木和春編：応用栄養学，光生館，2006, p.28-29 より]

(1) プログラム説（老化関連遺伝子説）
① テロメア短縮説：染色体末端のテロメア DNA が約 60 回の細胞分裂で短くなって細胞分裂が減り，細胞補充が不十分となる．
② クロトー（老化関連）遺伝子や DNA ヘリカーゼ（DNA の修復酵素）遺伝子の変異説．差異により早期の老化症状が現れる．
③ ミトコンドリア DNA 酸化損傷説．

(2) エラー蓄積説（酸化ストレス説）
ミトコンドリアで生成する活性酸素（3.4.4 項①参照）により細胞に修復しきれない損傷が蓄積するとの説．

(3) アポトーシス説
自身の指令で自殺する細胞が増え，細胞数が減少するためとする説．

3.5.3 高齢者の疾患（病態，症候，治療）の特異性

身体・精神機能の低下に関連し特有の症候が生じる．ここではおもな疾患名を列記する．
① 精神神経疾患：認知症，パーキンソン病，うつ病．
② 呼吸器疾患：慢性閉塞性肺疾患，肺炎．
③ 循環器疾患：動脈硬化を基盤とする狭心症・心筋梗塞・脳血管障害，高血圧症．
④ 消化器疾患：食道炎，消化性潰瘍．
⑤ 腎臓・泌尿器疾患：透析に伴う腎・アミロイドーシス，男性の前立腺肥大症．
⑥ 内分泌・代謝疾患：糖尿病，リウマチ，痛風．
⑦ 骨・運動器疾患：骨粗鬆症，変形性関節炎，関節リウマチ．

⑧ その他：老人性白内障，さまざまな癌（がん），過剰栄養・低栄養（PEM）・貧血．

3.5.4　高齢者の生理的特性（予備力，適応能力，免疫力）

　　加齢に伴う予備力・適応能力の低下現象として，記憶力，視力・遠近調節力，聴力，味覚の受容能，咀嚼・嚥下機能，痛覚，平衡感覚，排泄機能など生理機能の退行がある．また，生体の防御・免疫機能の低下に伴い感染症の反復や悪性腫瘍が起きやすい．

3.5.5　高齢者の心理的特徴

　　性格が安定積極型（情緒安定，活動的，社会的適応力あり，対人関係良好）でありたいものであるが，加齢に伴い徐々に崩れ，頑固，保守的，活動低下になり，老後や死に対する不安を抱くようになる．配偶者の死は不安に拍車がかかり，うつ状態に移行しやすいが，いずれも個人差が大きい．

3.5.6　高齢期における栄養状態の特徴

　　現在，60歳以上の日本人高齢者のうち過剰栄養と低栄養がそれぞれ20％の計40％もの人が栄養問題を抱えているという．活動量，基礎代謝の低下によって肥満者が増える一方で，寝たきり・要介護者などに低栄養状態が多くみられる．これらの原因が何によるものかを特定するのは，個人差も大きく，なかなか困難である．個別の具体例ごとに多面的に観察して解析することが要求される．

4 妊娠期

4.1 妊娠期の生理的特徴

妊娠期の栄養は，妊娠・出産・産褥・授乳の各時期に，母子の健康維持のために必要な知識について理解し，正しい健康管理を実践するために重要である．

最近では，結婚後も仕事を続ける女性の増加によって，早産などの異常妊娠の増加や，女性の晩婚化による出産年齢の高齢化によって，妊娠高血圧症候群などのハイリスク妊娠や，高齢が原因の不妊の増加，出産回数の減少による少子化傾向などが認められる．

妊娠中は，妊娠によるホルモン分泌の変化によって，情緒不安定になる場合があるが，妊娠の初期には，この傾向が強く認められる．

4.1.1 妊娠の成立

排卵した卵子は卵管采にキャッチされ，送られてきた精子と出会って受精する．受精卵は分裂を繰り返しながら，輸卵管内を運ばれて3〜4日で子宮に到達し，その後2〜3日で子宮に着床する（妊娠の成立）．妊娠期間は，正確には着床した日から計算するべきであるが，実際には困難であるので，最終月経開始日から起算して，1週間ごとに週数で示している（開始日が予定日になる）．

着床した受精卵は子宮内膜に埋没して，細胞分裂を繰り返しながら成長し，胎児，胎児付属物を形成していく（図4.1）．

4.1.2 妊娠の維持と妊娠に関係するホルモン

● ヒト絨毛性ゴナドトロピン（hCG） 妊娠初期に多く分泌される．胎盤からの黄体ホルモン（プロゲステロン）の分泌開始まで，黄体維持の働きをする．hCGは非妊娠時や男性では分泌されないので，妊娠の診断に用いられる．

● 黄体ホルモン（プロゲステロン） 妊娠初期は黄体，8週以降頃は胎盤から分泌される．排卵の抑制，妊娠の持続に必要である．

● エストロゲン（エストラジオール） 妊娠初期は黄体，8週以降頃は胎盤から分泌される．妊娠の維持に必要である．

● エストロゲン（エストリオール） おもに，胎盤から分泌される．妊娠後半期に増加する．子宮や胎児の発育に必要である．

● ヒト胎盤性ラクトゲン（hPL） 胎盤から母体血中に放出される．胎児の発育・成長に必要である．血中濃度から，胎盤機能を判定する．

図 4.1 性周期と内分泌

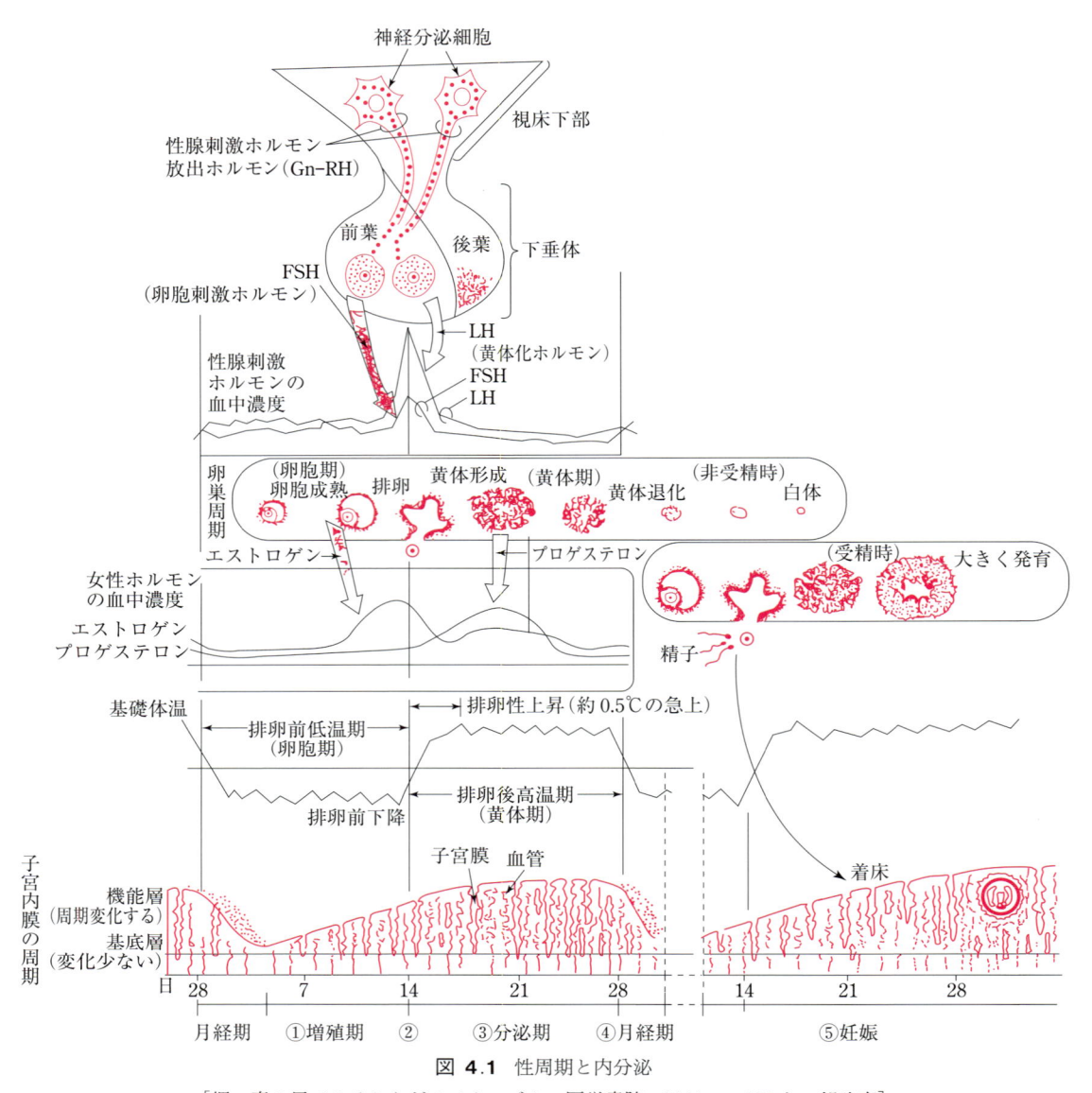

［堺　章：目でみるからだのメカニズム，医学書院，2000，p.105 を一部改変］

4.1.3　胎児付属物

● **胎盤**　胎児の栄養にとって一番重要なのは胎盤である．胎盤は子宮内膜が変化した脱落膜と胎児の絨毛膜，毛細血管から発達して作られた臓器で，妊娠4ヶ月末までに完成し，1ヶ月に約50〜60gの割合で増加し，妊娠末期には約400〜500gとなる．胎盤の役目は母体と胎児との間のガス交換，物質交換と，ホルモンの産生である．胎盤から胎児への通過物質は，ガス交換，物質交換（栄養素の運搬）の他に抗原，ウイルス，薬物などもあるので，母体は注意を要する．

● **卵膜**　胎児を羊水とともに包む膜で胎児の組織からなる羊膜，絨毛膜，子宮内膜が変化してできた脱落膜の3層からなる．

● **羊水**　羊膜腔を満たしているpH 8〜9，比重1.006〜1.012ぐらいの液で羊膜上皮からの分泌液，母体血液からの滲出液と胎児の排泄した尿からなり，液量は妊娠7ヶ月末期頃最大700

mL となり，その後減少し妊娠末期には 300〜500 mL となる．羊水は妊娠中に胎児や臍帯への外部からの衝撃を緩和させ，子宮内での胎児の運動を自由にし，四肢の順調な発育を助ける．なお，母体に対しては胎動を和らげる働きをしている．

● **臍帯** 胎児の臍（へそ）と胎盤をつなぐ長さ約 50 cm，直径約 1〜1.5 cm のひも状で，中央部に 1 本の臍帯静脈と 2 本の臍帯動脈が走行している．臍帯静脈には胎盤から栄養素や酸素を胎児に送る動脈血が，臍帯動脈には胎児の代謝産物や二酸化炭素を含む静脈血が流れている．

4.1.4 胎児の成長

着床後，器官や組織の主要な構造が分化し形成されるまでを胎芽期といい，ヒトとしてのおもな構造が形成される妊娠 8 週以降を胎児と呼ぶ．胎児のおもな器官は妊娠 4 ヶ月頃にほぼでき上がり，卵膜の中で羊水に浮かんだ状態となっている．特に，着床後，妊娠の初期は胎児の主要な器官の分化が急速に行われ，外界からのさまざまな刺激の影響を受けやすい時期であるため，母体の感染，薬物，放射線などによって奇形の発生の危険をはらんでいるので，注意を要する．

以下に妊娠中の胎児の成長について述べる．

- 妊娠 1 ヶ月末：胎児身長は約 0.4 cm，鰓（えら）と長い尾部を持つ．
- 2 ヶ月末：胎児身長は約 3 cm，鰓は消え，尾は短くなり，ヒトの外観になる．耳・目・口が発生する．
- 3 ヶ月末：身長約 9 cm，体重約 20 g．外陰部が形成され性の区別ができる．
- 4 ヶ月末：身長約 16 cm，体重 100 g．うぶ毛を生じる．胎盤の形成．
- 5 ヶ月末：身長約 25 cm，体重約 250 g．全身にうぶ毛がみられ，頭髪，爪が発生する（胎動を感じる）．
- 6 ヶ月末：身長約 30 cm，体重約 650 g．胎脂が生ずる．
- 7 ヶ月末：身長約 35 cm，体重約 1000 g．しわが多く老人様顔貌．この時期以降の娩出では，現代の医療では，かなりの確率で生育可能である．
- 8 ヶ月末：身長約 40 cm，体重約 1500 g．しわが多く老人様顔貌，全身にうぶ毛を有する．
- 9 ヶ月末：身長約 45 cm，体重約 2000 g．皮下脂肪の増加により老人様の風貌はなくなる．顔と腹部のうぶ毛は消失する．
- 10 ヶ月末：身長約 50 cm，体重約 3000 g．発育完了，成熟児．

4.1.5 妊娠による母体の変化

（1）子宮の増大

非妊時の子宮は，重さ約 50 g，鶏卵よりやや小さいが，妊娠 20 週では大人の頭くらいまで増大し，妊娠末期では重さ 1000 g，内腔 1000〜1500 mm（容量約 5 L）に増加する．子宮は妊娠中に急増する．

（2）乳房の変化，皮膚の変化

妊娠の初期（5 週くらい）から，乳房は，乳腺の肥大や増殖，脂肪組織の増加によって腫大して，妊娠末期には非妊時の 2〜3 倍になる．

乳輪および乳頭には色素が沈着して暗褐色となる．乳輪は乳房に広がり，その中に多数の小突起を認めるようになる．これを，モントゴメリー腺という．

妊娠中には乳頭，外陰部，腹部の正中線，顔面などに色素沈着が起こるが分娩後にはしだいに消失していく．

子宮や乳房が急速に肥大するにつれて，皮膚や皮下脂肪が伸びるが，表皮は急には伸びきれないので，皮膚の表面に縦状に断裂した線を生じる．これを妊娠線と呼んでいる．皮下組織には水分が蓄積しやすくなり，浮腫になることもある．

(3) 嗜好の変化

妊娠中には70～80％の妊婦に味覚，嗅覚に何らかの変化が認められる．なお塩味，甘味，酸味を識別する能力は非妊時よりは鈍るといわれている．妊娠中の嗜好の変化にはかなりの個体差が認められるが，嗜好の変化を把握しておくことは妊婦の栄養管理上重要である．

(4) 代謝の変化

● **エネルギー代謝**　基礎代謝は妊娠中には亢進する．特に妊娠中期以降は明らかに増加し，妊娠末期には＋20～30％程度になるといわれている．身体各部の酸素消費量から考えると，妊娠末期では，この基礎代謝の1/2は胎児・胎盤由来のもので，母体の心拍動や呼吸量の増大によるものは1/3にすぎないとされ，酸素消費量の増大がおもに子宮動脈領域に集中して起きている．

妊娠中の基礎体温は，高温相（37℃前後）を持続し，妊娠13～16週ぐらいまで続く．この生理的な体温上昇は，プロゲステロンの作用によって代謝が亢進するためといわれている．基礎体温は妊娠16週を過ぎるとしだいに下降し，24週以降になると低温相にもどり，そのまま分娩時まで維持される．

妊娠中の体重増加については妊娠由来による生理的体重増加は10～12kg程度である．それ以上の増加は肥満によるものである．

妊娠中の体重増加の内訳は，胎児由来のものが約5～6kgで，母体側では子宮，乳房の発育に約1kg，母体の循環血液量，組織液に約1.5kg，残りが浮腫，脂肪蓄積の増加によるものであると思われる．

● **たんぱく質代謝**　妊婦のたんぱく質代謝の機構は非妊時と大差ないといわれているが，たんぱく質の代謝は胎盤からのホルモンにより亢進がみられ，特に妊娠後半期では，エストロゲンやhPL（ヒト胎盤ラクトゲン），インスリンの同化作用によって，血液量の増大，子宮や乳腺の発達，胎児・胎盤の発育などに多量のたんぱく質の蓄積がみられる．妊婦の体重増加10～12kgのうち，たんぱく質の蓄積は約930gで，母体と胎児はほぼ同量である．なお，胎児では，妊娠初期からたんぱく質の蓄積が認められる．

● **脂質代謝**　妊娠中は非妊娠時に比べて，血中脂質が高い傾向にある．これは，妊娠中のホルモンの分泌と深く関係している．胎児への脂肪の蓄積は，妊娠の初期にはあまり行われず，妊娠後半期以降である．この点は，妊婦の代謝とは大きく異なっている．

妊娠母体の脂肪の代謝は，妊娠前半は脂質を蓄積する同化作用，後半期は脂肪を分解する異化作用をすることが特徴である．これは，胎児へのエネルギーの供給のためであり，妊娠末期の胎児への急激な脂肪の蓄積をもたらす．

正常妊娠の妊婦の血液は高脂肪（特にトリグリセリド），低グルコース，低たんぱくになっており，この低グルコース状態の補正のために，胎盤由来のホルモンによって，脂質とたんぱく

質の異化が進み，肝臓での糖新生が亢進してくる．胎児発育のおもなエネルギー源はグルコースであるから，これを高能率で供給するための，妊娠による適応であると思われる．

●**糖代謝**　胎児の発育に必要なエネルギーとしてはグルコースが重要な役目を果たしているが，糖の貯蔵には限度があるので，妊婦は，必要に応じて，脂質，たんぱく質もエネルギー源に利用できるようなメカニズムになっている．

妊婦に糖負荷試験をすると，空腹時には非妊娠時よりも，飢餓状態に近い環境にあることがわかる．摂食すると，血糖値は上昇するが，高インスリン血症のため，同化が促進され，血糖値は下降する．しかし非妊婦よりも，下降は緩やかである．このことから妊婦は高インスリン血症にありながら，インスリン抵抗性があることをうかがわせる．

すなわち，妊娠中は高インスリン血症にありながらも，血糖値は非妊時とほぼ同じである．このことから，インスリン依存性糖尿病の妊婦に対しては，血糖値の調節を行う際にインスリンを非妊時より増量する必要があるといえる．

(5) 血液・循環器系の変化

妊娠中は，胎盤循環におけるガス交換を容易にし，胎児への供給などのためにも，血液循環量が著しく増加し，特に妊娠後半期には血漿量は非妊時の＋25〜50％，赤血球量は＋15〜20％になる．したがって，血液は非妊時に比べて薄まった状態になり，赤血球数，血色素量，ヘマトクリットは低下傾向にある．白血球数は増加し，10 000個/μL以上になることもある．血小板数はやや増加し，フィブリノゲンは＋30〜50％増え，血液は凝固しやすくなり，血沈も促進する．

妊娠中，月経は停止するので，月経による鉄分の損失はないが，胎児（300 mg），胎盤（100 mg），母体の赤血球の増加（500 mg）などの計900 mg程度の鉄分が必要になり，体内保有鉄の大部分を利用してしまうため，妊娠中は鉄分不足に陥りやすい．なお，分娩時には正常出産でも出血によって，300 mg程度の鉄分の損失があるといわれている．

特に最近の女性は，非妊時から貯蔵鉄が不足している場合が多く，そうしたケースでも，胎児・胎盤には鉄が優先的に利用されるので，妊娠母体は鉄欠乏性の貧血になりやすい．なお，わが国の妊婦には，潜在性鉄欠乏の者が約30％あるといわれている．

(6) 呼吸器系の変化

妊娠すると酸素の消費量は約20％程度の増加が認められる．妊娠の後期になると，子宮によって横隔膜が圧迫されるため，肩で呼吸をするようになり，肺の換気能力がよくなる．呼気中の二酸化炭素（CO_2）が増し，酸素（O_2）は減り，呼吸数と呼吸の深さが増加する．1回の換気量は約40％増量し，やや過呼吸の状態が持続する．

(7) 消化器系の変化

消化器の機能そのものには，あまり変化は認められない．妊娠の初期には大多数の妊婦につわりが出現する．つわりは，経産婦よりも初産婦に多く，一般的には，胎盤が形成される妊娠12〜16週に自然に消失する．なお，妊娠の後期になると子宮の増大によって胃が押し上げられ，腸管が圧迫されることと，プロゲステロンの作用によって消化管の運動機能が低下して，胃もたれや，便秘が起こりやすくなる．

(8) 泌尿器系の変化

妊娠の週数が進むと子宮増大のために，膀胱，尿管が圧迫され，頻尿（尿意頻数），尿失禁，尿の滞留などが起こりやすくなる．また，物質代謝が亢進するために，老廃物が増加して，腎血流量，糸球体濾過率はともに上昇する．腎機能は高まるので，クレアチニンや尿素は効率的に排泄されるが，ブドウ糖やたんぱく質の排泄も高まるので，正常妊婦においても，一過性の糖尿やたんぱく尿がみられることがある．また，アルドステロンが増加し，腎尿細管でのナトリウムの再吸収が促進するため，ナトリウムが蓄積されやすい傾向がみられる（浮腫になりやすい）．

(9) 骨・関節系の変化

妊娠すると，骨盤関節の結合組織や，付属する靱帯が柔らかくなり，関節は移動性が増す．また，新生児の体内カルシウムは約25〜30gで胎児期に母体から供給される．妊娠の末期には子宮が前方に突き出るため，脊柱の彎曲が起きやすくなる．

(10) 精神・神経系の変化

妊娠期には，感情が不安定になり，精神・神経が過敏になり，時に憂鬱傾向，全身倦怠，頭痛，歯痛，神経痛などを訴えたり，自律神経の変調や，分娩への不安などを訴えることもあるが多くは一過性のものである．

4.1.6 分　娩

● 分娩の種類

　　流　産：妊娠12〜22週未満の妊娠中断
　　早　産：妊娠22〜37週未満までの分娩
　　正期産：妊娠37〜42週未満の分娩
　　過期産：妊娠42週以降の分娩

分娩とは，胎児およびその付属物（胎盤，卵膜，臍帯，羊水）が子宮筋収縮（陣痛）と腹圧によって，産道を通って母体外へ排出されることをいい，娩出力，胎児，産道を，分娩の三大要素という．

4.1.7 産褥（さんじょく）

妊娠や分娩によって変化した母体が妊娠前の状態に回復するまでの期間を産褥といい，普通は6〜8週間を要するといわれている．

分娩直後の子宮の大きさは，子供の頭くらいであるが，出産後6週間で妊娠前の大きさに戻るといわれている．子宮の復古は母乳を与えている産婦では促進され，出血や感染などは子宮復古を妨げる．全身的な回復や生活の適応が認められるのには6〜12ヶ月を要するといわれている．

● **月経再来と排卵**　授乳期はプロラクチン（乳汁分泌ホルモン）が下垂体から分泌されて，ゴナドトロピンの分泌が抑制されているそのため排卵が起こりにくい．分娩後はじめての排卵は母乳哺育では3ヶ月目，人工乳哺育では1〜2ヶ月頃に始まるといわれている．

● **悪露**（おろ）　産褥期に排泄される分泌物を悪露という．おもに，子宮粘膜からの分泌物で，はじめは血性，後に粘液性になり，約3〜4週間で止まる．なお，母乳栄養の授乳婦は悪露の量も少なく，持続期間も短いといわれている．

4.2 妊娠期栄養の特徴

　妊娠・授乳期は，非妊娠時・非授乳期の年齢階級別食事摂取基準に付加すべき量を食事摂取基準としている．妊婦の付加量は，胎児の成長，胎児付属物，母親の子宮の増大などを考慮して算定されている．

（1）妊娠以前の栄養

　妊娠中の健康維持や，健康な子供を出産するためには，妊娠前からの栄養，健康面についての適切な管理が必要である．最近の若い女性はやせ願望が強く，無理なダイエットによって貧血や無月経などが認められることも多い．また逆に，肥満も月経不順や妊娠高血圧症候群など妊娠時の異常などを招きやすい．

（2）妊娠初期の栄養（妊娠16週未満）

　妊娠の初期は，つわりのために食事摂取量が減少することがあるが，胎児の発育に必要な栄養は少ないので，母体に必要な栄養摂取を心がける．つわりによる嘔吐がある場合には脱水予防のために水分摂取に注意する．12週を過ぎるとつわりがおさまって，食欲が回復してくる．この時期はエネルギーの付加量は少ないので，食べ過ぎないように気をつける．

（3）妊娠中期の栄養（妊娠16〜27週）

　妊娠の継続上では安定期といえる．胎盤の形成による血液の増加（鉄分・ビタミン）胎児の骨格・筋肉増加（たんぱく質など）のための食事を心がける．カロリー過剰による肥満に気をつける．

（4）妊娠末期の栄養（妊娠28週以降）

　胎児の成長が急速であるため，バランスの良い栄養摂取を心がける．妊娠末期には子宮の増大によって胃が圧迫されるために，少量ずつに分けて食事を摂るようにする．妊娠高血圧症候群の発症予防のために，塩分の摂取過剰や休養に注意する．

（5）低体重・過体重

　妊娠中は各種のホルモンの分泌がさかんになり，脂肪の蓄積も起こりやすく，胎児の代謝に必要なエネルギー確保や産後の回復のためにもエネルギーが蓄えられる．しかし，妊娠中の肥満は異常を起こしやすく，太りすぎにならないように管理する必要がある．

　特に，妊娠後半期から分娩後にかけての肥満は，出産後もそのまま肥満状態が維持される傾向があり，妊娠回数が増すたびに肥満度も増加する．肥満は，生活習慣病のリスクファクターであるので，太りすぎには注意する．

　妊娠中の適正な体重増加は，妊娠前の体型によって異なるが，一般的には10 kg前後がよいとされている．非妊時のBMI 18〜24の標準体型の場合で7〜10 kg，BMI 18未満のやせ型で10〜12 kg，BMI 24以上の肥満型で7 kg前後の増加が望ましいとされている．妊娠中の体重増加の正常値の限界は1週間に500 g未満とされ，それ以上は浮腫によるものが多いので，注意を要する．なお，最近は妊娠前にやせた妊婦や，母体の体重増加量が少ない妊婦も認められる．体重増加がほとんどなく，時には減少する場合もある．このようなときはIUGR（子宮内胎児発育遅延）や，低出生体重児のリスクが高くなる．

4.3 妊娠期の栄養アセスメント

4.3.1 わが国における母子保健推進法の沿革

日本での母子保健推進に関する法律の沿革をみると，①妊産婦手帳制度（現在の母子健康手帳）の発足（1942），②児童福祉法・労働基準法（1947），③母子保健法（1965），④男女雇用機会均等法（1998）などがある．

こうした法律の制定によって，妊娠，出産，育児を取り巻く環境は良好になってきた．なかでも，母子健康手帳制度は，妊娠期の母体および胎児の健康管理と，出産後の母子の健康管理に大きく貢献している．

4.3.2 臨床診査

● 年齢　母体の年齢は，妊娠によるリスクを考える上で重要である．たとえば，20歳未満の若年妊娠は，低出生体重児や妊娠・分娩に関する知識不足から，妊娠期の管理不十分になりがちである．逆に35歳以上の高年初産婦では，妊娠高血圧症候群や流早産，周産期死亡，分娩異常，帝王切開などの頻度が高くなる．また，35歳以上になると，卵子の老化による遺伝子異常などの発生率も高くなる．

● 妊娠兆候　妊娠によって母体に現れるさまざまな症状を妊娠兆候という．本人自身が気づく自覚兆候と，医師や助産師が決定する他覚兆候がある．産婦人科を受診するきっかけとなる妊婦の自覚兆候としては，月経停止，つわり，微熱（基礎体温が低下しない）がある．

● 既往歴　非妊時の病歴，前の妊娠・出産の状況などは，妊娠中の母体の健康維持や胎児の発育，分娩などに影響を及ぼすことがあるため，既往歴は正確に把握しておく必要がある．

糖尿病：若年性糖尿病妊婦は妊娠しにくいといわれている．また，妊娠しても羊水過多，妊娠高血圧症候群の発生頻度が高く，出生時は巨大児，子宮内発育遅延，微弱陣痛などを起こしやすい．

本態性高血圧：高血圧は妊娠にとって，重要なハイリスク因子となる．特に，非妊時において，本態性高血圧の既往歴のある妊婦は，妊娠高血圧症候群，胎児異常を起こしやすく，妊娠中の適切な管理が重要である．

その他：心疾患，腎疾患，呼吸器疾患，甲状腺疾患などがある．

● 妊娠・出産・分娩回数　過去の妊娠・分娩，産褥の経過は，新たな妊娠の経過や出産に影響することが多い．妊娠経過（合併症の有無），分娩方法（正常分娩か帝王切開分娩か），分娩異常の有無などについて把握する必要がある．

4.3.3 臨床検査

● 血圧　妊娠中は心拍出量，循環血液量などは増加するが，動脈抹消抵抗が減少するために，通常は血圧に大きな変動はみられない．血圧は妊娠高血圧症候群の指標として重要である．特に，妊娠末期には血圧上昇が重篤な症状の兆候になることも多いので，頻繁な検診が必要である．

● 尿たんぱく・尿糖　妊娠中の尿の検査では尿たんぱくと尿糖が行われる．尿たんぱくは正常でもごく少量は排泄するが，妊娠中に30 mg/dL以上のたんぱく排泄は異常であるといわれ

ている．しかし，妊娠高血圧症候群にとっては，尿たんぱくよりも血圧上昇の方が，よりハイリスクである．一方，尿糖の妊娠中は10～15％の頻度で排泄されるといわれている．妊婦の尿糖は分娩後には消失するが，連続して出現する場合は細見の必要がある．

● **血液検査** 妊娠中は血液量の増加のため赤血球は増えるが，血漿量の増加はそれ以上であるので，単位当たりの赤血球，ヘモグロビン値，ヘマトクリット値が低下する．赤血球沈降速度は促進し，白血球数は増加する．血清総たんぱく質，アルブミンは血漿の増加と胎児の需要増のために減少する．血清脂質は総コレステロール，HDLコレステロール，中性脂肪とも増加傾向が認められる．

4.3.4 身体計測

● **身長** 身長は骨盤の大きさと関連し，低身長（150cm未満，特に145cm以下）の女性では狭骨盤の確率が高く，帝王切開になる場合が多い．

● **体重** 妊娠中の栄養状態を評価する重要な指標となる．また，非妊時の肥満や過度のダイエット，るい痩は不妊の原因にもなる．妊娠初期にはつわりのため体重が減少することがあるが，過度の体重減少をもたらさなければ，母体，胎児ともに大きな影響はないといわれている．妊娠による生理的な体重増加は10～11kgとされているが，過度の体重増は健康管理上，妊娠高血圧症候群，微弱陣痛など，異常発症の一因となる．

● **その他** 浮腫の有無と程度，腹囲と子宮底長の計測，超音波による胎児診断など．

4.3.5 生活習慣

● **喫煙** 妊娠中の喫煙は血管の収縮をもたらし，血行障害，低酸素状態を引き起こし，喫煙習慣のある妊婦は，タバコを吸わない妊婦より低体重児の発症頻度が高い傾向がみられる．妊娠中の喫煙は禁忌とするべきであるが，家族の喫煙についても注意する必要がある．

● **飲酒** 妊娠中の飲酒は，催奇形，発育遅延などの胎児アルコール症候群を起こすことがあり，特に分裂期にある妊娠初期の飲酒には注意する必要があるが，禁忌というより飲酒回数，飲酒量の正確な把握などの指導が必要である．

● **服薬** 妊娠中の服薬による胎児への副作用は，形成不全，臓器異常，代謝異常などのさまざまな催奇形への影響である．特に，臓器が形成される分裂期（妊娠初期）に催奇形因子（服薬，ウイルス感染など）が作用すると，胎児異常が起きることがあるので，服薬，レントゲン撮影など，医師の指示を受けるべきである．

● **身体活動** 正常な妊娠経過をたどっている妊婦は原則として，普通の生活を維持することは問題ない．ただし，腹圧がかかるような動きや，激しい急激な運動は避ける．また，妊娠中から新たに運動を始める必要はない．妊娠中に適した運動としては，散歩，妊婦体操，妊婦エアロビクス，妊婦水泳などがあるが，専門のインストラクターのもとで定期的に医師のチェックを受けることが望ましい．

● **労働環境** 女性の社会参加の増加に伴い，勤労妊婦の割合が増加している．勤労妊婦は働いていない妊婦よりも妊娠中，および出産時の異常発生率が高いといわれているが，異常発生頻度は労働条件によっても大きく異なっている．出生率の確保のためにも，働く妊婦の労働条件の確保は重要な懸案である．

4.4 栄養と病態・疾患，生活習慣

4.4.1 つわり，悪阻（おそ）

つわりは月経停止後，妊婦が最初に自覚する妊娠兆候である．おもに，胃部不快感や，早朝，空腹時の吐き気，嘔吐などの胃腸症状のほか，味覚の変化などを感じることもある．つわりは妊婦の70～80％が体験し，妊娠5～6週から始まり，胎盤が形成される妊娠16週くらいまでの，約4～6週間くらい続く．つわりの症状は個人差が大きく，まったく感じない者や出産まで持続する者までさまざまであるが，一般には，栄養面その他での大きな影響は認められない．

つわりの症状が正常の範囲を超え，重篤になったものを妊娠悪阻という．発症率は妊婦の0.5％以下と低いものである．悪阻になると1日中，悪心，嘔吐を繰り返し，栄養障害を引き起こす．そのほか，つわりの症状としては，絶えず生唾が出る，臭いに敏感になる，めまい，全身倦怠，心悸高進などがある．嘔吐が頻繁の際は脱水に注意する．ウェルニッケ脳症の予防にはビタミンB_1の摂取に留意する．

4.4.2 貧血

妊婦にみられる貧血は「妊娠性貧血」と「妊娠母体偶発合併症疾患としての貧血」に大別される．日本産婦人科学会栄養問題委員会では，これらの診断基準を表4.1のように定義している．

表 4.1 妊娠貧血の分類

1 妊娠性貧血 ① Hb値11g/dL未満，および② Ht値33％未満（Hb値11g/dL未満，またはHt値33％未満） ①，②の中で小球性低色素性・血清鉄低下・TIBC（総鉄結合能）上昇など鉄欠乏が認識されるものは妊娠性鉄欠乏性貧血	
2 鉄欠乏性貧血 3 溶血性貧血 4 巨赤芽球性貧血 5 再生不良性貧血 6 続発性貧血（肝・腎疾患・感染症，膠原病など） 7 その他	妊娠母体偶発合併症としての貧血 診断は血液学的診断基準に従う．

［日本産科婦人科学会栄養問題委員会の資料より］

（1）妊娠中の鉄需要の増加

妊婦の血漿量は妊娠初期から徐々に増加し，妊娠8ヶ月をピークに約40～50％の増量を示す．これに対して赤血球の増加は約25％で，見かけ上の赤血球，血色素，ヘマトクリットは低下する．一方，胎児，胎盤の発育のための鉄の需要量も増加し，その量は1日約4mg近くになる．赤血球の合成には主として鉄とたんぱく質が必要であるが，特に鉄の供給が不十分であると，赤血球の主要な成分であるヘモグロビンの生成が不足して，鉄欠乏性貧血になる．妊娠時に最も多くみられるのが鉄欠乏性貧血で，妊婦貧血の70～80％を占めている．

妊婦では潜在性鉄欠乏が30％，顕在の鉄欠乏が数％といわれている．若い女性は，非妊時からの鉄の摂取量および貯蔵量が少ない傾向がみられる．妊娠によって先に述べたような鉄の需要増加に加えて，つわりによる一時的な摂取量の減少などが加わると，相対的な鉄欠乏性貧血が発生する．

貧血の自覚症状は乏しく，血液検査時に判明することが多い．検査では血中ヘモグロビン濃度が判定の基準となる．非妊時の女性は 12 g/dL 未満が貧血と診断されるが，妊娠中は生理的貧血を考慮に入れて 11 g/dL 未満を貧血と診断している．

妊婦が貧血の場合，疲労感，倦怠感，めまい，動悸，息切れなどがみられることがあるが，母体が貧血状態であっても，重症でない限り，胎児への影響はほとんどないといわれている．貧血はむしろ，母体へのダメージの方が重要である．

（2） 妊娠貧血の栄養管理

食事療法と鉄剤の投与が行われる．基本的には食事による改善を目指し，薬剤投与は食事療法による貧血の改善がみられない場合に医師の指導によって，食事療法と併用して行う．

食品中の鉄分にはヘム鉄（おもに動物性食品）と非ヘム鉄（おもに植物性食品）があり，ヘム鉄の方が吸収がよい．レバーはヘム鉄を含む食品の代表であるが，レバーの連続した大量摂取は，ビタミン A の過剰摂取につながることがあるので，注意を要する．ビタミン C や葉酸も鉄分の吸収を良くし，造血効果のあるビタミンである．

4.4.3 妊娠高血圧症候群

以前は妊娠中毒症といわれていたが，名称が改定されるとともに，「妊娠 20 週以降，分娩後 12 週まで高血圧がみられる場合，または高血圧にたんぱく尿を伴う場合のいずれかで，かつこれらの病状が単なる妊娠の偶発合併症によるものではないもの」と定義された．妊娠高血圧症候群は妊娠時に起こる血管攣縮が基本病態であり，それによって起こる高血圧を主徴とする症候群である．たんぱく尿は高血圧に付随することが多く，重症度を左右するが，それのみでは診断しない．浮腫は随伴的であり，診断基準からは除外する（表 4.2）．

表 **4.2** 妊娠高血圧症候群の病型分類

病　型	病　態　・　症　状
妊娠高血圧腎症	妊娠 20 週以降に初めて高血圧が発症し，かつたんぱく尿を伴うもので分娩後 12 週までに正常に復するもの
妊娠高血圧	妊娠 20 週以降に初めて高血圧が発症し，分娩後 12 週までに正常に復するもの．
加重型妊娠高血圧腎症	① 高血圧症が妊娠前あるいは妊娠 20 週までに存在し，妊娠 20 週以降にたんぱく尿を伴うもの． ② 高血圧症とたんぱく尿が妊娠前あるいは妊娠 20 週までに存在し，妊娠 20 週以降に，いずれか，または両症候が増悪するもの． ③ たんぱく尿のみを呈する腎疾患が妊娠前あるいは妊娠 20 週までに存在し，妊娠 20 週以降に高血圧が発症するもの．
子　癇	妊娠 20 週以降に初めてけいれん発作を起こし，てんかんや二次性けいれんが否定されるもの．発症時期により妊娠子癇，分娩子癇，産褥子癇とする．

［日本産婦人科学会，2005 より］

● **妊娠高血圧症候群の治療**　生活の指針としては，安静，ストレスを避ける．エネルギー摂取（総カロリー）は，非妊時 BMI 24 未満の妊婦は「30 kcal×理想体重(kg)＋200 kcal」，非妊時 BMI 24 以上の妊婦は「30 kcal×理想体重(kg)」を目安とする．なお，予防のためには妊娠中の体重管理が重要である（表 4.3）．

塩分摂取量は 7〜8 g/日で，極端な塩分制限は勧められない．水分摂取量は，1 日の尿量 500 mL 以下，肺水腫では，前日の尿量に 500 mL を加える程度に制限する．それ以外は制限しな

表 4.3　妊娠高血圧症候群の生活指導と栄養指導

		指　導　内　容
1. 生活指導		・安静，ストレスを避ける ・予防には軽度の運動，規則正しい生活が勧められる．
2. 栄養指導 （食事指導）		① エネルギー摂取（総カロリー） 　非妊時 BMI 24 以下の妊婦：30 kcal×理想体重(kg)＋200 kcal 　非妊時 BMI 24 以上の妊婦：30 kcal×理想体重（kg）
		② 塩分摂取：7〜8 g/日程度とする（極端な塩分制限は勧められない）．予防には 10 g/日以下が勧められる．
		③ 水分摂取：1 日尿量 500 mL 以下や肺水腫では前日尿量に 500 mL を加える程度に制限するが，それ以外は制限しない．口渇を感じない程度の摂取が望ましい．
		④ たんぱく質摂取量：理想体重×1.0 g/日，予防には理想体重×1.2〜1.4 g/日が望ましい．
		⑤ 動物性脂肪と炭水化物は制限し，高ビタミン食とすることが望ましい．予防には食事摂取カルシウム（1 日 900 mg）に加え，1〜2 g/日のカルシウム摂取が有効との報告もある．また海藻中のカリウムや魚油，肝油（不飽和脂肪酸），マグネシウムを多く含む食品に高血圧予防効果があるとの報告もある．

［注］　重症，軽症ともに基本的には同じ指導で差し支えない．混合型では，その基礎疾患の病態に応じた内容に変更することが勧められる．
［日本産科婦人科学会周産期委員会，1998 を一部改変］

表 4.4　成因別の糖尿病の分類

分　類		成　因
I	1 型	膵臓 β 細胞の破壊によるインスリン欠乏 A：自己免疫性，B：特発性
II	2 型	インスリン分泌の低下，インスリン抵抗性など，インスリンの相対的不足
III	特殊型	β 細胞機能の遺伝子異常，インスリン作用にかかわる遺伝子異常
IV	妊娠糖尿病	妊娠中に発症したもの，妊娠中に発見された糖代謝異常

［日本糖尿病学会，1999 より］

表 4.5　妊娠糖尿病の診断基準（75 g 糖負荷試験，静脈血漿グルコース値）

	血糖値(mg/dL)
空腹時	≧ 92
負荷後 1 時間後値	≧180
負荷後 2 時間後値	≧153

① 以上のうち，1 つ以上を満たすものとする
② 従来の毛細血管全血，静脈全血は，診断のための血糖検査には用いない．
［日本産婦人科学会，2010 より］

い．たんぱく質は理想体重×1.0 g/日とする（予防には×1.2〜1.4 が望ましい）．そのほか，動物性脂肪，糖質は制限し，高ビタミン食とする．

4.4.4　妊娠糖尿病

　妊娠糖尿病は，妊娠中に初めて糖尿病の症状を示したものをいい，妊娠前から，糖尿病である場合と区別している（表 4.4）．75 g OGTT テストによる妊娠糖尿病の診断基準（日本産婦人科学会，2000）を表 4.5 に示した．

　妊娠糖尿病の場合，妊娠高血圧症候群，羊水過多，巨大児，胎児仮死などのリスクが高くなる．そのほか，心臓疾患，甲状腺機能亢進なども妊娠中には注意を要する．

4.4.5　栄養と奇形

● 葉酸　葉酸の摂取不足による胎児の中枢神経系の先天異常として，神経管閉鎖障害の発生の増加が欧米で報告され，サプリメントなどで 1 日 400 µg の葉酸摂取をした結果，この異常の発生が低下したといわれている．わが国では 2000（平成 12）年に当時の厚生省から「神経管閉鎖

発生リスク低減のための妊娠可能な年齢の女性に対する葉酸の摂取にかかわる適切な情報提供の推進について」によって，葉酸摂取の指導が提言されている．

● **ビタミンA** ビタミンAの過剰摂取が催奇形性をもたらす可能性があることが明らかにされ，妊娠3ヶ月以内，または妊娠を希望する女性は，ビタミンAを含むサプリメントや健康食品などの多量摂取や，常用について注意する必要がある．なお，ビタミンAは脂溶性ビタミンの中でも特に排泄に時間がかかるので，妊娠前からの注意が必要である．

● **ミネラル** 母体の血中亜鉛濃度が低い場合，低体重児出生の頻度が高いという報告がある．また，亜鉛欠乏と奇形発生の関連は動物実験では確認されているが，人間では確定されてはいない．

4.5 栄養ケアのあり方

4.5.1 栄養管理の基本方針

（1）妊娠前からの食生活の管理

思春期の女性には極端なやせ願望の傾向が見られ，無理なダイエットによって貧血，月経不順，摂食障害などの食行動異常や食生活の乱れからさまざまな健康管理上の問題が生じている．こうした思春期の健康管理の歪みは妊娠期の母体への影響のみでなく，女性の不妊症の原因の一つにもなっている．妊娠中だけでなく，成熟期以降の女性の健康管理のためにも，思春期の正しい健康教育は重要である．

（2）妊娠中の健康管理の基本方針

女性の高学歴化，勤労女性の増加，ライフスタイルの変化など，妊娠中の女性を取り巻く社会環境には大きな変革がみられ，食生活にも当然，さまざまな変化が起こっている．妊婦を取り巻く社会状況と，一人一人の妊婦の個人的な環境の両方を把握して適切な健康管理の指導を行うことが大切である．エネルギーの取り過ぎによる体重増加に注意するとともに，塩分の取り過ぎや食物繊維の摂取などに注意する．

4.5.2 つわりの栄養管理

つわりは一般的には妊娠初期ほど症状が重い傾向があるが，この時期は胎児の栄養補給については，それほど心配する必要はないといわれている．

つわりのときの食事について以下に述べる．

① 嗜好の変化があり，食欲のないことも多いので，食べたいときに食べたいものを食べるようにする．一度にたくさんの量は食べられないので，少しずつ食べるようにするのが良いが，虫歯になりやすいので，歯の清潔には注意する．

② 早朝や空腹時に症状が強く出ることが多いので，空腹にならないように工夫する．いつも手軽に食べられるものを用意しておくとよい．

③ つわりのときに好まれる食べ物は酸味の多いもの，冷たいもの，さっぱりしたもの，臭いの少ないものなどがある．

④ 臭いや湯気に敏感になるので同じ食品でも熱いものより冷たいものの方が好まれる．

5 授乳期

5.1 授乳期の生理的特徴

(1) 体重，各機能の変化

　母体重は分娩によって，一気に計4～6kgの減少をみる．同時に，子宮内容物を急に失うことによる体温の低下によって寒気や震えを訴えることがあるので，その場合は保温をして暖かい飲み物などを与えるとよい．その後，循環血液量の減少や子宮の収縮によって，2kg程度の体重減少がみられる．分娩後の体重減少は食事内容や，運動量，授乳方法によっても異なるが産後6ヶ月くらいまでに，妊娠前の体重に戻ることが望ましい．

(2) 月経再開

　授乳婦では産褥期と授乳期の一定期間無月経となる．授乳の有無は月経の再開に大きく影響している．一般的に，母乳のみで哺乳している母親は排卵の再開が出産後3ヶ月以降になることが多い．しかし，排卵の再開には個人差があるので，産児計画はきちんと行う必要がある．

(3) その他

- 体温：37.0℃を正常の上限として考える．38.0℃以上の発熱は感染症を疑う必要がある．
- 脈拍：正常値は60～90拍/分で安定しており，非妊時と変わらない．
- 呼吸：非妊時と変わらない．
- 血圧：非妊時と変わらない．ただし，妊娠高血圧症候群発症者については，後遺症のフォローが必要である．
- 尿：出産直後は，妊娠中の水分貯留状態から正常な水分代謝へと戻る時期である．そのため，分娩後2～3日は尿量の増加がみられるが（頻尿），産後6週間ほどで非妊時の状態に戻る．
- 皮膚：妊娠中の色素沈着やしみは，産後数ヶ月の間にしだいに薄くなっていく．

5.2 授乳期栄養の特徴

(1) 乳汁分泌の機序

　妊娠中は胎盤からエストロゲンとプロゲステロン，下垂体前葉から乳汁分泌ホルモンのプロラクチンの分泌が始まる．これらのホルモンによって乳腺の発育，増殖が盛んになる．
　そのほか，副腎皮質ホルモン，成長ホルモン，甲状腺ホルモンも乳腺の発達に関与しているが，妊娠中は本格的な乳汁分泌には至らない．これは，胎盤から分泌されるエストロゲンがプ

表 5.1 100 g あたりの乳汁成分比較

	初乳	成熟乳	牛乳（普通乳）
熱量（kcal）	67	70	67
脂肪（g）	3.2	3.5	3.7
乳糖（g）	5.7	7.4	4.8
たんぱく質（g）	2.3	1.3	3.3
鉄分（mg）	0.05	0.04	Tr
カルシウム（mg）	31	27	110
リン（mg）	16	14	93
ナトリウム（mg）	50	15	41
カリウム（mg）	75	48	150

［5訂増補食品成分表より］

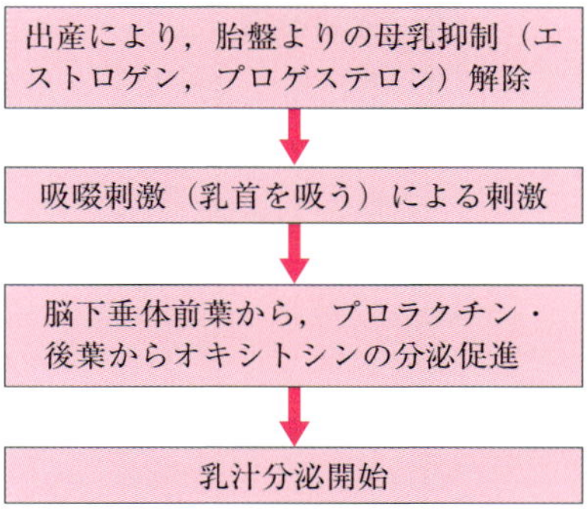

図 5.1 母乳分泌のメカニズム

出産により，胎盤よりの母乳抑制（エストロゲン，プロゲステロン）解除

↓

吸啜刺激（乳首を吸う）による刺激

↓

脳下垂体前葉から，プロラクチン・後葉からオキシトシンの分泌促進

↓

乳汁分泌開始

ロラクチンの抑制作用をもっているからである．そのため，出産後は，胎盤からの抑制が解かれ，本格的な乳汁の分泌が開始される．

分娩後1日目の乳汁はわずかに出るだけであるが，2～3日すると乳房は緊張して乳汁分泌が急激に増加する．産後3日目までに90％の褥婦に乳汁分泌が認められる．その後個人差はあるが，約1年間母乳を分泌し続ける．

（2）授乳期の栄養付加量

2010年の食事摂取基準では，授乳婦の付加量は350 kcalとなっている．これは，授乳に対する付加量であって，人工栄養の場合は付加量を設定する必要はない．授乳期のエネルギーなどの付加量は，母乳の分泌状況や妊娠中の体重増加など，個人差が大きいので，その点に考慮する必要がある．

5.3 授乳期の栄養アセスメント

（1）臨床診査

① 年齢：母親の年齢は，母児関係の確立に大きく影響する．特に，若年者や高齢者の場合には配慮を必要とする場合が多い．

② 過去の妊娠・分娩・産褥歴：初めての授乳か育児歴があるかによって授乳指導が異なるので，注意が必要である．また，過去の産褥の経過や乳汁の分泌状況，母親の育児に対する考え方や，上の子供の性別や年齢差は，できるだけ把握しておいた方がよい．

③ 授乳や育児に対する支援体制：家族の構成，夫とのパートナーシップのあり方，職場の環境など母乳育児支援体制の状態の把握．

（2）臨床検査

産褥から授乳期の出血の状態，貧血の有無，授乳に支障をきたすような疾病の有無の把握．

（3）身体計測

産褥期は1ヶ月に1～2回の間隔で体重を測定する．産褥1週間で5～7 kgの減少，その後は1ヶ月に1～2 kg程度の体重減少を目指すのが母体に負担がかからず望ましい．そのためにも，妊娠中の過度の体重増加は抑えた方がよい．

(4) 生活習慣

① 嗜好品：コーヒー，紅茶のカフェイン，アルコールは乳汁に移行する．アルコールやタバコはプロラクチンの分泌を減少させ，乳汁分泌量の減少を招く．
② 服薬：薬剤によっては母乳に移行するものもある．授乳中の服薬は医師の指示を仰いだ方がよい．

5.4　栄養と病態・疾患，生活習慣

(1) 母乳分泌不足

母親側の原因としては，体質，栄養状態，合併症の有無，精神状態，疲労などが考えられる．栄養状態としては，食事量，水分不足，栄養不良，貧血などが考えられる．全授乳婦の約5％程度が，体質的な原因などで母乳分泌量が不足するといわれている．児の健全な発育に影響を及ぼすようなら，他の栄養法の併用を考える．

(2) 摂食障害

産褥期は内分泌系の急激な変化や肉体疲労，新しい生活への不安などから情緒不安や憂鬱状態に陥ることがある（マタニティブルー）．なお，憂鬱や不安感などから拒食傾向がみられることがあるので，症状に応じた輸液などの治療のほか，カウンセリングなども必要である．

5.5　栄養ケアのあり方

(1) 食品の選択と組合せ

妊娠・授乳期の食事基準は付加量で示されている．個々の状況に応じて適切な栄養摂取を心がける．

なお，授乳期は育児によるエネルギーの消費を考慮する必要があるので，付加前の基準身体活動レベルは普通（Ⅱ）とする．

(2) 体重のコントロール

産褥の初期に体重の増加がみられるときは，浮腫やエネルギーの摂取過剰を考える．逆に体重の減少が大きい場合は，疲労や食事内容の改善を考慮する．母乳を与えない婦人が妊娠中の蓄積脂肪を3ヶ月で消費して非妊時の体重に戻すためには，1ヶ月9000 kcal，1日約300 kcalを余分に消費しなければならず，エネルギー制限に加えて，適度な運動により，妊娠中に蓄積されたエネルギーの消費を心がけなければならない．なお，授乳期の栄養基準量は乳汁分泌の最盛期を基準に算定されているので，エネルギーの摂取過剰には気を付けなければならない．

(3) 乳汁産生

乳汁産生のためには，休養，バランスのよい栄養の摂取，精神の安定が基本になる．なお，母乳の大部分は水分であるため，シチューやスープなどのような形で水分の補給をすることも重要である．

ビタミンKの欠乏の予防のために，ビタミンK含量の多い納豆などの摂取を心がけること

もよい．

(4) 授乳の支援ガイド

　2007年（平成19）3月に厚生労働省から，「授乳の支援ガイド」が発表された．それによると母乳で育てたいと考えている人は96％と高率で，授乳育児の支援として，さまざまな対応とサポートが求められている．そのおもな内容をまとめると，以下のようになる（表6.1, p.50および6.2.3項参照）．

① 出産後，母乳育児ができるような，生活全般にわたる指導や支援を行う．
② 母親の心身の支援，児の状態に適合した支援を行う．
③ 授乳時の児の抱き方，母児同室，出産後30分以内に母乳授乳を進め，児の欲するときに授乳できる環境の整備を行う．
④ 家族や父親への支援や，理解を深める活動を行う．
⑤ 授乳に関する相談窓口を設ける．
⑥ 授乳期間中でも，外出や就労しやすい環境の整備．

(5) 育児用ミルクで育てる場合の支援

① しっかり抱いて優しく声かけをしながら，スキンシップをはかる．
② 育児不安を軽くするための支援ネットワーク作りにつとめる．

6 新生児期・乳児期

6.1 新生児・乳児期の生理的特徴

6.1.1 成熟徴候

妊娠37週以降の正期産で出生した新生児で，出生時体重が2500g以上の児を成熟児という．外見の成熟徴候は皮下脂肪がよく発達し，皮膚は弾力性に富んで張りがあり，手足がよく動き，元気よく泣くなどがある．成熟徴候の有無は出生後の栄養管理の方法と密接な関係がある．

6.1.2 新生児の生理（水分代謝，生理的体重減少，生理的黄疸，胎便，移行便）

正期出生児の平均体重は約3000g，身長は50cmである．乳児は体重1kgあたり成人の3〜4倍の水分を必要とする．新生児の体水分量は体重の約80％で月齢が早いほど，体水分の割合は多い．乳児は水分の調節機能の発達が不十分で脱水を起こしやすいので，水分補給には注意を要する．乳児期の水分必要量は120〜150mL/kg/日を目安としている．

新生児の70〜80％に生後2〜3日で黄疸が出る．通常は1週間〜10日で消失する生理的な現象である．出生後，体内で急激に赤血球が破壊されるのが原因であるといわれている．黄疸が長引いたり（遷延性黄疸）強く出る場合は治療を要する．

生理的体重減少とは，生後2〜3日に150〜200g（体重の5〜10％）の体重減少をいう．これは体表からの水分蒸発，胎便の排泄などによる．胎便は生後2日間くらいにみられる黒緑色の便には，胎内で飲み込んだ羊水，腸の上皮細胞，胆汁色素などが含まれ，乳汁を飲むことによって，黄色がかった移行便を経て3〜4日で普通便となる．

6.1.3 新生児反射

新生児に特異的にみられる反射を新生児反射といい，哺乳に必要な反応である場合が多い．吸啜反射，探索反射のほか，把握反射，瞬目反射などがある．

6.1.4 成長，発達

● **身長・体重** 乳児期には，生理的体重減少のあと生後6ヶ月までは急激な成長がみられる．平均的な体重増加量は1〜3ヶ月で25〜30g/日，3〜6ヶ月で15〜20g/日，6〜9ヶ月で8〜10g/日，9〜12ヶ月では6〜8g/日程度で，生後4ヶ月で出生児体重の約2倍，1年で約3倍になる．

身長の伸びは初期に著しい．身長の増加量は生後1ヶ月で4cm/月，2ヶ月で3cm/月，3ヶ月で2cm/月，4〜12ヶ月までは1cm/月である．満1年で身長は出生児の約1.5倍になる（図6.1）．

● **頭囲・胸囲** 出生時の頭囲は男女ともに約33cmで，胸囲の32cmより大きい．頭囲と胸囲のバランスは正常な発育の目安として重要で，生後1年でほぼ同じになる．その後は胸囲の発

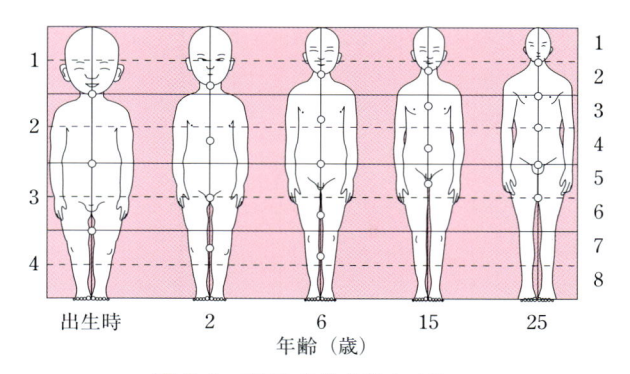

図 6.1 成長と身体各部のバランス

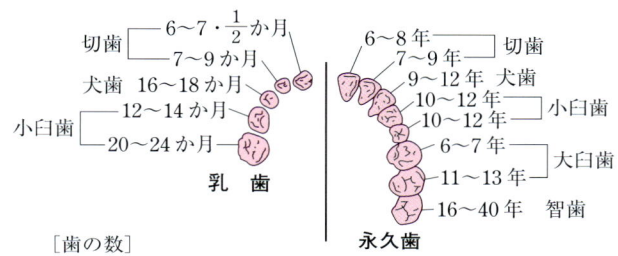

図 6.2 生歯の時期

[母子歯科保健指導要領，日本小児歯科科学雑誌，**26**(1), 1998 より]

育の方が著しくなる．

● **大泉門・小泉門** 出生時の頭蓋骨は分かれており，出生後，急速に縫合する．左右頭頂骨と前頭骨の間に大泉門と小泉門がある．生後6ヶ月で小泉門が，1年6ヶ月で大泉門が閉鎖する．大泉門の早期閉鎖は小頭症や狭頭症，閉鎖遅延は水頭症やくる病などの疑いがある．

● **生歯・化骨** 乳歯生歯には個人差があるが，生後6〜7ヶ月で生え始め，3歳頃までに20本の乳歯がはえそろう（咀嚼力完成のめやす）（図6.2）．骨の発育は，手根部の化骨数をみて推定できる．出生時には化骨はみられないが，発達とともに年齢とほぼ同じ個数が出現する．

6.1.5 運動，精神機能の発達

出生後1年の乳児の発育の目安を示す．

- 0ヶ月：1日の大部分眠っている．大部分の動きが反射運動による．
- 1ヶ月：音や声に注意を払うようになる．
- 2ヶ月：あやせば，笑う．喃語が始まる．
- 3ヶ月：声を出して笑う．首がすわる．目の前の動くものを目で追う．
- 4ヶ月：手に触れた物をつかむ．泣くと涙が出る．
- 5ヶ月：膝の上で足を跳ねる．腕をのばして物を取る．つかんだ物を口にもっていく．
- 6ヶ月：寝返りができる．
- 7ヶ月：支えなしで座ることができる．人見知りをする．

- 8ヶ月：這い這いをする．バイバイ，いないいないバーができるようになる．
- 9ヶ月：つかまり立ちをする．
- 10ヶ月：マンマなどの単語をいう．
- 11ヶ月：つたい歩きができる．
- 12ヶ月：ひとり立ちをする．歩行を始めることもある．

6.1.6　生理機能の発達

● **体温**　乳児の体温は成人より高く，37℃前後のことが多い．

● **消化器官**　胃の容量は新生児期では約45mLであるが生後2ヶ月で約250mLとなる．また，乳児の胃は筒状で溢乳などしやすい形をしている．乳汁の胃内停滞時間は母乳で2～3時間，牛乳3～4時間，人工乳はその中間くらいである．乳児の腸管の長さは，身長の約10倍で，成人の4.5倍に比べて比率が大きい．乳児期は，一般に消化液中の酵素含量が少なく，生後1年くらいで急速に成人に近づくといわれている．

● **胃内消化・吸収**

① たんぱく質：乳汁カゼインはカルシウムの存在下でラブ酵素によって凝集して（カードテンション）パラカゼインになりその後ペプシン消化を受ける．新生児や乳児の胃内pHは3.5～5.5でペプシンの至適pHより高い．

② 脂質：胃のリパーゼの作用は弱い．母乳栄養児では母乳中のリパーゼによって胃内でもかなり脂質の分解が行われる．

● **小腸内消化・吸収**

① たんぱく質：トリプシンの活性は，出生直後は低い．母乳栄養児では，完全にアミノ酸まで分解されて吸収されるが，人工栄養児では不完全な分解（ペプチド）で吸収される．

② 脂質：脂質吸収率は母乳栄養児では生後数週間で吸収率が80～90％になる．乳児の脂質消化は，乳児側だけでなく，食事の脂肪酸組成も関係している．長鎖脂肪酸の多い脂質は短鎖脂肪酸の多い脂質より，また飽和脂肪酸は不飽和脂肪酸より消化吸収が劣る．

③ 炭水化物：乳児期の膵アミラーゼ活性は低いので，多糖類の多くはそのまま糞便に出てしまう．しかし，この酵素は年齢とともに活性化していく．なお乳児はラクターゼの活性値が高い．二糖類は短糖類に分解される（ラクトースをグルコース，ガラクトースに分解）．

6.2　新生児・乳児期栄養の特徴

6.2.1　乳汁栄養

（1）母乳栄養法

● **母乳栄養法の利点**　母乳栄養法は，乳児，特に新生児から生後3ヶ月位までの児にとっては自然で最もすぐれたものである．その利点としては次のようなことが考えられる．

① 乳児にとって成分組成が過不足なく含まれていて最適である．吸収もよく，負担が少ない．

② 初乳には各種の免疫抗体が含まれており，新生児の免疫力を高め，感染防止に役立っている．

③ 母子間のスキンシップになり，精神的安定に寄与している．

④ 授乳が簡単である．

⑤ 細菌の汚染の可能性が少ない．

● **母乳の成分組成**

① **初乳**：分娩直後から1週間くらいまでの母乳を初乳という．母乳栄養児が乳汁栄養期間中に大部分飲む成熟乳とは，成分組成が異なる．たんぱく質の組成ではラクトアルブミン，ラクトグロブリンが多い．脂質と乳糖が少ないので，成熟乳よりエネルギーはやや少ない．無機質の全量は多い．初乳は，免疫学的にきわめてすぐれた性質をもっている．分泌型 IgA の抗体は児の消化管壁を覆い，細菌やウイルスの進入を防いでいる．また，微生物の細胞を溶かし，増殖を抑制するリゾチームが多く含まれている．ブドウ球菌や大腸菌の増殖を抑制するラクトフェリンも含まれている．また，病原菌を食べる貪食作用のある白血球やリンパ球も多く含まれていて，新生児期の感染防御因子としての役割を果たしている．

② **成熟乳**：母乳中のたんぱく質は約 1.1～1.3％ 含まれており，牛乳の 1/3 である．その組成はラクトアルブミンが多く，カゼインが少ないため，胃の中でソフトカードといわれる微細な柔らかい塊り状態になり，消化されやすい．シスチンやタウリンも多く含んでいる．タウリンは中枢神経の発達に必要とされているが，新生児期には体内合成量では十分ではない．

脂質は，人乳成分中，最も母親の食事の影響を受ける．日本人の母親の母乳には欧米人に比べて，n-3 系不飽和脂肪酸の α-リノレン酸や，ドコサヘキサエン酸（DHA）が約 10 倍含まれているといわれているがこれは母体の植物油や魚油摂取の影響であると考えられる．

人乳中の脂質は 3.5％ 程度含まれ，消化のよい不飽和脂肪酸が中心である．人乳には 7％ ほどの乳糖が含まれている．そのほか，わずかに含まれているオリゴ糖（ガラクトシル・ラクトース）は乳糖以外の特殊な糖であり，糖たんぱく質とともに，ビフィズス菌の繁殖促進因子として有効である．人乳の無機質は牛乳の 1/3 であるがカルシウムとリンは牛乳より少なく，鉄，銅，亜鉛は牛乳より多い．人乳には牛乳よりビタミン A，ナイアシン，ビタミン C が多く，ビタミン B_1，B_2，K が少ない（表 5.1，p.43 参照）．

(2) 母乳栄養の実際

● **授乳開始時期と授乳法**　授乳開始時期は通常，母児の疲労が回復後，出生後 8～12 時間後に行われる．最近 UNICEF/WHO では母乳栄養推進のため分娩後 30 分以内の授乳開始をすすめている．ただし，母児の体の回復に応じて無理のないように行う．

新生児期の授乳法は自律授乳がよい．初めは不規則な授乳間隔であっても，生後1ヶ月くらいには，ほぼ定まってくる．生後1ヶ月くらいで3時間おきの1日6～8回，生後3ヶ月くらいでは4時間おきに1日5回程度になり，この頃から深夜の授乳が少なくなってくる．乳児の1回あたりの哺乳量，授乳間隔，授乳回数には個人差があり，また日によっても異なることが多い．

● **授乳時間と総哺乳量**　1回の授乳時間は 10～15 分で最初の5分で全量の約 60％，次の5分で 30％，最後の5分で残り 10％ を哺乳するのが目安である．20 分以上経過しても乳首を離そうとしないときは，母乳の分泌不足が疑われる．1日の総哺乳量は生後1ヶ月で 620～750 mL，2ヶ月で 740～790 mL，3ヶ月で 840～900 mL くらいである．

(3) 母乳栄養の推進

乳児にとって母乳は，栄養的にも，消化吸収，感染防止の面でも，また母子のスキンシップ

表 6.1 母乳栄養を成功させるための十か条

この十か条は，お母さんが赤ちゃんを母乳で育てられるように，産科施設とそこで働く職員が実行すべきことを具体的に示したものです．
① 母乳育児推進の方針を文書にして，すべての関係職員がいつでも確認できるようにしましょう．
② この方針を実施するうえで必要な知識と技術をすべての関係職員に指導しましょう．
③ すべての妊婦さんに母乳で育てる利点とその方法を教えましょう．
④ お母さんを助けて，分娩後30分以内に赤ちゃんに母乳をあげられるようにしましょう．
⑤ 母乳の飲ませ方をお母さんに実地に指導しましょう．また，もし赤ちゃんをお母さんから離して収容しなければならない場合にも，お母さんに分泌維持の方法を教えましょう．
⑥ 医学的に必要でないかぎり，新生児には母乳以外の栄養や水分を与えないようにしましょう．
⑦ お母さんと赤ちゃんが一緒にいられるように，終日，母子同室を実施しましょう．
⑧ 赤ちゃんが欲しがるときは，いつでもお母さんが母乳を飲ませてあげられるようにしましょう．
⑨ 母乳で育てている赤ちゃんにゴムの乳首やおしゃぶりを与えないようにしましょう．
⑩ 母乳で育てるお母さんのための支援グループづくりを助け，お母さんが退院するときにそれらのグループを紹介しましょう．

［1989.3.14.WHO/UNICEF 共同声明（ユニセフ訳）より］

の点でも，最適である．母乳分泌促進のためには，十分な栄養の補給，休養が大切である．育児ストレスによるイライラや，睡眠不足は母乳分泌不足の原因になる．母乳栄養推進のための啓発活動の一つに，「母乳栄養を成功させるための十か条」がある（表6.1）．

（4）母乳栄養の問題点

● **母乳不足** 母乳栄養を行ううえで，一番の問題は母乳不足である．母乳不足を知る手がかりとしては，哺乳時間の延長，授乳間隔の短縮，体重増加不良，児の不機嫌，便秘などが考えられる．母乳不足の兆候はいち早く察知して対策を講じなければならない．

● **授乳が困難な場合**
① 母側の原因：母乳分泌不足，乳首の陥没や扁平，裂傷，乳腺炎，伝染性疾患，母親の疾患（心不全，腎不全，重症腎炎，糖尿病，悪性腫瘍，精神病など）は授乳が困難となる．
② 児側の原因：低体重児に多くみられる吸啜力の微弱，先天性口腔奇形，口内炎，鵞口瘡，鼻づまりなどは哺乳が困難になる．
③ 母乳黄疸：母乳中のホルモン関連物質が原因となって，生後1ヶ月くらい軽い黄疸が続く状態で，遷延性黄疸ともいう．母乳を中止すると軽減するが，成熟児ではそのまま母乳栄養を続けても問題はないといわれている．
④ 成人T細胞白血病：HTLV-1ウイルスの母乳による感染である．成人T細胞白血病（ATL）の発病は早くて30代，多くは50歳代前後である．キャリアと判明した母親からの母乳の授乳は避ける方がよい．
⑤ その他：母親の飲酒，喫煙，特定の薬剤の服用など．

（5）人工栄養法

母乳の分泌量不足や，母乳栄養の継続が困難な場合に，育児用のミルクを与える．これを人工栄養という．

● **調整粉乳** 育児用の調整粉乳については「乳及び乳製品の成分規格等に関する省令（乳等省令）」（昭和26年，昭和54年改定）によって規格が定められている．その後，1981（昭和56）年には特殊栄養食品表示許可対象食品として，乳児調整粉乳の許可基準が作られた．1996（平

成8）年の栄養改善法の一部改定により，乳児調整粉乳は「特別用途食品」に属するものとして位置づけられ，特殊栄養食品の名称はなくなった．

人工栄養のミルクは牛乳を原料として，質的にも量的にも人乳に近づけるためにさまざまな改良と調整が加えられている．おもな改良点は，牛乳中のカゼインの一部をラクトアルブミンに置換し，さらに，授乳時のたんぱく質濃度を1.6％程度になるように減量し，アルブミンの増量を行っている．牛乳中の脂質の大部分を植物油で置換する．リノール酸とα-リノレン酸の比率を調整し，リン脂質を添加している．そのほか，乳糖の添加，無機質・ビタミンの調整，タウリン，シスチンの強化，DHAの添加，ビフィズス菌の増殖因子であるオリゴ糖やラクチュロースの添加，免疫増強効果が期待されるβ-カロテンの配合など，人乳の組成，作用に近づけるための調整が行われている（表5.1，p.43参照）．

● **調乳操作** 調整粉乳を使用する場合は，それぞれのミルクの使用説明法に従って行う．現在，わが国で発売されている調整粉乳は母乳に近い13〜14％程度に溶解するようになっている．指示通りの濃度に調整して，自律栄養法で哺乳を行う．

各社の調整粉乳の希釈濃度は，全授乳期を通じて同一濃度による単一調乳方式である．希釈濃度（ミルクの濃さ）は月齢に関係なく一定になる．1回に飲む量の目安としては，1〜2ヶ月児では140 mL，3〜4ヶ月児では200 mL，5〜6ヶ月児では220〜240 mLである．

調整粉乳を用いる場合の調乳操作の手順は，無菌に近い状態で毎回の哺乳の度に調乳を行う無菌操作法（略式無菌法）で行う．

● **授乳の仕方** 乳児を膝の上に抱き，哺乳瓶の乳首をミルクで満たして，唇に十分に含ませる．できるだけ空気の嚥下を少なくするように工夫する．授乳後は児を垂直に抱き，飲み込んだ空気を吐き出させる（ゲップ）．哺乳時間は15分程度がよいとされている．

（6）混合栄養法

母乳栄養法のみを継続できない場合に，不足分を育児用のミルクで補う事を混合栄養法という．与え方には毎回授乳の際には母乳を与え，不足分を育児用ミルクで補う方法と，1日の哺乳のうち何回かを母乳で行い，残りの回数は育児用ミルクを与える方法の2種類がある．

6.2.2 離 乳

（1）離乳の定義

離乳とは，乳汁栄養から，幼児食（固形食）に移行する過程である．離乳食はその時期に乳児に与える半固形食で，果汁などの液体食は離乳食とはいわない．

厚生省（現厚生労働省）の策定した改定「離乳の基本」（1995（平成7）年12月）では，離乳を次のように定義付けている．

「離乳とは，母乳または育児用ミルク等の乳汁栄養から幼児食に移行する過程をいう．この間に乳児の摂食機能は乳汁を吸うことから，食物をかみつぶして飲み込むことへと発達し，摂食する食品は量や種類も多くなり，献立や調理の形態も変化していく．また摂食機能は次第に自立へと向かっていく．」

（2）離乳の意義

① 栄養の補給：生後5〜6ヶ月になると乳汁のみでは栄養の補給を行うことが困難になる．特にエネルギー不足，鉄分の不足が起こるため乳汁以外の離乳食で補給する必要がある．

② 摂食機能の発達：乳児は，5ヶ月くらいになると乳汁以外の食物に興味を示すようになる．また，唾液の分泌も盛んになり，唾液と混ざり合ったドロドロした食物を飲み込むことができるようになる．この頃から，月齢に応じた離乳食を与えて，咀嚼（噛むこと），嚥下（飲み込むこと）を学習することは，幼児期以降の食生活の確立に重要である．

③ 消化機能の発達：生後4〜5ヶ月頃から唾液や消化液の分泌が盛んになり，離乳を開始すると，さらに消化酵素の分泌が高まってくる．

④ 正しい食習慣の確立および精神的発達：離乳が進むに従い，食事時間，回数などがしだいに固定化してきて，幼児以降の食習慣の確立につながる．咀嚼や味覚の形成，嗅覚や視覚を刺激しながら食事をすることによって大脳の発達が促進され，乳児の精神的発達を促すといわれている．

6.2.3 離乳の支援ガイド

2007年3月に厚生労働省から「離乳の支援ガイド」が発表された（図6.3）．以下に概要を示す．

（1）離乳の開始

離乳の開始とは，なめらかにすりつぶした状態の食物を初めて与えたときをいう．その時期は生後5，6ヶ月頃が適当である．離乳食開始の目安は，首のすわりがしっかりしている，支えてやるとすわれる，食べものに興味を示す，スプーンなどを口に入れても舌で押し出すことが少なくなる（哺乳反射の減弱）などがあげられる．

なお，離乳の開始前の乳児にとって，最適な栄養源は乳汁（母乳または育児用ミルク）である．離乳の開始前に果汁を与えることについては，果汁の摂取によって乳汁の摂取量が減少すること，たんぱく質，脂質，ビタミン類，ミネラル類の摂取量低下が危惧されること，また乳児期以降における果汁の過剰摂取傾向と低栄養や発育障害との関連が報告されており，栄養学的な意義は認められておらず，必要ないとされている．また，咀嚼機能の発達の観点からも（図6.4），通常生後5〜7ヶ月頃にかけて哺乳反射の減弱・消失に従って，スプーンが口に入ることも自然に受け入れられていくので，スプーンなどの使用は離乳の開始以降でよいとされている．

（2）離乳の進行

① 離乳の開始後約1か月間は，離乳食は1日1回与える．母乳または育児用ミルクは子どもの欲するままに与える（離乳食を飲み込めること，舌ざわりや味に慣れることがおもな目的）．

② 離乳を開始して1か月を過ぎた頃から，離乳食は1日2回にする．母乳または育児用ミルクは離乳食の後に与え，離乳食とは別に母乳は子どもの欲するままに，育児用ミルクは1日に3回程度与える．生後7，8ヶ月頃からは舌でつぶせる固さのものを与える．

③ 生後9か月頃から離乳食は1日3回にし，歯ぐきでつぶせる固さのものを与える．食欲に応じて離乳食の量を増やし，離乳食の後に母乳または育児用ミルクを与える．離乳食とは別に，母乳は子どもの欲するままに，育児用ミルクは1日2回程度与える．鉄の不足には十分配慮する．

（3）離乳の完了

離乳の完了とは，形のある食物をかみつぶすことができるようになり，エネルギーや栄養素の大部分を母乳または育児用ミルク以外の食物からとれるようになった状態をいう．その時期は生後12ヶ月から18ヶ月頃である．なお，咀嚼機能は，奥歯が生えるのに併せて，乳歯の生え揃う3歳ごろまでに獲得される．離乳の完了は，母乳または育児用ミルクを飲んでいない状態

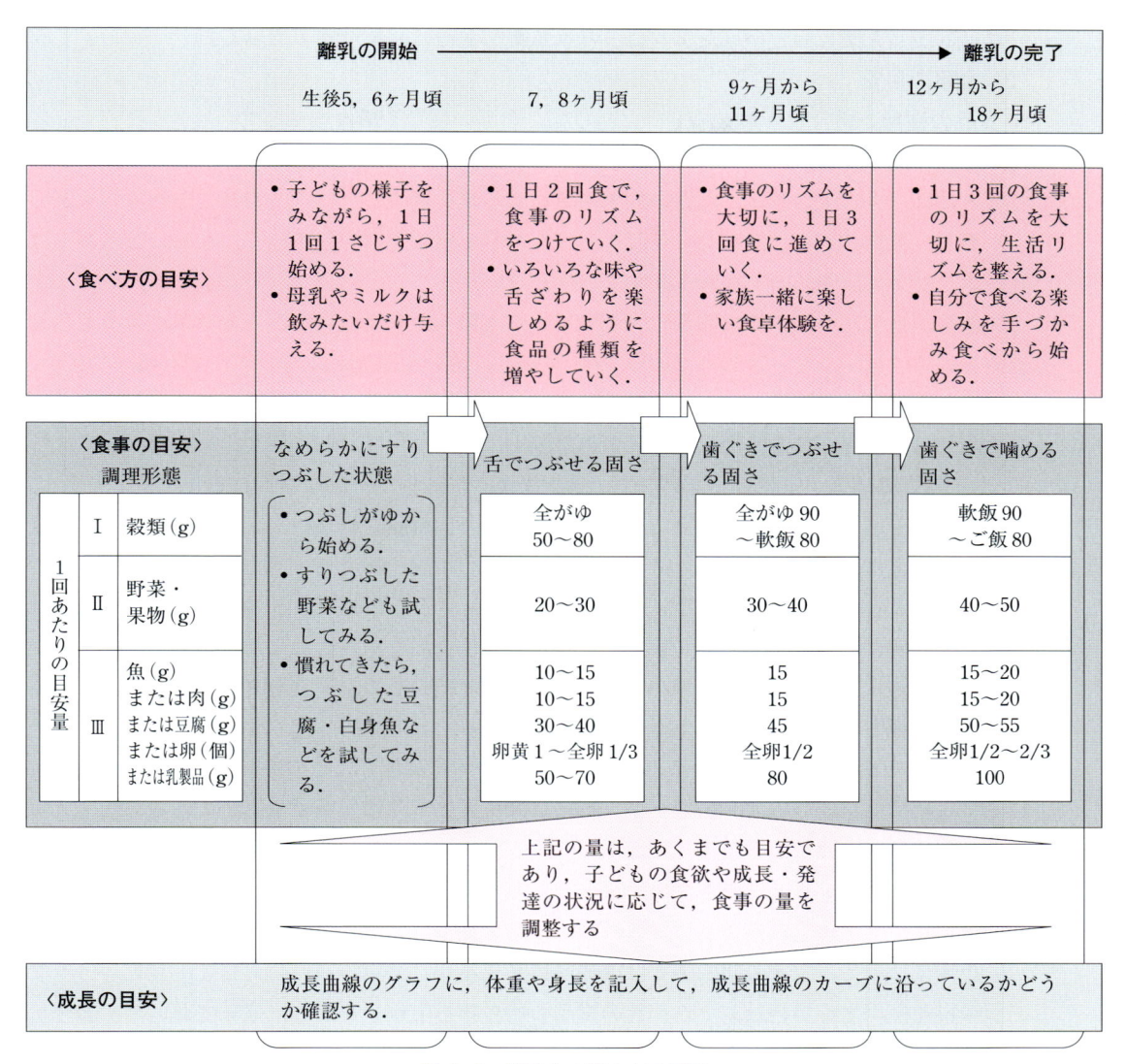

6.2 新生児・乳児期栄養の特徴　53

	離乳の開始 → → 離乳の完了			
	生後5, 6ヶ月頃	7, 8ヶ月頃	9ヶ月から11ヶ月頃	12ヶ月から18ヶ月頃
〈食べ方の目安〉	・子どもの様子をみながら，1日1回1さじずつ始める． ・母乳やミルクは飲みたいだけ与える．	・1日2回食で，食事のリズムをつけていく． ・いろいろな味や舌ざわりを楽しめるように食品の種類を増やしていく．	・食事のリズムを大切に，1日3回食に進めていく． ・家族一緒に楽しい食卓体験を．	・1日3回の食事のリズムを大切に，生活リズムを整える． ・自分で食べる楽しみを手づかみ食べから始める．
〈食事の目安〉調理形態	なめらかにすりつぶした状態	舌でつぶせる固さ	歯ぐきでつぶせる固さ	歯ぐきで噛める固さ
1回あたりの目安量　Ⅰ　穀類(g)	・つぶしがゆから始める． ・すりつぶした野菜なども試してみる． ・慣れてきたら，つぶした豆腐・白身魚などを試してみる．	全がゆ 50〜80	全がゆ90〜軟飯80	軟飯90〜ご飯80
Ⅱ　野菜・果物(g)		20〜30	30〜40	40〜50
Ⅲ　魚(g)または肉(g)または豆腐(g)または卵(個)または乳製品(g)		10〜15 10〜15 30〜40 卵黄1〜全卵1/3 50〜70	15 15 45 全卵1/2 80	15〜20 15〜20 50〜55 全卵1/2〜2/3 100
	上記の量は，あくまでも目安であり，子どもの食欲や成長・発達の状況に応じて，食事の量を調整する			
〈成長の目安〉	成長曲線のグラフに，体重や身長を記入して，成長曲線のカーブに沿っているかどうか確認する．			

図 6.3　離乳食の進め方の目安
[厚生労働省：授乳・離乳の支援ガイド，2007 より]

を意味するものではない．

[注] 食事は1日3回とし，そのほかに1日1〜2回の間食を目安とする．母乳または育児用ミルクは，一人一人の子どもの離乳の進行および完了の状況に応じて与える．

6.2.4　離乳食の進め方の目安

(1) 食べ方の目安

食事は，食欲を育み，規則的な食事のリズムで生活リズムを整え，食べる楽しさを体験していくことを目標とする（図6.3）．

離乳が進むにつれ，食事の回数を増やし，生活リズムを整えていくようにする．また，いろいろな食品の味や舌ざわりを楽しむ，家族と一緒の食卓を楽しむ，手づかみ食べによって自分

で食べることを楽しむといったように，食べる楽しさの体験を増やしていく．

(2) 食事の目安

●**食品の種類と組合せ**　離乳の進行に応じて，食品の種類や量を増やしていく．

① 離乳の開始では，アレルギーの心配の少ないおかゆ（米）から始める．新しい食品を試みるときには一さじずつ与え，乳児の様子をみながら量を増やしていく．慣れてきたらじゃがいもや野菜，果物，さらに慣れたら豆腐や白身魚などと種類を増やしていく．なお，はちみつは乳児ボツリヌス症予防のため満1歳までは使わない．

② 離乳が進むにつれ，卵は卵黄（固ゆで）から全卵へ，魚は白身魚から赤身魚，青皮魚へと進めていく（アレルギー予防のため）．ヨーグルト，塩分や脂肪の少ないチーズも用いてよい．食べやすく調理した脂肪の少ない鶏肉，豆類，各種野菜，海藻と種類を増やしていく．脂肪の多い肉類は少し遅らせる．野菜類は緑黄色野菜も用いる．

③ 9ヶ月以降は鉄が不足しやすいので，赤身の魚や肉，レバーを取り入れるなどの工夫する．フォローアップミルクは，母乳または育児用ミルクの代替品ではない．必要に応じて（離乳食が順調に進まず，鉄の不足のリスクが高い場合など）使用するが，9ヶ月以降が望ましい．このほか，離乳の進行に応じてベビーフードを適切に利用することができる．離乳食に慣れ，1日2回食になる頃には，穀類，野菜・果物，たんぱく質性食品を組み合わせた食事とする．また，家族の食事から調味する前のものを取り分けたり，薄味のものを適宜取り入れたりして，食品の種類や調理方法が多様となるような食事内容とする．

●**調理形態・調理方法**　離乳の進行に応じて食べやすく調理したものを与える．子どもは細菌に対する抵抗力が弱いので，調理を行う際には衛生面に十分に配慮する．

① 米がゆは，乳児が口の中で押しつぶせるように十分に煮る．初めは「つぶしがゆ」とし，慣れてきたら粗つぶし，つぶさないままへと進め，軟飯へと移行する．

② 野菜類やたんぱく質性食品などは，初めはなめらかに調理し，しだいに粗くしていく．

③ 調味について，離乳の開始頃では調味料は必要ない．離乳の進行に応じて，食塩，砂糖など調味料を使用する場合は，それぞれの食品の持ち味を生かしながら，薄味でおいしく調理する．油脂類も少量の使用とする．

(3) 成長の目安

食事の量の評価は，成長の経過で行う．具体的には，成長曲線のグラフに，体重や身長を記入して，成長曲線のカーブに沿っているかどうかを確認する．身体の大きさや発育には個人差があり，一人一人特有のパターンを描きながら大きくなっていく．身長や体重を記入して，その変化を見ることによって，成長の経過を確認することができる．体重増加があまり認められず，成長曲線からはずれていく場合や，成長曲線から大きくはみ出すような急速な体重増加がみられる場合は，医師に相談して，その後の変化を観察しながら適切に対応する．

(4) 卒　乳

母乳は，離乳完了期以降でも，無理にやめる必要はなく，自然に任せてよいとされている．これは，栄養補給上の意味というより，母児の精神的な安定を図り，自然な形で，母乳を終了することが望ましいという観点から提言された．

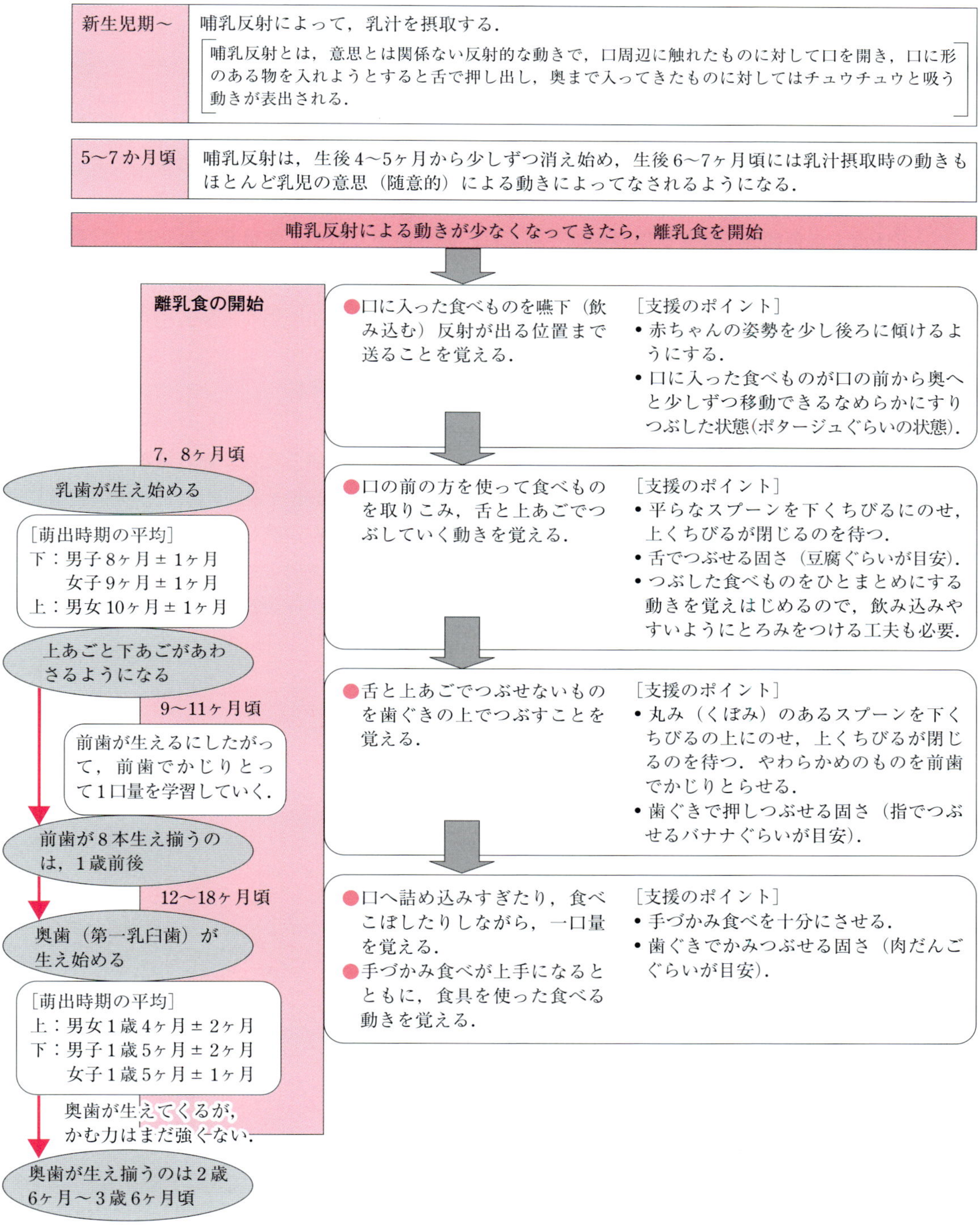

6.2 新生児・乳児期栄養の特徴　　55

新生児期～	哺乳反射によって，乳汁を摂取する． 哺乳反射とは，意思とは関係ない反射的な動きで，口周辺に触れたものに対して口を開き，口に形のある物を入れようとすると舌で押し出し，奥まで入ってきたものに対してはチュウチュウと吸う動きが表出される．
5～7か月頃	哺乳反射は，生後4～5ヶ月から少しずつ消え始め，生後6～7ヶ月頃には乳汁摂取時の動きもほとんど乳児の意思（随意的）による動きによってなされるようになる．

哺乳反射による動きが少なくなってきたら，離乳食を開始

離乳食の開始

- 口に入った食べものを嚥下（飲み込む）反射が出る位置まで送ることを覚える．

［支援のポイント］
- 赤ちゃんの姿勢を少し後ろに傾けるようにする．
- 口に入った食べものが口の前から奥へと少しずつ移動できるなめらかにすりつぶした状態（ポタージュぐらいの状態）．

7, 8ヶ月頃

乳歯が生え始める

［萌出時期の平均］
下：男子8ヶ月±1ヶ月
　　女子9ヶ月±1ヶ月
上：男女10ヶ月±1ヶ月

上あごと下あごがあわさるようになる

- 口の前の方を使って食べものを取りこみ，舌と上あごでつぶしていく動きを覚える．

［支援のポイント］
- 平らなスプーンを下くちびるにのせ，上くちびるが閉じるのを待つ．
- 舌でつぶせる固さ（豆腐ぐらいが目安）．
- つぶした食べものをひとまとめにする動きを覚えはじめるので，飲み込みやすいようにとろみをつける工夫も必要．

9～11ヶ月頃

前歯が生えるにしたがって，前歯でかじりとって1口量を学習していく．

前歯が8本生え揃うのは，1歳前後

- 舌と上あごでつぶせないものを歯ぐきの上でつぶすことを覚える．

［支援のポイント］
- 丸み（くぼみ）のあるスプーンを下くちびるの上にのせ，上くちびるが閉じるのを待つ．やわらかめのものを前歯でかじりとらせる．
- 歯ぐきで押しつぶせる固さ（指でつぶせるバナナぐらいが目安）．

12～18ヶ月頃

奥歯（第一乳臼歯）が生え始める

［萌出時期の平均］
上：男女1歳4ヶ月±2ヶ月
下：男子1歳5ヶ月±2ヶ月
　　女子1歳5ヶ月±1ヶ月

奥歯が生えてくるが，かむ力はまだ強くない．

奥歯が生え揃うのは2歳6ヶ月～3歳6ヶ月頃

- 口へ詰め込みすぎたり，食べこぼしたりしながら，一口量を覚える．
- 手づかみ食べが上手になるとともに，食具を使った食べる動きを覚える．

［支援のポイント］
- 手づかみ食べを十分にさせる．
- 歯ぐきでかみつぶせる固さ（肉だんごぐらいが目安）．

図 **6.4**　咀嚼機能の発達の目安
［厚生労働省：授乳・離乳の支援ガイド，2007より］

6.3 新生児・乳児期の栄養アセスメント

乳児の栄養状態をできるだけ正確に評価することは，健康の維持・増進のために非常に大切である．乳児期の適切な栄養管理はその後の一生の健康を左右するため，重要である．

（1）身体計測による評価

- 体重：栄養状態や健康状態の指標としては，最も重要である．体重測定は正確に計測することが大切である．
- 身長：身長は栄養状態よりも，遺伝的な形質に左右される．比較的長期の栄養状態の評価に用いられる．
- 胸囲：乳児期では，頭囲と胸囲との発育のバランスで評価を行う．
- 皮下脂肪厚：栄養状態や肥満の評価に用いる．
- その他：肥満度，化骨，生歯，大泉門の閉鎖などの身体各部の発育，哺乳量など．

● **乳幼児身体発育パーセンタイル曲線**　厚生労働省では，10年ごとに乳幼児の身体発育に関する全国調査を行い，その結果をもとにパーセンタイル曲線を作成している．

これは母子健康手帳にも載せられ，発育評価の目安として使用されている．図6.5の一番上が97パーセンタイル曲線，一番下が3パーセンタイル曲線で，両曲線の間にあればほぼ正常であるとする．

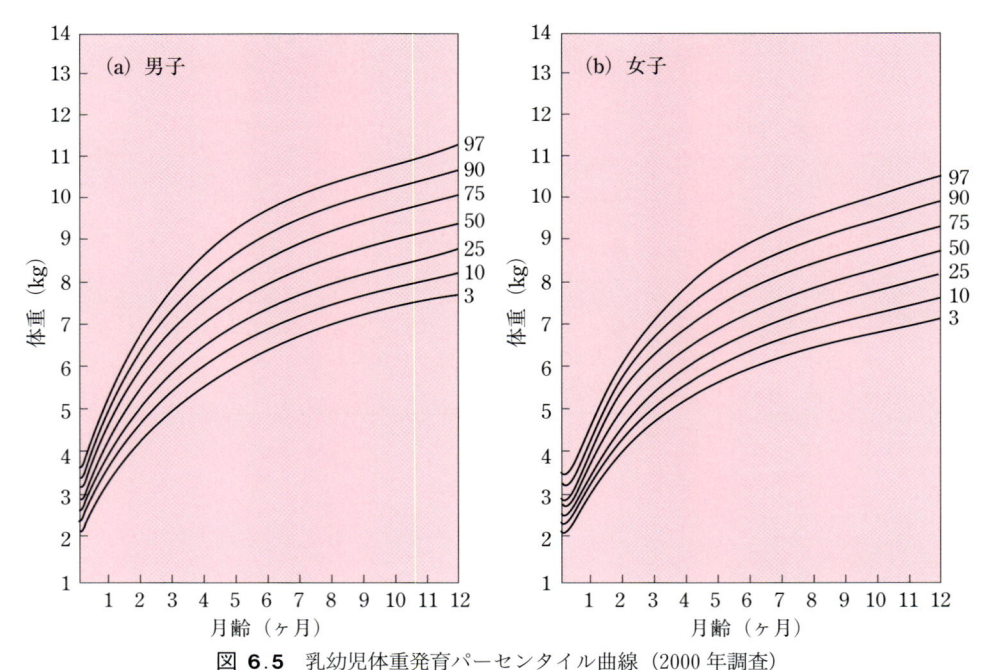

図 6.5　乳幼児体重発育パーセンタイル曲線（2000年調査）
［厚生労働省：平成12年乳幼児身体発育調査報告書，2001より］

（2）生化学的検査による評価

血液検査（血清アルブミン値，総たんぱく量），尿検査など．

（3）臨床的評価

診察や問診，理学的検査によるもの．診察は医師が行う項目であるので，コ・メディカルスタッフは乳児の顔色，皮膚，口唇，口腔内など，目で見ることができる部分の観察を行う．乳児期の問診としては，両親の年齢，妊娠歴，妊娠中の異常，乳汁栄養法などがある．

理学的検査はX線検査などである．X線で手根骨を撮影して，骨の発育状態の評価ができる．

6.4 栄養と病態・疾患，生活習慣

6.4.1 発育不良

発育不良の類似語としてはやせ，栄養失調，低栄養などがある．発育不良の原因はさまざまで，食事の量的・質的欠陥や消化吸収障害，代謝障害，代謝異常などが考えられる．症状としては，成長障害が重要である．高度の発育不良では体重増加不良，皮下脂肪の減少（老人様顔貌），顔面蒼白，便秘，下痢，免疫力低下などがある．

食事療法としては，母乳不足のときは人工乳を与える．離乳期以降では，食品の組合せ，量，調理法に留意しながら，高エネルギー食と良質たんぱく質の摂取を心がける．

脂質の吸収障害のある乳児の治療乳にMCT乳がある．このミルクは中鎖トリグリセリド，カプリル酸（C_8），とカプリン酸（C_{10}）を主体にしたもので，腸管内での加水分解や吸収が早い．MCT乳は乳脂肪を1％以下にしてMCT（medium chain triglyceride）と植物油で置換したもので，先天性脂質吸収障害，胆道閉鎖などのある乳児に用いられる．

6.4.2 乳児下痢症

乳児期にみられる下痢を主症状とした疾患を乳児下痢症という．急性消化不良症も同じ意味である．原因はさまざまであるが，腸内感染が多く，そのなかでも，ウイルス感染が大多数を占め，なかでもロタウイルスによる感染が多い．冬の乳幼児の下痢の80〜90％はロタウイルスによるものといわれている．

その他，特殊なものとして乳糖不耐症があるがこれは，先天性のラクターゼ欠損と，二次性の乳糖不耐症がある．これの治療は乳糖除去乳を与える．

乳児下痢症の一般的な症状は，下痢，発熱，嘔吐，食欲不振などがある．食事療法は症状に応じて行うが脱水症の予防，または脱水症の治療が重要である．母乳栄養児は従来通りの授乳を続ける．嘔吐が激しい場合は絶食をする．この間イオン飲料や点滴で，水分の補給を行う．人工栄養児の場合は健康時より薄めたミルクを与える．水分補給は湯冷まし，番茶，イオン飲料，薄いおもゆなどがよい．嘔吐が激しいときは点滴で水分の補給を行う．

離乳期以降の食事療法は下痢の症状に応じて，おもゆ，10倍粥，野菜スープなど，水分の多い消化のよいものを与える．繊維の多いものや，脂肪の多いものは避ける．症状の改善にあわせて，数日かけて，食事を戻していく．

6.4.3 便秘症

排便回数が少ない，排便困難（便が硬い，出づらい，痛いなど）がある場合を便秘という．

乳児期における便秘症は食事が原因の場合が多い．具体的には母乳の不足，人工乳の不足，濃厚調乳，牛乳の過飲，離乳食の繊維不足などが考えられる．

便秘の食事療法としては，母乳不足の場合は人工栄養に切り替える．哺乳量が十分であっても，便秘する場合はマルツエキス（麦芽糖を80％前後含む，水飴状のもので，発酵性が強く便秘の治療に使用）や砂糖湯などを与えてみる．離乳期以降の便秘の場合は，ヨーグルト，乳酸菌飲料，100％果汁などを与える．食物繊維を多くとる．便秘の治療は乳児の月齢と症状に応じて，できるだけ，食事での改善をはかるのがよい．食事で改善しない場合は医師の指示のもとに，浣腸や緩下剤を使用する．

6.4.4 貧血

（1）新生児の貧血

新生児の貧血の原因は出血と新生児溶血性疾患が多い．凝固異常による出血としては，生後2〜3日にみられる新生児メレナ，1ヶ月前後にみられる乳児ビタミンK欠乏性出血症がある．これらの予防および治療にはビタミンKの投与と輸血が主体で食事面での対応はできない．

（2）乳児期の貧血

乳児期の貧血の大部分は鉄欠乏性貧血である．母乳や人工乳に含まれる鉄は少なく，胎児期に貯蔵した鉄を生後半年くらいで使い果たすために，離乳期に鉄欠乏性貧血を起こしやすい．また，未熟児も胎生期の貯蔵鉄が少ないために貧血を起こしやすい．

貧血傾向になっても，すぐに症状が出るわけではなく，顔色不良，不機嫌，食欲不振，疲れやすい，不活発などの症状がみられたり，免疫力の低下によって感染症にかかりやすくなったりする．

乳児期の貧血は予防も重要であるが，特に未熟児には体内貯蔵鉄が少ないので，早期に血液検査を行う必要がある．また，離乳期には鉄含有量の多い食品（卵黄，レバー，しらす干し，ほうれん草，小松菜，蛎など）を献立に取り入れることも必要である．離乳開始の遅れは鉄の補給ができなく，乳児の貧血の原因になることもあるので，注意を要する．

6.4.5 脱水

乳児は成人に比べて体水分含有比率が高く，また，代謝も活発なため脱水を起こしやすい．下痢，嘔吐時，発汗時の水分の補給には十分な注意を要する．

6.4.6 食物アレルギー

食物が抗原として生体に作用して，異常な免疫学的反応を起こしたものを食物アレルギーという．食物アレルギーは早ければ生後2ヶ月くらいから，3歳児では3〜5％くらいにみられるが，成長とともに減少する．乳児の食物アレルギーの発症は，「育児用粉ミルク中の抗原物質の腸管からの，透過性亢進によるもの」「母親が妊娠中に摂取した食物による胎生期での感作によるもの」「腸管のIgA抗体が少ないことによるもの」などがある．食物アレルギーの症状は，アトピー性皮膚炎，蕁麻疹，気管支喘息，嘔吐下痢，アナフィラキシー，腹痛などがある．

アレルゲンになりやすい食品は，卵，牛乳，小麦，大豆，魚類，貝類，そば，米，ピーナツなどがある．

食事療法としては，アレルゲンとなる食品を特定して，除去することである．成長とともにアレルゲン食品に対する抵抗力がつき，症状に改善がみられることが多い．

● **アナフィラキシー** 多臓器に症状が現れ，アナフィラキシーショックでは頻脈，虚脱状態，意識障害，血圧低下，呼吸困難などがみられ，時には命にかかわる場合もある．

6.4.7 先天性代謝異常

先天性代謝異常とは，生まれつき代謝酵素の欠損，あるいは活性低下によって体内代謝系に異常が生じて，生命にかかわる重大な事態に陥ったり，成長障害や，日常生活に支障をきたす状態になったりする疾患である．現在までにわかっている先天性代謝異常の種類は300種にも及ぶ．わが国では，それらのおもなものについて，新生児に対してマス・スクリーニングテストを行って早期発見につとめている．

先天性代謝異常疾患は早期発見と食事療法が重要であるが，代謝障害物質を除去した特殊ミルクなどが使用されている．以下におもな代謝異常疾患について述べる．

(1) フェニルケトン尿症

フェニルアラニンからチロシンへの転換酵素フェニルアラニンヒドロキシラーゼの先天性欠損症である．常染色体劣性遺伝による．

症状は出生時には普通であるが，赤毛，湿疹，皮膚が白いなどの特徴が出現し，生後4〜5ヶ月頃から，精神運動発達の遅れがみられるようになる．放置しておくと知能運動障害をきたす．尿はフェニルピルビン酸排泄のため，かび臭いにおいがある．治療は，診断後，速やかにフェニルアラニン除去食を与える．乳汁栄養期はロフェミルクなどを与え，離乳期以降は低フェニルアラニン食を与えて成人になるまで，治療食を継続する．

(2) ヒスチジン血症

ヒスチダーゼの先天性欠損，常染色体劣性遺伝である．大部分は無症状であるが一部に言語発達遅延と軽い知能障害がある．

そのほか，ガラクトース血症，ホモシスチン尿症，メープルシロップ尿症，などがあるが，いずれも，常染色体劣性遺伝によって起こるものである．

6.4.8 乳糖不耐症

乳糖分解酵素ラクターゼの欠損または活性が低いことによって，乳糖未分解による下痢が起こる．先天性乳糖不耐症と，ウィルス感染や，腸炎などのよって起こる二次性乳糖不耐症がある．治療には乳糖を除去したミルクを与える．

6.4.9 低出生体重児の栄養

妊娠中の在胎週数に関係なく，出生時に低体重の新生児を次のように区分する．

- 低出生体重児：出生時体重が2500g未満の新生児
- 極低出生体重児：出生時体重が1500g未満の新生児
- 超低出生体重児：出生時体重が1000g未満の新生児

低出生体重児は，吸啜反応があっても，不十分なことが多いので，経管栄養が原則となる．経鼻チューブ栄養は鼻腔刺激や気道が狭くなったりするので，経口チューブ栄養が多い．

栄養方法としては，一般的には母乳がよい．超低出生体重児に母乳を長期間与えるとエネルギー，たんぱく質，電解質などが不足するため，カロリーの高い未熟児用ミルクを与える．低出生体重児用のミルクは，吸収のよい糖質やたんぱく質を多くし，脂肪を少なくして調整されている．

● **エネルギー量**　子宮内発育遅延児や低出生体重児は，発育の遅れを取り戻すために（キャッチアップ），通常の乳児の摂取量の目安（110〜120 kcal/kg/日）より多く必要であるといわれているが，児の状態によって適宜加減して与えている．低出生体重児の場合，電解質の不足にも注意を要する．

6.5　栄養ケアのあり方

乳児期は，一生のうちで，最も発育が著しい時期である．成長に見合った適切な栄養補給を心がける必要がある．

（1）乳汁栄養期

正常な発育状態であるかをチェックする（母子健康手帳，定期健診など）．母乳分泌不足による発育不良が疑われる場合は，調整粉乳で補う場合もある．

（2）離乳期以降

各発育区分に適応した食品を適切な調理方法で提供していく．以下に要点を示す．

① 離乳食は焦らないで進める．
② 食欲・機嫌・便の性状などを観察しながら栄養補給を行う．
③ できるだけ多くの種類の食品や調理方法に慣れるようにする．
④ 離乳中期まではできるだけ加熱したものを与える（アレルギー予防のため）．
⑤ 衛生的に取り扱う．
⑥ 個性を尊重する．無理強いを避ける．

フォローアップミルクは，離乳期から幼児期にかけての，不足しやすい栄養素の補給目的で使用する．

（3）親子関係の支援

乳児を持つ母親の中には育児についての不安，孤立感などの悩みを抱えている者も多い．地域の子育て支援，保健相談などを通じて母親の不安解消に努め，健全な親子関係を築く支援を行う．

（4）正しい食習慣の形成

乳児期の栄養，とりわけ離乳食のあり方は，幼児期以降のよい食習慣形成の基礎となる．咀嚼機能，食物選択，食事環境作りに留意して，食事は楽しいという意識づけを行う．

7 幼児期

　幼児期とは1～5歳までの期間をいう．離乳が完了し学童期までのこの期間は，身体の発育，運動機能の発達，情緒の発達が盛んな時期であり，成長に必要な栄養素の補給だけでなく，食事は食のマナーやルールなどの社会性を身につける場としても重要である．幼児期の子どもは単に成人を小さくしたものでなく，発育途上であるため摂食機能にも未熟性がある．この時期の食習慣は生涯の食生活の土台となることを認識し，保護者や保育者は望ましい食習慣の確立に努める必要がある．

7.1 幼児期の生理的特徴

　幼児期は発育が著しいため，発育区分として前期の1～2歳と後期の3～5歳に分けて栄養管理を行う．幼児期の生理的特徴は，発育・発達の理解が基礎となる．

7.1.1 幼児期の身体変化

　幼児期の成長は秩序正しく一方向に進み，連続的な変化であるが，その速度には個人差がある．発育には臓器特異性があり，臓器によって発育の速度が異なり，スキャモンの成長曲線（図3.3, p.22参照）から，幼児期には，リンパ型，神経型，一般型の発育が特に著しいことがわかる．幼児期の成長の特徴を以下に示す．

● 幼児期の成長

① 身長：1～2歳児では年間に約12 cm，2～5歳では年間約7 cm伸び，年間の伸び率は幼児期後半になると緩やかになる．4歳で，出生児身長（約50 cm）の約2倍（約100 cm）になる．

② 体重：1～2歳児では年間約1～2 kgの増加，その後は年間約1 kg増加する．1歳で出生時の約3倍，3歳で4～5倍の重さになる．

③ 頭囲：1歳では年間約13 cm伸び，2歳児では約2 cm伸び，3～4歳児では約1 cm伸びる．出生時頭囲が約33 cmであったものが5～6歳になると50～51 cmまで成長する．

④ 胸囲：出生時には頭囲より胸囲の方が若干小さく約31 cmであるが，1歳児で頭囲と胸囲がほぼ同じ大きさになる．1歳以降は，十分に栄養が摂取できていれば，胸囲のほうが頭囲より大きくなる．

⑤ 臓器：乳児期に垂直型であった胃は3歳で成人のような水平型になる．胃の容量は乳児期より増加し，拡張時で400～800 mLとなり，成人の13～26％程度の容量になる．胃容量増加により1回の摂食量も増加する．消化酵素の分泌は乳児期より増加するが，消化機能は未熟で

ある．また，肝臓の解毒作用，腎臓の濃縮作用も成人と比べ未熟である．

7.1.2　幼児期の発達

発達とは機能面が成熟し能力が広がることを指す．食べることに関連する機能として，消化機能，口腔機能，運動機能，精神機能などがある．生理的機能の発達はもとより，運動機能の発達により道具を上手に使えるようになり，精神機能の発達により言語の理解と表現が可能となる．この時期に望ましい生活習慣をしつけることにより，早期から身につけることが可能となる．

(1) 口腔機能

乳歯は生後6〜7ヶ月で生え始め，3歳頃までに20本が生え揃う（図6.2, p.47 参照）．2歳頃から本格的に咀嚼力が高まる．

(2) 運動機能

下肢や身体全体を使った大きな動きから，指先を使った小さな動きができるようになる．1歳で歩けるようになり，2歳では階段の昇り降り，3歳では片足たちができるようになる．また，道具を使う機能が発達し，1歳では物をつかむことができるようになり，コップで飲むことができるようになる．2歳では積み木を積むことができ，3歳では細かな描写ができるようになり，人物絵を描くことができるようになる．4歳では，スプーンや箸を上手に使えるようになる．

(3) 知能・言語・精神・神経機能

脳重量は5歳児で成人の90％にあたる量が完成しており，それに伴い幼児期における知能の発達が著しい．言語の獲得において，1歳では単語を繰り返すことができるようになり，2歳では2〜3語文を話せるようになる．3歳では会話ができるようになり，4歳で目の前にない抽象的なことも話せるようになる．5歳では集団で話し合うことができるようになる．

情緒の発達においては，2〜3歳で自我が確立し自己主張が強くなり，第一次反抗期がおとずれる．自分でやろうとする主体的行動が多くなる．4〜5歳では考える力，判断する力，想像する力が豊かになる．集団の中の1人として自覚し，仲間と助け合う集団行動ができるようになる．

7.2　幼児期栄養の特徴

幼児期は身体の大きさも小さく，消化機能も未熟であるが，発育・発達が盛んであり，乳児期よりも身体の発育と運動機能が高まり，自発的な動きが増え活発になる．体重1kgあたりの基礎代謝量は1〜2歳が最も多く，次いで3〜5歳である（日本人の食事摂取基準2010年版）．身体活動量も増加することから，幼児期の体重1kgあたりの栄養必要量を考えると成人よりも多い．

- 1〜2歳児：男児 61.0 kcal/kg/日，女児 59.7 kcal/kg/日
- 3〜5歳児：男児 54.8 kcal/kg/日，女児 52.2 kcal/kg/日

幼児に与える食事は，咀嚼能力や免疫機能が発達途中であることを考え，咀嚼可能な形態であり，抵抗力の弱い幼児に食品衛生的に安全な食事を提供する．

また，幼児期は胃容量も小さく，1回に食べる量に限界があるため，1〜2歳児には間食を午

前と午後の2回，3〜5歳では間食を1回与え，1日に必要な栄養量は間食を含めた食事で供給する．

間食の量は，1〜2歳では1日に必要なエネルギー量の10〜15%となる約100〜150 kcal，3〜5歳では1日のエネルギー量の15%となる約200 kcalを目安とする．間食の内容は，三度の食事で不足しがちなビタミンやミネラルの供給をするために，果物や野菜，乳製品などを積極的に使用し，炭水化物偏重にならないように留意する必要がある．また与え方は，朝・昼・夕食の食欲を落とさないように，食事後2〜3時間あけて，規則正しく与える．

● **摂取行動**　年齢別幼児の摂食行動の特徴は以下のようになる．

① 1〜2歳児：自分でスプーンを持ってすくって食べる行動をとるが，まだ上手く使うことができず食物をこぼす．離乳期に比べ摂食量が増加するが消化機能は未熟であるため食べ過ぎると腹痛や下痢を起こしやすい．食べたい食物の好みが出てきて，食べたい食物をほしがり，食べたくないものは口から出してしまう行動が起こってくる．

② 3〜4歳：スプーンやお箸が上手に使えるようになり，食事のスピードも早くなる．第一次反抗期が起こり，何でも自分で食べようとする自立した行動が起こってくる．同時に好き嫌いが生じやすい．

③ 5歳児：食の好みが固定化する．集団生活や多様な遊びから社会性が育ち，仲間と食事ができるようになる．

7.3　幼児期の栄養アセスメント

幼児期の栄養アセスメントとして，①臨床診査，②身体計測，③食事調査を行い，侵襲的な検査となる④臨床検査は疾病の疑い，栄養状態不良があるときに必要に応じて実施する．

7.3.1　臨床診査

顔色，皮膚のつや，表情，食欲，睡眠などの自他覚症状の観察以外に，必要に応じて便，尿，体温などの理学的検査について診査する．自分の意思表示が上手くできない幼児の体調の把握として，「子どもの不機嫌」「不活発な状況」も見逃さず観察し，原因となる疾患がないか確認する．

7.3.2　身体計測

身長，体重，頭囲，胸囲を測定し，発育が順調であるか判断するために評価指標として成長曲線（図7.1〜図7.3）とカウプ指数を用いる．

● **成長曲線**　パーセンタイル成長曲線は，3パーセンタイル値未満と97パーセンタイル値を超える値は，成長の偏りがあると判断し，精密検査を受ける対象となる．10パーセンタイル値未満と90パーセンタイル値を超える値については，成長の偏りがある可能性があるということで，経過観察を要する．

● **カウプ指数**　乳幼児の身長と体重のバランスを知るための体格評価指数として幼児に使用されているが，カウプ指数だけでなく，体重と身長の成長曲線パターンをみて総合判断するのがよい．

$$カウプ指数 = 体重(kg) \div [身長(m)]^2$$

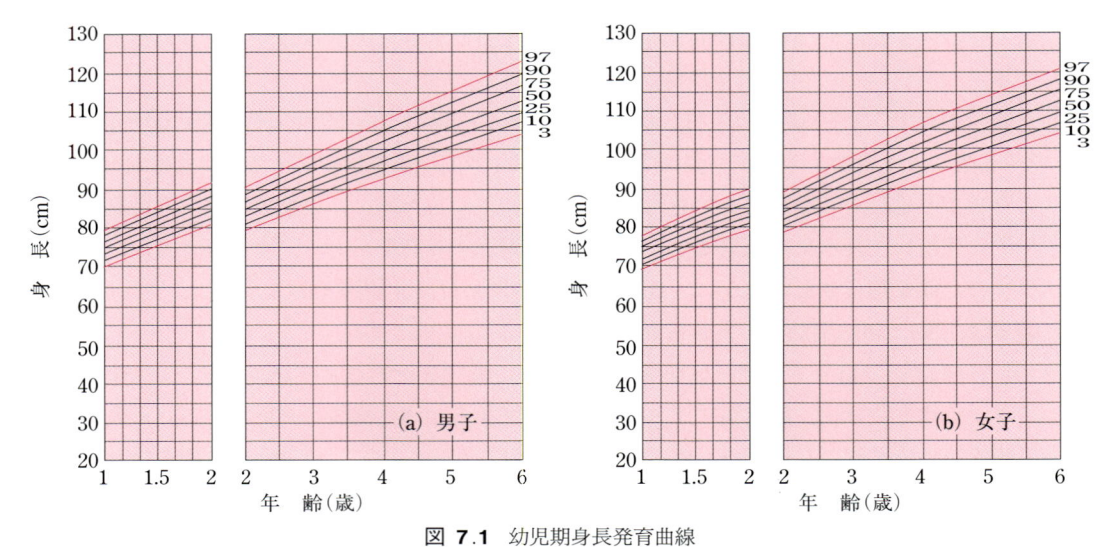

図 7.1 幼児期身長発育曲線
[厚生労働省：平成 12 年 乳幼児身体発育調査報告書，2001 より]

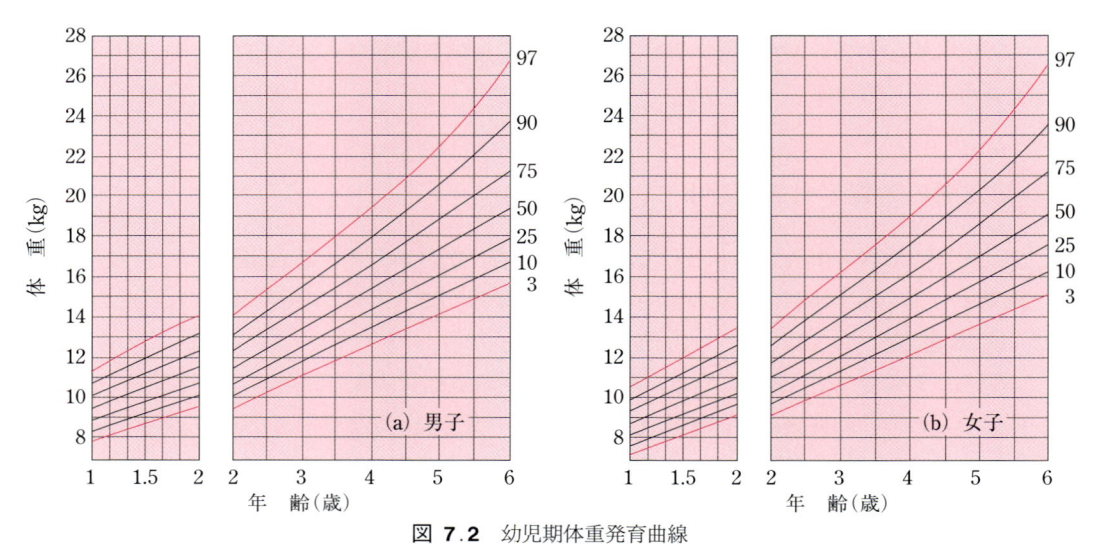

図 7.2 幼児期体重発育曲線
[厚生労働省：平成 12 年 乳幼児身体発育調査報告書，2001 より]

［判定基準］やせ：13 未満，普通：15～18，太りぎみ：18 以上，太りすぎ：20 以上

頭囲と胸囲の評価は，その比率で成長の異常があるかないか判断することが多い．頭囲が胸囲に比べて著しく大きい場合や著しく小さい場合には，成長を阻害する疾患がある可能性が高い．頭囲が著しく大きい場合はくる病や水頭症，頭囲が著しく小さい場合は水頭症が疑われる．

7.3.3 食事調査

食事調査については，食欲の有無や食事時間（間食も含む）を確認しながら，どのような食事をどのくらい食べているか保護者や保育者に確認をする．

7.3.4 臨床検査

臨床検査においては，必要性を見極めてから検査をする．

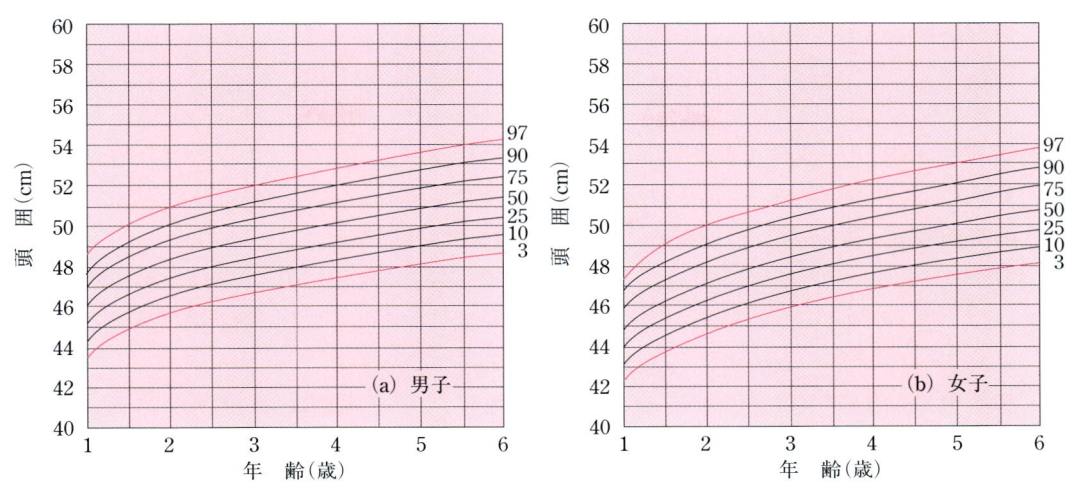

図 7.3　幼児期頭囲発育曲線
［厚生労働省：平成 12 年 乳幼児身体発育調査報告書，2001 より］

表 7.1　幼児の臨床検査と栄養状態評価

	評価する内容	指　標	基　準
栄養状態	たんぱく質	アルブミン 血清たんぱく質	低たんぱく　<5.5 g/dL 　　　　　　<3.0 g/dL
	エネルギー，脂質	総コレステロール LDL コレステロール	高値　>200 mg/dL 高値　>130 mg/dL
	鉄（貧血判定）	ヘモグロビン ヘマトクリット	貧血　6～23ヶ月<10 g/dL 　　　2～5 歳　　<11 g/dL 貧血　6～23ヶ月<31 ％ 　　　2～5 歳　　<34 ％
病態・疾患	小児腎疾患	尿たんぱく	正常であれば　尿たんぱく（－）
	小児糖尿病	尿　糖	正常であれば　尿糖（－）

7.4　栄養と病態・疾患，生活習慣

7.4.1　栄養と病態・疾患

● **低体重**　身長から計算した標準体重に比べ－10～－20％未満であれば「やせ傾向」，－20％以下であれば「やせ」と判定する．成長期にある幼児期では，何らかの疾患や治療以外で体重の減少が起こることはない．体重が減少している原因として，偏食や食欲不振，代謝障害によるものが考えられる．やせであっても，特に問題が発見されず健康で元気な場合は，成長による体重の増加を経過観察する．

● **過体重・肥満**　体重が標準体重に比べ 20％以上であれば「肥満」と判定する．生活習慣の乱れによる単純性肥満の場合，成人の治療法と異なり成長期であることを考慮し，食事制限による体重減少はせず，体重の増加を極力抑え，身長の伸びを待ち，生活習慣や生活リズムの見直しをすることで肥満の改善を目指す．

- **低栄養** 標準体重の60〜80％の体重であれば低栄養状態である．また，体格判定でやせすぎの場合も低栄養の可能性がある．たんぱく質不足（クワシオルコル）によるものか，たんぱく質とエネルギー両方が不足している（マラスムス）のかを見極めて対応する（3.2.6項参照）．
- **脱水** 幼児の体重に占める水分は成人より多い．また体重1kgあたりの水分量や水分代謝量が成人より多いため，下痢や発熱，高温環境下では脱水を起こしやすい．
- **発達障害** 精神遅延（知能発達の遅れ），行動異常，情緒障害，コミュニケーション障害，学習障害がある．幼児期では自閉症，注意欠損多動性障害（ADHD），学習障害が発見されやすく，これらの障害児では偏食や食欲のむらなどが生じやすい．また，摂食嚥下障害のある幼児においては，食器や食形態など障害の程度に合わせて対応する．
- **う歯** 乳歯が生えそろう2〜3歳に虫歯が発生しやすい．原因は口腔内ケアが不十分であることによることが多い．甘味食品，嗜好飲料品などをだらだらと食べる習慣や，これらの食品の摂取量が多い場合も虫歯になりやすい．

7.4.2 幼児の生活習慣と食行動

保護者や保育者が気にかけている幼児の食の問題行動として，「偏食」「遊び食べ」「むら食い」「噛まない」「食事時間が長い」「食が細い」などがある．

- **偏食** 反抗期が始まる2〜3歳頃から起こる．極端な偏食で栄養不良になる場合を除けば，一過性のものととらえ，類似の栄養をもつ食品で補うことで対応する．また食環境を変えることで，子どもの気分も変わり食べることもある．
- **遊び食べ，むら食い** 「遊び食べ」は食事中に食事に集中せず，食べ物や食器で遊び始めたり，席をたってほかの遊びを始める行動であり，一般的には幼児後期になって自分で食事を食べるようになったときには落ち着く．また，「むら食い」は食欲が日によってむらがある食べ方である．「遊び食べ」と「むら食い」については，一過性のものであれば心配はないが，長く続くようならば，食事の環境を見直し，空腹状態で食事をさせているか，食欲不振になるような原因がないか，食卓におもちゃなど食事への集中を妨げるものが置いてないかなど食環境を見直し，食事に集中できる環境を整える必要がある．
- **噛まない** 噛まない原因の一つとして，日本人の食事が軟化して，噛まなくても飲み込める形態の食事が増えたことが上げられる．咀嚼しないで飲み込むことで，消化不良を起こし，摂取した栄養素の消化吸収率が下がる．また歯や顎が発達せず，噛まないことは肥満を招きやすい食習慣を身につけることになってしまう．1〜2歳児で歯が揃った時期に，噛む習慣づけをさせることが重要である．
- **食事時間が長い** 「食事時間が長い」とは，おおよそ30分以上食事に時間がかかる場合である．30分以上だらだらと食事を食べる場合は，食事内容の工夫，空腹で食事時間が迎えられるように，環境を見直す．急がせることよりも，どうして時間がかかるかその背景を考え対応するのがよい．
- **食が細い** 同年齢の子よりも食事量が少ないことを保護者は気にすることがあるが，個人にとって最適な食事量を見極めることは難しい．他人との比較でなく，その子が元気に成長できていれば，特に小食として心配することはない．

いずれの食の問題行動も，その原因は，家庭における食育の崩壊と人間固有の食行動である

共食ができず孤食によるものが多い．不適切な生活リズムや睡眠不足，不活発な身体活動を改善し，空腹を感じて食事ができる生活習慣を身につけることが必要である．

● **保育所給食**　保育所給食には，①栄養補給，②生活習慣，③栄養教育，④情緒教育，⑤食生活改善などの目的がある．給食を実施することによって，望ましい食習慣の確立を図り，豊かな人間関係の形成に役立てる．

　保育所などの児童福祉施設における食事計画の策定にあたっては，園児の発育・発達状況，栄養状況，生活状況について把握し，その子どもの健康状態および栄養状態の特徴に応じて必要な栄養素について考慮しながら，「日本人の食事摂取基準（2010年版）」に基づいて適切なエネルギーおよび栄養素量の目標（給与栄養量）を設定する（p. 147，付録・表 15）．運用にあたっての留意点は p. 146，付録・表 14 の通りである．

7.5　栄養ケアのあり方

(1) 成長・発達，身体活動に応じたエネルギー・栄養素の補給

　幼児の身体活動レベルは個人差が観察されるが，活動レベルを分類した研究報告がないため，食事摂取基準（2010年版）では，身体活動レベルは「レベルⅡ（普通）」の1区分としている．成長期にある幼児期の必要栄養量は，身体活動に必要な量に加えて，「組織合成に必要な量」と「組織増加分の量」を余分に摂取する必要がある．「日本人の食事摂取基準 2010年版」では，この「組織合成に必要なエネルギー」と「組織増加分のエネルギー」を「エネルギー蓄積量」として

- 1～2歳：男児 20 kcal/日，女児 15 kcal/日
- 3～5歳：男女児 10 kcal/日

に指導している．

　また同様の考え方で，たんぱく質は「たんぱく質維持必要量」と「たんぱく質蓄積量」から要因加算法によって，成長に必要な量を算出している．

　カルシウムは1～17歳まで体内の蓄積量が多く，蓄積効率も高い．また，鉄も成長に伴って蓄積される時期である．この幼児期には，カルシウム，鉄ともに摂取量に応じて蓄積量も増加するため，不足しないよう十分な量を摂取する．

(2) 食物や食事を味わい，受容し，楽しむ能力の形成

　「保育所保育指針」（厚生労働省，2009）では，保育生活の中で「食育の推進」が重要視されている．「食を営む力」の育成に向け，子どもが生活と遊びの中で，食に関する体験を積み重ね，食べることを楽しむことや，自然の恵みとして食材や調理する人への感謝の気持ちが育つように環境整備することが推奨されている．

(3) 適切な食習慣の形成

　「食育基本法」「保育所保育指針」など幼児の食習慣形成を家庭だけでなく，保育園や幼稚園，地域全体で行うような環境整備が整いつつある．専門家は，食を通じた保護者への食育支援を行いながら，正しい食習慣の形成に連携して取り組むことが求められている．

8 学童期

　学童期は6〜11歳までの小学校6年間をいう．この6年間は幼児期に比べ成長速度が一定であり，身体的にも心理的にも比較的安定した時期である．大きな変化としては，学校生活という本格的な集団行動に入り社会性が広がり，社会の中の自分について意識し始め，自己概念の発達が進む．学童期後半では成長急伸期に入り，急激に身長が伸びる．また，個人差があるが思春期を迎え，性成熟に伴う心身の発達速度のアンバランスが原因で，精神的に不安定になる時期がある．

8.1　学童期の生理的特徴

　小学校3年生までの学童期前半の成長は幼児期に引き続き緩やかに進むが，小学校4年生以降の学童期後半では急激に身体が発育する発育急伸期（growth spurt）を迎える（3.2節参照）．
　① 身長：学童期前半では，年間平均5.5〜6.0 cm程度伸び，学童期後半では，女子の方が男子より2年早く発育急伸期に入り，9〜11歳で年間平均6.5〜7.0 cm伸びる．男子は11〜13歳で成長急伸期を迎え，年間平均7.0〜7.5 cm伸びる．
　② 体重：学童期前半では，年間平均約2〜3 kg程度増加し，学童期後半の成長急伸期では男子は約5〜6 kg，女子は4〜5 kg増加する．
　③ 生殖器の発達：生殖器官が思春期以降で急速に発達し，性成熟が進む．
　④ 脳の発達：スキャモンの諸器官成長パターンによると脳・神経系の発達はおよそ12歳頃には完成する．脳重量は6歳で成人の90％に達しているため，学童期では脳重量の増加は止まり，知的な機能の発達が進み，直線的な思考から，抽象的・論理的思考も可能となる．情緒面の発達により，感情表現が豊かになり，感情の抑制もできるようになる．
　⑤ 免疫機能の発達：免疫機能に関与するリンパ器官は，10〜12歳頃急激に発達が進み，成人の倍量になるが，その後退縮し成人なみの値に落ち着く．

8.2　学童期栄養の特徴

　最近の学童の大半は，学校以外の学習や習い事により1日の拘束時間が増え，多忙な生活を送っている．またこれらの習い事により，生活時間が夜型に移行し，夕食時間や就寝時間が遅くなる傾向がある．そのため，翌朝の起床が遅くなり，すっきりと目覚められないなどの理由

表 8.1 学童の生活環境と望ましくない食生活傾向

生活環境の変化	望ましくない食生活傾向
・少子化で兄弟姉妹が少ない家庭 ・両親共働きの核家族世帯の増加 ・家族の価値観・生活観が多様化し，家族どうしのコミュニケーションが減少 ・塾通い，習い事による自由時間の減少 ・生活時間が夜型化し，就寝時間が遅い ・季節，休日，夜間を問わず，24時間営業の食ストアの増加 ・食品加工技術，流通技術の向上	・子どもが一人（孤食）または子どもたちだけで食事をする機会が増加 ・食欲がなく食に関心のない子どもの出現 ・外食，中食の利用機会の増加 ・高脂肪，高たんぱくの洋風料理嗜好 ・職業をもつ母親の家庭内食の減少 ・食事作りのお手伝いの減少 ・夕食時間が遅くなる ・間食や夜食の習慣 ・朝食欠食率の上昇と定着化 ・ファーストフード，インスタント食品，スナック菓子，甘味食品の利用機会増加 ・噛まなくてよい柔らかい食品が人気 ・手間のかからない食品が人気 ・食物アレルギーが乳幼児期に次いで多い

で，朝の食欲がなく，朝食を摂取せず登校する児童がいる．近年の学童の朝食欠食率は，週に1回以上欠食する割合が15％弱であり，高学年ほど高い．

遊びの種類もパソコンやゲームなどの室内遊びが中心となり，屋外で体を動かして遊ぶ時間が減少している．その結果，1日の身体活動量も少なくなっている．

学童期の子どもは学校での集団生活，友達との遊びの中で，母親に依存していた幼児期から徐々に自立してくる．食生活においても，本人の嗜好を配慮した家族の食卓から，学校給食を通じて，食べたことのない食品や料理，地域の食文化と出会い，食事の栄養も学習し，食生活が広がり，食生活の自立ができるようになる．高学年になれば，親の助けがなくても好きなものを自由に選べるようになる．この時期に正しい食べ方を習慣化していないと，小児期の生活習慣病や成人以降の生活習慣病発症のリスクを高めることになる．そのため，各学年の学習能力に合わせ，正しい食生活が送れるような「食の選択能力」を高めるために学校教育に導入された食育が重要になる．また，最近の子どもは，家族構成員の減少や家庭の価値観の変化から，学校から帰宅すると家では1人で過ごす時間が多くなっている．食べる時間の自己管理能力を高める教育も合わせて必要である．

8.3 学童期の栄養アセスメント

8.3.1 身体計測

① 身長：学童期前半では緩やかに伸びるが，後半では急激に伸びる．前半ではおもに胴体が伸び，後半では四肢が伸びる．学童期では平均年5～6cm伸びる．身長がよく伸びる伸長期と体重が顕著に増加する充実期が交互におとずれる．

② 体重：学童期では健康であれば体重が減少することはない．体格が標準になるように，身長の伸びに応じて体重の増減を観察する．男子では高学年になるに従い，筋肉が発達し，体脂肪率が減少してくる．女子は，高学年になるに従い，生殖機能の発達から脂肪を体内に蓄えやすくなり，体脂肪率の変動はほとんどない．

③ 成長曲線：男女とも高学年に成長急伸期を迎え，急激に成長が進む．
④ ローレル指数：学童期の体格評価にはローレル指数を使用する．ローレル指数は一般的には160以上が肥満であるが，身長が高いと小さく，身長が低いと数値が大きくなる傾向がある．そのため，身長別の判定基準もある．

$$\text{ローレル指数} = \text{体重 (kg)} \div [\text{身長 (cm)}]^3 \times 10^7$$

［判定基準］160以上が肥満，120以下がやせ
［身長別肥満基準］110～130 cm 未満：180以上，130～150 cm 未満：170以上，150 cm 以上：160以上

8.3.2 臨床検査

栄養の過不足による栄養状態不良，何らかの疾患，生活習慣病の疑いがある場合には，臨床検査を実施し健康状態を確認する（表8.2）．学童期の生活習慣病を予防するために，臨床検査による疾患の早期発見は意義が大きい．

表 8.2 学童期の臨床検査と栄養状態

	評価する内容	指標	基準
栄養状態	たんぱく質	血清たんぱく質 アルブミン	低たんぱく ≦6.0 g/dL ＜4.0 g/dL
	エネルギー，脂質	総コレステロール 中性脂肪	高値 ＞200 mg/dL 高値 ＞150 mg/dL
	鉄	ヘモグロビン ヘマトクリット	貧血 6～14歳 ≦12 g/dL 基準 6～10歳 34.9～44.6 %
病態・疾患	小児高血圧	血圧	低学年 収縮期 130 mmHg 以上 　　　　拡張期 80 mmHg 以上 高学年 収縮期 135 mmHg 以上 　　　　拡張期 80 mmHg 以上
	小児糖尿病	血糖	空腹時 ≧126 mg/dL 随　時 ≧200 mg/dL ブドウ糖負荷 (1.75 g/kg) 2時間値≧200 mg/dL いずれかであれば糖尿病
	小児腎疾患	尿たんぱく	正常であれば 尿たんぱく（－）
	小児糖尿病	尿糖	正常であれば 尿糖（－）
	小児メタボリックシンドローム （6歳以上15歳未満）	腹囲（ウエスト周囲径），血圧，血糖値，中性脂肪またはHDLコレステロール	男女とも腹囲80 cm 以上または腹囲÷身長＝0.5以上で，かつ以下の①～③のうち二つ該当で該当する． ①血圧：収縮期125 mmHg 以上か拡張期70 mmHg 以上 ②空腹時血糖値：100 mg/dL 以上 ③中性脂肪：120 mg/dL 以上かHDLコレステロール 40 mg/dL 未満

8.4 栄養と病態・疾患，生活習慣

●肥満　学童期における肥満は年々増加傾向にある．高学年では女児より男児に肥満傾向が2％ほど高い．学校保健統計調査報告書（文部科学省 2008年）では，身長から算定した標準体

重に比べて肥満度が120％以上の児童を肥満傾向児としている．学童期には摂取エネルギーが消費エネルギーを上回ったことによる単純性肥満が多い．また，両親の2人が肥満の場合は，肥満の発症率も70％と高い．発育期の肥満は，肥満の原因となる脂肪細胞の数が増殖により肥大し，細胞の大きさが大きくなる成人以降の肥満とは異なり，肥満を改善することが難しくなる．この時期の肥満が成人期肥満に高い確率で移行するため，肥満治療は将来の生活習慣病を予防する上で重要な問題である．しかしながら，発育期では，成長に必要な栄養の制限にならないように食事制限するのも難しい．特に，近年は消費エネルギーの機会が減ったために運動不足による肥満が起こりやすくなっており，摂取量だけでなく身体活動量を把握し，精神的ストレスによる過食，夜型の生活時間，不規則な食事時間，家族全員の食事環境を見直して改善を目指す総合的な視点が必要である．

● やせ　標準体重の−20％以下の体重まで減少した状態をやせといい，肥満児童の増加度合いに比べれば約半分である．学童期にやせが生じている場合，代謝性疾患や消化吸収障害，感染症，精神的疾患などが疑われるので，早期に専門医の診断が必要である．また，体型を気にする高学年女子の誤ったダイエット法が原因で起こるやせには注意が必要である．

● 鉄欠乏性貧血　学童期の約8％に貧血がみられ，ほとんどが鉄欠乏性貧血である．原因としては，「学童期の成長や身体活動量の増加に食事からの鉄供給が間に合わず起こる」「食生活が不規則」「偏食傾向が強い」「欠食回数が多い」「摂食量が極端に少ない」などがあげられる．特に学童期後半になると，男児は運動量の増加や筋肉の発達，女児は初潮の到来により，より鉄の体内需要が高まり貧血は起こりやすくなる．

● 生活習慣病　小児期に発生する生活習慣病を小児生活習慣病という．近年では，肥満児童が小児高血圧，小児糖尿病，小児脂質代謝異常症を罹患する率が増加している．

● 高血圧　発生率は10％以下であるが，確実に成人期高血圧に移行する．食事療法を受け，生活習慣を規則正しくし，重症化を予防する．

● 糖尿病　学童期は全児童が尿糖検査を行っている．2型糖尿病の検出者は，年々微増している．肥満児童に発生が多いため，肥満の改善を優先的に治療する．

● 脂質代謝異常症　食の洋風化，極端な偏食や嗜好重視の食習慣，運動不足などにより内臓脂肪が増加し，血中の中性脂肪，LDLコレステロールの増加による脂質代謝異常も増えている．成人期に移行しやすいので，学童期に適切な対応をして改善する．

　小児生活習慣病の発生は，不適切な生活習慣・身体活動（表8.3）と食生活により悪循環に陥りやすくなるため，生活習慣を乱す要因を改善できるように，家庭，学校で適切な指導を行う．成人期の生活習慣病予防には，小児メタボリックシンドローム（表8.2の診断基準参照）対策も重要である．動物性脂肪の多い食事，欠食や不規則な食事など原因となる食生活を送らない

表 8.3　学童期の不適切な生活習慣と身体活動

- 塾通い，習い事による自由時間の減少
- 1人部屋，専用テレビ，専用ゲームの保有率の上昇
- 屋外遊びが減少，屋内ゲーム遊びが主流
- 防犯，交通，地域事情により，屋外での遊び場の減少
　｝身体活動量の減少
- 生活時間が夜型化し，就寝時間が遅い→睡眠不足（質量とも不十分）
- 精神的ストレスによる引きこもり，不登校の増加

表 8.4 学童期における孤食の弊害

- 好きな時間に食べたいものを食べたい量だけ食べるため節食ができない
- ワンパターンの食事になりやすい
- 食事を菓子類で済ませてしまう
- 小食、過食など極端な摂取量になりやすい
- 欠食回数が増える
- 食べることが楽しくなくなり関心が薄れる
- 親が食事内容や摂取量を把握できない
- 他人や家族とのコミュニケーションの場が不足し人間関係形成にも影響する

管理が必要である．また，不適切な生活習慣を続けると，「だるい」「疲れる」「いらいらする」などの不健康状態を象徴する不定愁訴を訴える率も増加する．食生活においては，1人で食べる孤食により栄養の偏った食事に陥りやすくなるので，その弊害に注意が必要である（表8.4）．

8.5　栄養ケアのあり方

（1）成長・発達，身体活動に対応したエネルギー・栄養素の補給

　学童期の成長と身体活動量に合わせて，「日本人の食事摂取基準 2010年版」を参考にエネルギーおよび栄養素を補給をする．身体活動量は，学童期からレベルⅠ，Ⅱ，Ⅲの3区分となる．

① 成長のためのエネルギーとたんぱく質は蓄積量として身体活動量にプラスして摂取する．
② 身体活動量が低い生活を送る場合は，身体活動量を高める．
③ 学童期後半には，精神的な成長段階による心の不安定も起こりやすいため，食生活に影響するような精神的ストレスがあれば改善に努める．
④ 脂質摂取量は多くなりやすい食環境であるので，エネルギー比率は目標量20～30％未満に抑える．
⑤ 高学年では，発育急伸期に備えて，骨の成長のためのカルシウムや鉄が不足しないようにする．
⑥ 高学年女子では初潮に備えて鉄が不足しないようにする．
⑦ エネルギー量を高めた場合，代謝に必要なビタミン・ミネラルも不足しないようにする．
⑧ 嗜好に偏った食事はせず，野菜や果物，魚介類など摂取量が少なくなる食品群を積極的に摂取する．
⑨ 食育の教育（指導）媒体でもある学校給食の「学校給食摂取基準」は「日本人の食事摂取基準（2005年版）」を参考とし，文部科学省が行った「児童生徒の食生活実態調査結果（平成19年度）」を勘案し，栄養量を決定している（p.147，付録・表16）．

　　学校給食基準の基本的な考え方は表8.5の通りである．以前の学校給食基準（第6次栄養所要量を参考に策定）より，食物繊維基準値，たんぱく質基準値・たんぱく質摂取範囲の設定，カルシウム基準値・カルシウム目標量の設定，ビタミンA（効力）の範囲設定などの項目が変更になっている．

表 8.5 「学校給食摂取基準」改正の基本的な考え方（文部科学省　平成 20 年 10 月）の概要

① エネルギーは，身体活動レベル 1.75 を用いて算出した 1 日の必要量の 33％ としている．
② たんぱく質は，児童の食生活の実態結果などから基準値は現行程度が適切とし，基準値は 1 日の推奨量の 50％ とした．高たんぱく質，高脂肪の食行嗜好を助長しないよう，食生活実態調査結果を踏まえ，食事摂取基準の 1 日の推奨量の 33％〜40％ の範囲とした．
③ 脂質は，将来の生活習慣病予防の観点から，総エネルギー比率の 25〜30％ とした．
④ ナトリウムは，1〜11 歳については推定エネルギー必要量に応じて目標量を設定していることから，学校給食ではその 33％ 未満を基準値とした．
⑤ カルシウムは，家庭において不足している実態を踏まえ，1 日の食事摂取基準の目標量[*1]の 50％ を基準値とした．学校給食で摂取することが望まれるカルシウム量を目標値として示したので，可能な限り目標値の摂取に努めること．
⑥ 鉄は，食事摂取基準の推奨量（1 日）の 33％ とした．
⑦ ビタミン類は，基本的には食事摂取基準の推奨量（1 日）の 33％ とした．ただし日本人が欠乏しやすい B_1，B_2 は推奨量（1 日）の 40％ とした．ビタミン A については，食品の選択の幅を確保するという観点から推奨量（1 日）の 33％ を基準値とし，その 3 倍までを摂取範囲とした．
⑧ 食物繊維は，食事摂取基準では成長期の必要量は示されていないが，食生活実態調査結果から現行より若干減じて基準値とした．

[*1] 「日本人の食事摂取基準（2005 年版）」ではカルシウムの基準は目標量・目安量が設定されていたが，「日本人の食事摂取基準（2010 年版）」では推奨量に変更になっている．

（2）生活習慣のリスクを軽減するための食生活

生活習慣病のリスクを軽減するためには，食生活だけを注意しても改善が難しい．睡眠，身体活動量，運動習慣などの生活習慣，1 日の過ごし方や生活リズムを改善した上で，望ましい基本的生活習慣を送りながら，食生活も適切な内容を選択できるような能力を身につけることが生涯にわたる生活習慣病予防のリスクを軽減できる．

（3）自己管理能力の形成

学童期には，学校給食，生活科，総合学習，家庭科などの授業を通じて，人間形成とともに，食物の選択から食事準備ができるように教育を受ける．欲求本能でなく，頭で考えて体によい食事ができるように，適切な学習年で目的をもった長期的計画に従って自己管理能力を育てる教育が重要である．

9 思春期

9.1 思春期の生理的特徴

9.1.1 思春期とは

古代ローマの時代には，人間の精神社会的発達段階を児童期（puer），青年期（adolescentia），成人期（iuvenis）と区別しており，思春期（pubertas）の用語は，性的身体的成熟を意味する場合に限って用いられたという．現在，わが国では思春期（puberty）の明確な定義はないが，WHOの定義より，青年期成長促進（adolescent growth spurt）と初潮に代表される第二次性徴の出現から，性的身体成熟が完了するまでの期間をさす．つまり，一般的には学童期後半（約10歳頃）から中学・高校生（約18歳頃）までの時期を示すとされている．特徴的なのは，男子に比べると女子の方が思春期への移行はだいたい2年ほど早いことである．しかしこの変化は性差だけでなく個人差も大きいとされる．

9.1.2 生理的特徴

(1) 身体的成長

● **成長急伸** 思春期とは，おもに身体的成長と性的成熟過程を示す言葉であるように，この時期は特に身体的発育も著しいものがある．第3章で述べたライフステージの区分に従えば学童期末から思春期前半において，胎児期につぐ2度目の急速な成長（成長急伸，growth spurt）

表 9.1 思春期の身長・体重の平均値および標準偏差（性・年齢階級別）

年齢(歳)	男						女					
	身長(cm)			体重(kg)			身長(cm)			体重(kg)		
	人数	平均値	標準偏差	人数	平均値	標準偏差	人数	平均値	標準偏差	人数	平均値	標準偏差
8	47	126.7	6.4	47	27.6	5.7	55	128.0	6.1	55	26.0	4.9
9	44	132.9	6.9	44	29.3	5.8	34	134.1	5.3	34	31.8	6.5
10	49	139.5	6.5	50	35.8	8.4	39	139.0	6.3	38	33.6	5.9
11	45	145.1	6.4	44	38.9	7.7	48	145.8	7.3	48	36.9	7.3
12	35	152.0	6.7	35	43.3	9.0	46	152.7	5.7	46	43.5	7.0
13	39	159.8	6.7	39	46.8	6.6	39	155.5	6.2	39	45.9	6.1
14	40	165.0	7.2	40	51.6	7.9	33	157.3	3.9	33	49.7	7.5
15	41	166.8	5.5	41	54.8	8.2	38	156.8	5.0	38	50.6	6.1
16	49	169.8	6.5	49	61.8	11.3	32	156.8	4.0	32	51.2	6.3
17	39	170.8	6.0	39	60.8	8.6	34	156.7	6.5	34	52.1	10.0
18	27	170.7	4.8	27	61.7	9.6	34	156.7	5.9	34	51.3	8.9

［平成18年国民健康・栄養の現状，第一出版，2009年，p.174 より作成］

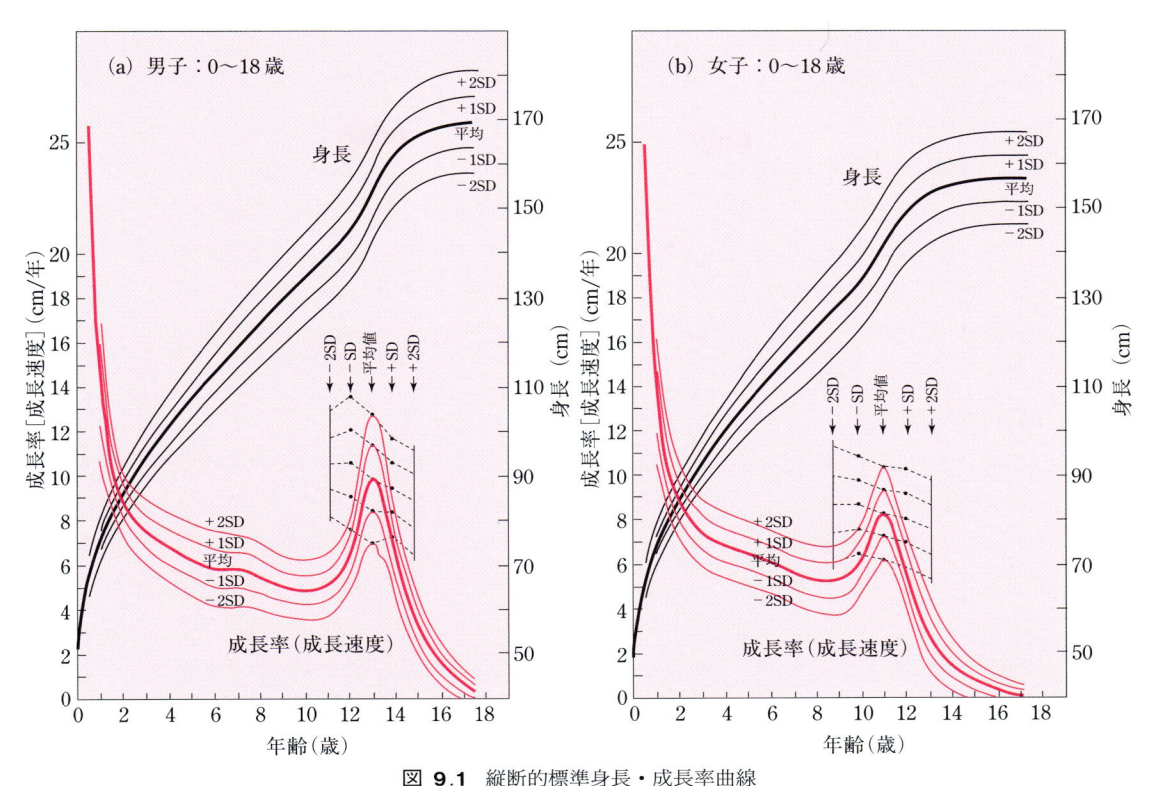

図 9.1 縦断的標準身長・成長率曲線
[平成12年度厚生労働省乳幼児身体発育調査報告書および文部科学省学校保健調査報告書のデータを基に作成，(株)ヴイリンクより]

をみせ(3.2.1項参照)，1年間に身長で約7cm前後成長する場合もある（表9.1）。身長や体重の年間発育量がこの時期には最大となるが，特に男子よりも女子の方が成長急伸は早く始まるとされている（図9.1）。女子は9～11歳頃，男子は11～13歳頃に成長急伸があるとされるが，近年では年齢の繰り上がり傾向が見られる．

基準体位から男女の身長を比べると7～9歳では女子が男子よりわずかに大きいが，13歳からは男女が逆転する（表9.1参照）．また成長急伸とあいまって，骨量が最も蓄積される時期は男子13～16歳，女子11～14歳であるとされている．そのためカルシウムの体内蓄積量は，思春期前半の2年間が特に最大になるとされており，最大骨量の約1/4がこの時期に蓄積される．

● **第二次性徴** この時期は，男女ともそれぞれの性ホルモンの影響により諸器官（特に生殖器など）の急激な成長がみられる．男子の声変わりや女子の乳房の発達などの変化が一例としてあげられる．また体の変化に伴い，体がだるい，頭痛やイライラなどの不定愁訴も多く現れるとされている．

● **男子** 脳視床下部から性腺刺激ホルモン放出ホルモン（GnRH）が分泌され，その刺激によって性腺刺激ホルモン（ゴナドトロピン）の分泌が始まる．その結果，精巣の発育促進がおき，精子の産生とともに男性ホルモン（テストステロン）が分泌される．男性ホルモン（テストステロン）の分泌により，陰茎や精巣の発育や前立腺などが発達し，生殖器官の成熟が進む．ま

た腋毛・陰毛・剛毛が発生し，声帯の変性による声変わりや骨格の発達など，より男性らしい体格へと変化をもたらす．

● **女子**　脳視床下部より性腺刺激ホルモン放出ホルモン（GnRH）が分泌され，卵胞刺激ホルモン（FSH）や黄体化ホルモン（LH）の大量分泌が始まると，卵巣が活動を開始するため，月経が始まる．また子宮・卵管・膣などの生殖器官の成熟が進む．さらに卵胞が成熟することで女性ホルモンの卵胞ホルモン（エストロゲン）や黄体ホルモン（プロゲステロン）が分泌される．女性ホルモンの分泌により，乳房や乳腺などの胸部の発達，また胸部や下腹部などへの皮下脂肪の沈着や，骨盤形成などより女性らしい体格へと変化する．また腋毛や陰毛も男性と同様に発生する．

(2) 精神的発達

急速な身体的成長とともに，思春期では青年期・成人期への移向に伴う精神的な発達もみられる．学童期までの大人に依存していた精神状態から，自我が芽生え，自立した精神が明確になる．しかし精神発達の過程は複雑で，第3章のライフステージと精神面（3.2.7項④参照）で述べたように，身体発育と精神発達とがアンバランスとなり，自我の芽生えとともに強い自己主張も現れるため，いわゆる第二次反抗期と呼ばれる逸脱した行動が顕著になることもある．また感受性の高まりや情緒の不安定などから精神的・身体的症状が現れることもある．そのうえ不適切な身体活動（暴力，暴走行為など）や生活習慣（夜型生活，薬物・飲酒・喫煙など）や誤った食生活に染まりやすい時期でもある．

9.2　思春期栄養の特徴

思春期は急速な身体発育や，活動量の増加などにより，一生の中でエネルギーや各種栄養素量を一番必要とする時期である．また食習慣の自立の時期としても大切な時期である．そのため（旧）厚生省では対象特性別の食生活指針を作成している（表9.4参照）．

9.3　思春期の栄養アセスメント

生活習慣病予備群や栄養障害の早期発見のために栄養アセスメントは重要である．文部科学省の学校保健統計に中学生・高校生のBMI，尿たんぱく・尿糖検査結果が定期的に報告されるので，低栄養や肥満・糖尿病の栄養状態を参照することができる．また，2006年に6～15歳のこども（小・中学生）にも小児メタボリックシンドロームの診断基準が厚生労働省より策定された（表8.2，p.70参照）ので，有効活用が望まれる．

9.3.1　臨床検査

思春期は，
① たんぱく質の栄養状態の判定に血清の総たんぱく質とアルブミン
② 血管障害の判定に血清脂質
③ 糖尿病的状態の判定に空腹時血糖・尿糖
④ 貧血の判定に血清ヘモグロビン

のそれぞれの測定検査が行われる．

　尿たんぱく検出者，尿糖検出者の比率はいずれも小学生に比較して中学生は増加し，尿糖検出者の比率は高校生でさらに増加している．平成16年度学校保健統計調査報告によれば中学生の肥満傾向者は約2.0％，尿たんぱく検出者は1.95％，尿糖検出者は0.14％であり，高校生のそれは1.52％，1.58％，0.17％である．

9.3.2 身体計測

　思春期は，食物選択や生活リズムの乱れが目立ってくる．そのため身長と体重の成長曲線に

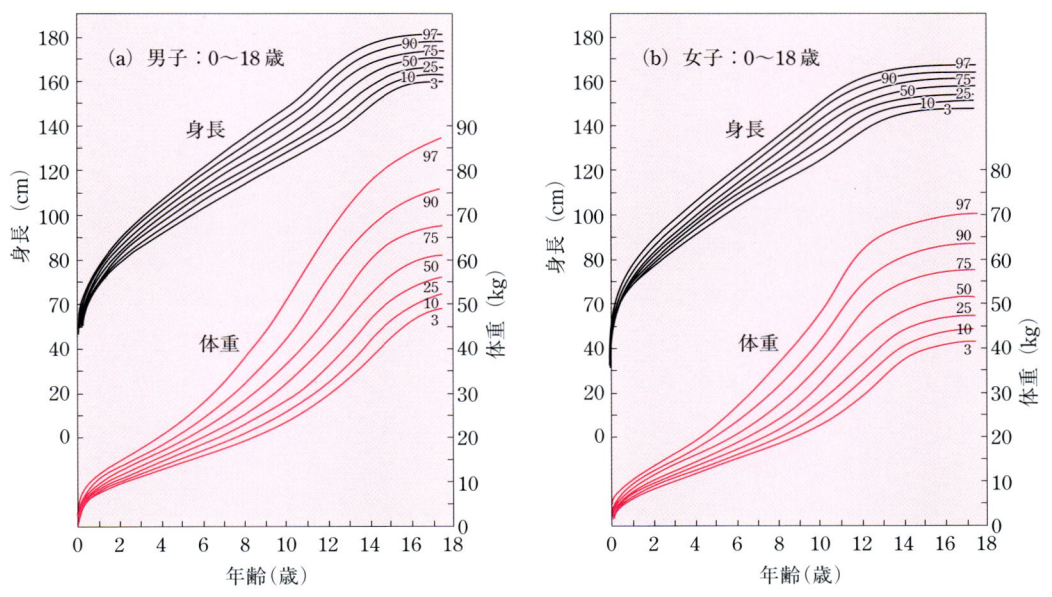

図 9.2　身長と体重の成長曲線［厚生労働省］

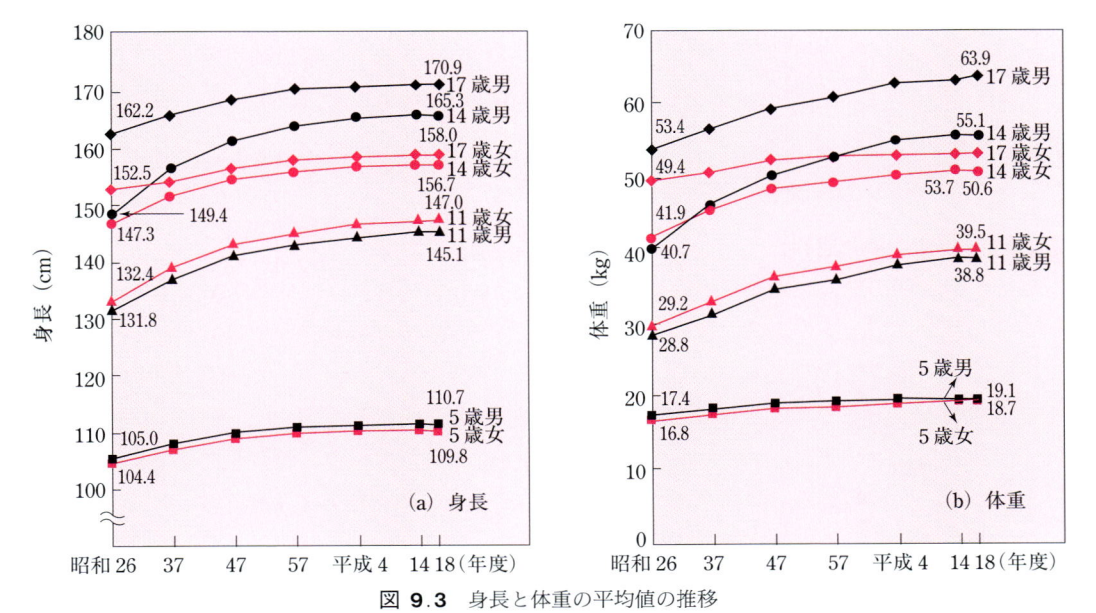

図 9.3　身長と体重の平均値の推移

［栄養・健康データハンドブック第11版，同文書院；文部科学省：学校保健統計調査，ほかより作成］

照らし合わせて判定することが必要である．また極端に成長曲線から外れるようであれば，問題がないか検討を加えることも必要である（図9.2）．

身長と体重で算出されるさまざまな体格指数がある．特に思春期前期（学童期後半）ではローレル指数を用いるが，ほかにも上記の身長体重曲線やBMI，肥満とやせの判定表・図や年齢別・身長別・標準体重に対する肥満度など，必要に応じてその他の部位を計測して，低栄養や肥満状態を推定する指標が提案されているので，それらを活用して評価することができる（1.2.3項参照）．

9.4 栄養と病態・疾患，生活習慣

9.4.1 摂食障害（拒食症・過食症）

思春期に特徴的な心身症の代表として摂食障害（eating disorders）があげられる．摂食障害は思春期から青年期の女子に多く発症し，神経性無食欲症（いわゆる神経性食欲不振症または拒食症；anorexia）と神経性大食症（いわゆる過食症；bulimia）があげられる．1980年代から増加が始まり，厚生労働省の実態調査（1995年）によれば男女の有病率が10万人中4.9人であり，中でも10・20代女子の有病率は女子10万人中22〜28人と高率で，男女比では1：9の割合で女子が圧倒的に多く，拒食：過食＝2：1と推定されている．この背景は複雑で特定はできないが，成長急伸期による食欲増大と体つきが変化することに対する極端な痩身願望からくる減食，精神発達の未熟性や社会的・心理的ストレスからくる「ゴミ箱あさり」などが要因としてあげられている．摂食障害の診断基準を表9.2，表9.3に示す．

表9.2　神経性食欲不振症（拒食症）の診断基準

① 標準体重の−20％以上のやせ
② 食行動の異常（不食，大食，隠れ食いなど）
③ 体重や体型について歪んだ認識（体重増加に対する極端な恐怖など）
④ 発症年齢は30歳以下
⑤ 無月経（女性の場合）
⑥ やせの原因と考えられる器質性疾患がない

［注］ ①，②，③，⑤は既往歴を含む．
［厚生省特定疾患・神経性食欲不振症調査研究班：神経性食欲不振症（拒食症）の診断基準，1992より］

9.4.2 貧血（鉄欠乏性）

思春期の貧血は大部分が鉄欠乏性である．血液中ヘモグロビン濃度が女性で12g/dL未満，男性では14g/dL未満で貧血と診断される．付録の食事摂取基準2010年版から一部抜粋すると鉄の推奨量は女子の12〜14歳で10.0mg（月経なし）と14.0mg（月経あり），男子の12〜14歳で11.0mgである．平成18年の国民健康・栄養調査結果では1日あたりの摂取量は女子の12〜14歳で7.6mg，男子の同様年齢で8.1mgとなっており，推奨量の約30〜50％不足していることがわかる．貧血の要注意者に関する近年の年次推移でも男子4〜6％，女子2％強が報告されている（東京都予防医学協会，2003）．

9.4.3 不適切な身体活動・食生活・生活習慣

生活実態が学童期の延長線上にある学生が多く，部活や塾通い，ゲーム・TVをみるなどの

表 9.3 摂食障害の診断基準

DSM-IV	診断基準	病型
神経性無食欲症 (DSM-IV：anorexia nervosa)	A. 年齢と身長に対する正常体重の最低限，またはそれ以上を維持することの拒否（例：期待される体重の85％以下の体重が続くような体重減少，または成長期間中に期待される体重増加がなく，期待される体重の85％以下になる） B. 体重が不足している場合でも，体重が増えること，または肥満することに対する強い恐怖 C. 自分の体重の重さ，体型を感じる感じ方の障害：自己評価に対する体重や体型の過剰な影響，または現在の体重の重大さの否認 D. 初潮後の女性の場合は，無月経，つまり月経周期が連続して3回欠如する（エストロゲン等のホルモン投与後にのみ月経が起きている場合，その女性は無月経とされる）	・制限型：現在の神経性無食欲症のエピソード期間中，その人は規則的なむちゃ食い，または排出行動（つまり，自己誘発性嘔吐，または下剤，利尿剤，または浣腸の誤った使用）を行ったことがない． ・むちゃ食い/排出型：現在の神経性無食欲症のエピソード期間中，その人は規則的にむちゃ食いまたは排出行動（つまり，自己誘発性嘔吐，または下剤，利尿剤，または浣腸の誤った使用）を行ったことがある．
神経性大食症 (DSM-IV：bulimia nervosa)	A. むちゃ食いのエピソードの繰り返し：むちゃ食いのエピソードは以下の二つによって特徴づけられる． ①他とはっきり区別される時間に（例：1日の何時でも2時間以内），ほとんどの人が同じような時間に同じような環境で食べる量よりも明らかに多い食物を食べること． ②そのエピソードの期間では，食べることを制御できないという感覚（例：食べるのをやめることができない，または何を，どれほど多く食べているかを制御できないという感じ） B. 体重の増加を防ぐために不適切な代償行動を繰り返す．たとえば，自己誘発性嘔吐；下剤，利尿剤，浣腸，またはその他の薬剤の誤った使用；絶食；または過剰な運動． C. むちゃ食いおよび不適切な代償行動はともに，平均して，少なくとも3ヶ月間にわたって週2回起こっている． D. 自己評価は体型および体重の影響を過剰に受けている． E. 障害は神経性無食欲症のエピソード期間にのみ起こるものではない．	・排出型：現在のエピソードの期間中，その人が定期的に自己誘発性嘔吐をする．または下剤，利尿剤，または浣腸の誤った使用をしている病像を表している． ・非排出型：現在のエピソードの期間中，その人が絶食または過剰な運動などの他の不適切な代償的行為を行ったことがあるが，定期的に自己誘発性嘔吐，または下剤，利尿剤，または浣腸の誤った使用はしたことがない病像を表している．

[DSM-IV-TR 精神疾患の診断・統計マニュアル，医学書院より]

不規則な夜型の生活リズムとなるだけでなく，欠食・夜食（厚労省調査でそれぞれほぼ50％の中学生）をとる（夜食-間食内容もファストフードやジャンクフード）など不規則な食習慣の中学生が増加している．こうしたことが遠因となって，思春期肥満[*]や起立性調節障害（器質障害がないのに，めまい・立ちくらみ・目覚めの悪さ・頭痛・腹痛などの自律神経失調症状が現れる．春～夏に多発（いわゆる5月病））がしばしばみられる．

9.4.4 薬物乱用，飲酒，喫煙

近年，青少年の乱用が危惧される薬物として，覚せい剤，大麻，コカイン，ヘロイン，シンナーなどの有機溶剤，催眠薬・精神安定剤などの向精神薬があげられる．薬物，酒，たばこはいずれも使用により一時的に至福感・快感をもたらすため世に存在してきた．使用しても生体は解毒・排除能力があるのでただちに死に至ることはないが，習慣的に使用するうちに，使用

---

[*] 平成18年度学校保健統計調査結果によると思春期にあたる児童生徒での肥満傾向児の割合はすべての年齢の男子で10％を超えていた．

者自身に中毒症状や精神異常など健康障害が現れ，これが社会的犯罪を引き起こす引き金にもなる．このため法律で，薬物は全人使用禁止を，飲酒・喫煙は未成年者を禁止にしている．しかし，中・高校生の薬物使用（覚醒剤使用検挙者が未成年者の6〜8％）や飲酒・喫煙の経験者（50％前後）は現在も増加をたどっているので注意が必要である．

9.5 栄養ケアのあり方

　思春期は急速な成長急伸や活動量の増加などのため，エネルギーや各種栄養素を必要とする時期であり，また精神的な安定も成長・発達や健康維持に欠かすことができない．そのため適切な食生活を送ることが大切になってくる．（旧）厚生省では1990（平成2）年に健康づくりのための食生活指針（対象特性別）をうちだしており，その中に成長期のための食生活指針で思春期を食習慣の自立期として策定している（表9.4）．

表 9.4　食習慣の自立期としての食事（思春期）

① 朝，昼，晩，いつもバランス良い食事
② 進んでとろう，牛乳・乳製品を
③ 十分に食べて健康，野菜と果物
④ 食べすぎ，偏食，ダイエットにはご用心
⑤ 偏らない，加工食品，インスタント食品に
⑥ 気をつけて，夜食の内容，病気のもと
⑦ 楽しく食べよう，みんなで食事
⑧ 気を配ろう，適度な運動，健康づくり

［厚生省保健医療局健康増進栄養課：1990年9月より抜粋］

（1）成長・発達に応じたエネルギー・栄養素の補給

　第二成長急伸期であるので，体重あたりのエネルギー・栄養素の要求量が成人期よりも大きい．さらに運動部に属する生徒（おそらく身体活動レベルⅢ）からそうでない者までいるので，活動量を反映したエネルギー摂取が必要である．たんぱく質摂取は，食品たんぱく質の中で栄養価の高い（体たんぱく質の蓄積効率の高い）動物性たんぱく質を45〜50％（特に脂肪の質との関連で魚の摂取がよい），量的には個々人の体重を用いて算出した推奨量とする．生活習慣病予防を考慮する観点から，脂質の摂取は目標量のエネルギー比20〜30％に収め，同時に，その質も考慮する（n-6系脂肪酸は10％エネルギー未満に，n-3系脂肪酸は男子≧2.1〜2.5g，女子≧2.1gが目標になる．これには思春期に嫌いがちな魚を積極的にとるようにするとよい）．

　過剰栄養は将来のメタボリックシンドロームにつながるので，小児（小・中学生）用診断基準（厚労省策定，2006，表8.2）による定期的なチェックも望まれる．ビタミン・ミネラルの摂取については日本の国民健康・栄養調査で不足または不足のおそれのある栄養素を満たすようにする．とくにこの時期はカルシウム，鉄の充足に配慮する必要がある．

（2）栄養素貯蔵能保持

　成長急伸期すなわち筋肉量や骨量の増加など体成分の蓄積が著しくなるため，体位が向上する時期である．鉄がヘモグロビン・ミオグロビンとして，ビタミンAが肝臓に，グリコーゲン

が筋肉や肝臓にと，それぞれの貯蔵能が高まる時期なので規則正しいバランスのとれた食生活を実践する必要がある．偏食・夜食やダイエットなどは適切な貯蔵能を乱すおそれがあるので控える必要がある．

(3) 適切な栄養状態の維持，疾病予防，健康の維持増進

9.4節で述べたような思春期にみられる摂食障害，鉄欠乏性貧血や起立性調節障害，そして小児メタボリックシンドロームを防止するためにも規則的な摂食リズム（第14章参照）などを含めた規則正しい生活習慣を身につけることが望ましい．

(4) 自己管理能力の習得

思春期は身体的には第二次性徴，精神発達上は第二次反抗期，そして強い自我の主張，性的関心などが強まり，心理的起伏が激しい時期である．不適切な身体活動や生活習慣に走り，誤った食生活（外食・夜食・欠食や食品選択など）に染まりやすい時期でもある（3.2.7項④参照）．そのため食育基本法制定をきっかけに議論されている「食育のあり方」の基本理念を中心に，調理技術や食の選択能力を身につけることや，食事バランスガイドなどを参考に食事バランスを身につけるなど，さまざまな試みを通して，自己管理能力を習得させることが必要である．

10 成人期

　成人期は，思春期以降，高齢期になる前の64歳までの間を対象とし，ここでは，青年期，壮年期，実年期の3期に区分する．

● **青年期（思春期以降29歳まで）**　青年期は，身体的成長がほぼ完成し，精神的にも自立し，社会生活の初期段階にあたる．女性では，妊娠・出産・育児の時期となる．

● **壮年期（30～49歳）**　壮年期は，家庭では子どもの成長を見守り，社会に送り出すという重要な役割を担う年代で，職場では活発に仕事をこなし，指導力や責任能力が強く問われる時期となり，精神的・身体的に大きなストレスを受ける時期である．女性では晩婚化に伴い，青年期に引き続き，30歳代でも妊娠・出産・育児の時期となる．40歳代後半頃から更年期障害の症状がみられることがあるが，症状の程度は個人差が大きい．

● **実年期（50～64歳）**　実年期は，高齢期の前段階でもあり，加齢の影響を受けて身体の適応力や機能低下傾向がみられ，長年継続してきたライフスタイルや食習慣などが関与し，生活習慣病の発症が多くみられるようになる．社会的には管理職に引き続き定年となり，更年期うつ病や初老期うつ病などの精神的な健康障害にも注意が必要となる．女性では50歳代前半頃の閉経に至るまでの間，更年期障害が続くことが多いが，症状の程度は個人差が大きい．

10.1　成人期の生理的特徴

　加齢に伴う臓器の機能変化は第3章に示してあるように，壮年期以降ほとんどの臓器に機能低下がみられる．それに伴い，高血圧，糖尿病，脂質異常症などの生活習慣病関連の通院者率は40歳代以降に多くみられる．患者調査における主要な傷病の総患者数の年次推移をみると，近年では，高血圧性疾患，歯および歯の支持組織の疾患，糖尿病が増加しており，悪性新生物は微増，虚血性心疾患，脳血管疾患，白内障はほぼ横ばい，胃潰瘍および十二指腸潰瘍は減少傾向にある（図10.1）．

10.2　成人期栄養の特徴

10.2.1　食生活と運動習慣

　男性では30～60歳代の肥満者（BMI 25.0以上）が30％以上みられ，女性では50歳以上で25％程度となっている（図10.2）．特に男性の肥満者の割合は，約30年前（1980年）と比べ，

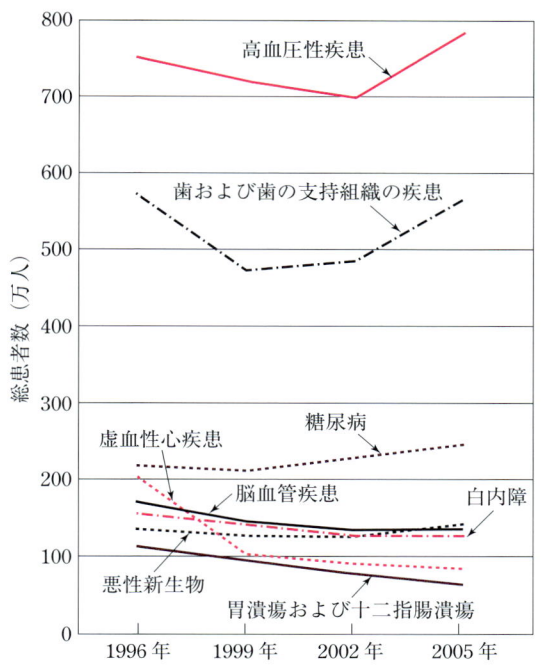

10.2 成人期栄養の特徴

図 10.1 主要な傷病の総患者数
[注] 1996年の「虚血性心疾患」の数値は「心疾患」患者数である
[厚生労働省：患者調査の概況より作成]

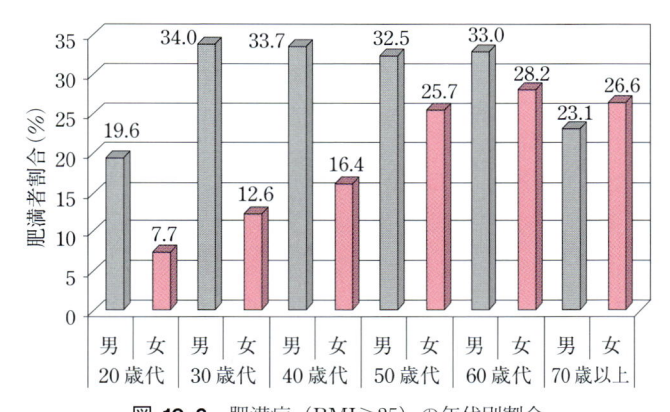

図 10.2 肥満症（BMI≧25）の年代別割合
[厚生労働省：平成18年国民健康・栄養調査報告より作成]

すべての年代で増加が著しい．反対に女性では，低体重者（BMI 18.5未満）の割合が20～40歳代で増加傾向にあり，20歳代では22%（2006年）と高くなっており，男女とも健康に対する自己管理能力が問われている．

また，不規則な食生活として，朝食の欠食をみると，男性では20歳代の約30%を筆頭に30～40歳代で欠食率が20%を超え，女性では20歳代が22%と他の年代と比べ突出している（図10.3）．体温は起床とともに上昇し，朝食をとることで上昇はより大きくなるが，朝食の欠食により体温上昇はわずかしか起こらず，日常の生活活動に影響を及ぼしがちである．このため，血糖値も低いままとなり，集中力のない生理状態となる．さらに，欠食はまとめ食いに

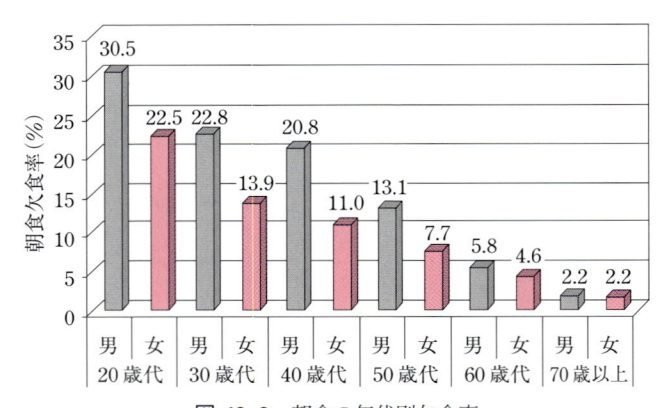

図10.3 朝食の年代別欠食率
[厚生労働省：平成18年国民健康・栄養調査報告より作成]

つながり，脂肪の蓄積が促進され，肥満になりやすい．
　過栄養や不規則な食生活からくる肥満の是正に対する具体的な方法を以下に記す．
① 1日3食規則正しくとる．欠食や夜食の摂取は体脂肪の増加を招くおそれがある．
② 早食いを是正する．よく嚙んで食べたり，2～3人で食事をすることで食事時間を長くし，満腹中枢に刺激を与える．
③ 揚げ物や炒め物，マヨネーズなど，油を使用した料理を控えること．牛乳は低脂肪牛乳に変更するなど，脂肪エネルギー比率は20～25％を目標量にし，なるべく動物性脂肪は控え，魚油や植物油からのn-3系脂肪酸をとるように心がける．
④ 砂糖などが多く含まれる間食は控え，主食のご飯・麺・パン類の取り過ぎにも注意する．
⑤ 野菜，海藻，きのこ，こんにゃくなどの低エネルギー食品を多くとり入れ，皿数を増やすことでボリューム感を出す．
⑥ きめ細かな食事指導として，糖尿病治療のために提唱されたグリセミックインデックス（GI）の数値を考慮した食品や料理の組合せを実行することもよい．たとえば，主食では，米類よりもうどん，スパゲッティなどの高アミロースの食品類を選択する．なるべく食物繊維の多い食品や精製されていない食品をとる．酸味のある果物や野菜類，酢などを使用した料理を心がける．GI値を低めにすることで，血糖値の上昇を抑え，脂肪の蓄積を抑制しやすい．

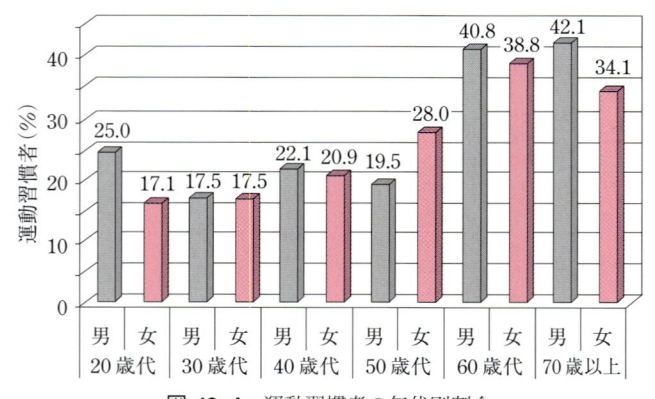

図10.4 運動習慣者の年代別割合
[厚生労働省：平成18年国民健康・栄養調査報告より作成]

運動習慣のある者の割合は男女とも20〜40歳代で20％前後と低めとなっている．その中では20歳代男性は25％と運動習慣の割合がやや高めとなっている（図10.4）．健康づくりのための運動基準2006（13.1節参照）では，健康の維持・増進に必要な身体活動・運動量として，1日あたりおよそ8000歩〜10000歩の歩行と，週あたりで速歩などの4 METsの活発な運動を約60分行うことを目標としている．なお，METsとは身体活動の強さ（運動の強度）を表す単位で，座って安静にしている状態を1 METsとし，ある身体活動時のエネルギー消費量が安静時の何倍に相当するかを示すものである（付録・表3，p.136参照）．

10.2.2 喫煙・飲酒

現在習慣的に喫煙している者の割合は，20〜50歳代の男性では約半数となっており，60歳代では35％，70歳以上では20％に減少している．女性では，男性に比べれば喫煙率は低いが，20歳代で18％，30歳代で16％と若い世代ほど喫煙者が多いという特徴がある（図10.5）．喫煙の害は第9章に示したように，喫煙者は，各種がんをはじめ，虚血性心疾患，呼吸器疾患などの危険性が増大する．また，受動喫煙により，低出生体重児や小児の呼吸器疾患などの危険性が高くなる．

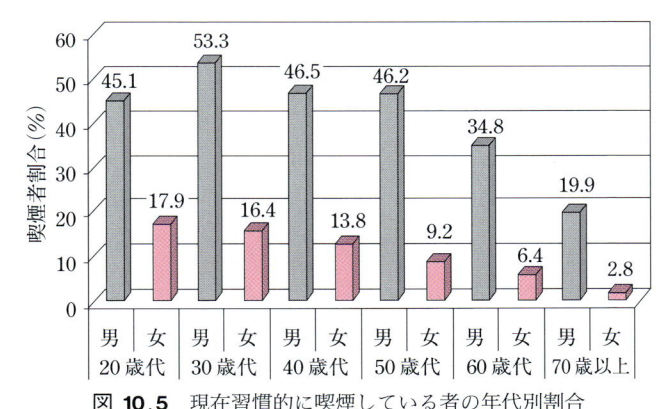

図 10.5 現在習慣的に喫煙している者の年代別割合
［厚生労働省：平成18年国民栄養・栄養調査報告より作成］

適度な量の飲酒は1日平均純アルコールで20g程度（2.2.4項（3）参照）とされており，これはビール中瓶1本（500 mL），あるいは清酒1合（180 mL）にあたり，エネルギー量に換算すると約200 kcalとなる．適度な量の飲酒はストレス解消やHDLコレステロール値を高めたり，LDLコレステロール値を下げる抗動脈硬化作用がある．しかし，長期にわたる過度の飲酒は中性脂肪の増加から動脈硬化に，また脂肪肝を経て肝硬変へとつながりやすい．

10.3 成人期の栄養アセスメント

10.3.1 臨床診査

成人期の栄養アセスメント（第1章参照）では，生活習慣病関連をおもに実施する．栄養状態判定の情報として，現在の主訴，現病歴，既往歴，家族歴などを問診やカルテの情報から把握する．生活習慣（起床・就寝時刻，通勤方法と時間，運動時間，座・立位などの仕事の状態

と内容，喫煙の有無など）や食習慣（食事内容・量・時刻，間食・夜食の有無・内容，味付けの濃淡，飲酒などの嗜好品の種類・量など）などを対象者，あるいは食事担当者から聞く．また，身体所見や生理学検査値の脈拍や血圧などの測定結果を把握する．

10.3.2 臨床検査

栄養状態を反映する指標として，血液一般，血液生化学，尿検査などがある．

① 血液一般検査：白血球数，赤血球数，ヘモグロビン，ヘマトクリット，平均赤血球容積，血小板数）
② 血液生化学検査：
 ・肝臓系：総たんぱく，アルブミン，A/G比，ZTT，総ビリルビン，ALP，AST，ALT，γ-GTP，TTT，ChE
 ・腎臓系：BUN，Cr，Ccr
 ・膵臓系：血清アミラーゼ，リパーゼ
 ・代謝系：尿酸，ナトリウム，カリウム，クロル，カルシウム
 ・脂質系：総コレステロール，LDLコレステロール，HDLコレステロール，中性脂肪
 ・糖代謝系：早朝空腹時血糖，ブドウ糖負荷試験，ヘモグロビンA_{1c}，フルクトサミンなど
 ・その他：血清鉄，総鉄結合能，亜鉛
③ 尿検査：尿糖，尿たんぱく，ウロビリノーゲン，潜血，ケトン体，クレアチニン，3-メチルヒスチジンなど．

10.3.3 身体計測

基本事項として，身長，体重を測定後，BMIを算出し，低体重・普通体重・肥満を判定する．BMIが標準でも体脂肪率の高い場合があるので，インピーダンス法などにより体脂肪%の判定をする．腹囲周囲長が男性85cm，女性90cm以上であれば，腹部CT検査を施行し，内臓脂肪面積が100 cm^2 以上の場合，内臓脂肪型肥満と判定をする．低体重の者は，平常時体重比や体重減少率，標準体重比などで低栄養のリスクを判定する．上腕筋面積は全身の筋肉量，または除脂肪量のよい指標とされ，たんぱく質の貯蔵量を推定するときに利用される．上腕周囲長と上腕三頭筋皮下脂肪厚を測定し，公式に当てはめて算出し，同年代の男女別の平均値と比較し判定する．

骨密度(bone mineral density, g/cm^2) の推定は，DEXA法(dual energy X-ray absorptiometry)ではおもにX線による腰椎や大腿骨の骨密度の測定を行い，CXD法（computed X-ray densitometry）では，手部X線画像を用いて第2中手骨中点の骨密度の測定を行う．骨粗鬆症の診断基準は若年成人平均値（20～44歳）の70%未満とする．また，超音波による踵骨の骨強度(bone stiffiness) の推定などがある．

10.3.4 食事調査

対象者と相談しながら，実行可能な食事調査の方法，調査期間などを決定し，実施する．食事調査では，エネルギーや栄養素・食品の摂取量が把握できる．臨床診査での食習慣の問診結果なども踏まえ，朝・昼・夕食における主食・主菜・副菜・汁物などの料理の組合せなども考慮して，詳細な評価につなげるとよい．

10.4 栄養と病態・疾患，生活習慣

10.4.1 生活習慣病

生活習慣病（life-style related diseases）とは「食習慣，運動習慣，休養，喫煙，飲酒などの生活習慣が，その発症・進展に関与する疾患群」と定義されている．その疾患群を以下に示す．

① 食習慣との関連では，インスリン非依存性糖尿病，肥満，脂質異常症，高血圧症，高尿酸血症，脳梗塞，虚血性心疾患，大腸がん，歯周病などがある．

② 運動習慣との関連では，インスリン非依存性糖尿病，肥満，脂質異常症，高血圧症などがある．

③ 喫煙との関連では，肺がん，慢性気管支炎，肺気腫，歯周病などがある．

④ 飲酒との関連では，アルコール性肝疾患などがある．

しかし，病因は単一ではなく，多様で複合している．たとえば，心筋梗塞は，食事内容や喫煙，運動状況などの生活習慣が影響し，高血圧，脂質異常症，肥満，糖尿病などの要因が複合してリスクを高める．

日本の死因統計によると，死因の第1位は悪性新生物（がん）で，約30％の人ががんで死亡している．第2位の心疾患と第3位の脳血管疾患は，合計すると全死亡の約30％を占め，がんと匹敵している（表10.1）．近年，心疾患や脳血管疾患などの動脈硬化性疾患の発症を防ぐには，高血圧症，糖尿病，脂質異常症と診断される前段階の高血圧，耐糖能異常，脂質異常の状態の間に，生活習慣の改善を早期に試みることが有効として，メタボリックシンドローム（内臓脂肪症候群）の診断が，生活習慣病の一次予防として位置付けられている．

表 10.1 性別によるおもな死因順位割合（％）（第10位まで）

	悪性新生物	心疾患	脳血管疾患	肺炎	老衰	不慮の事故	自殺	肝疾患	肺疾患*	腎不全	糖尿病
男	34.1	14.2	10.6	9.7	—	4.0	3.7	1.9	1.9	1.7	1.3
女	26.1	17.9	13.3	10.1	4.2	3.0	1.7	1.1	—	2.3	1.3

* 慢性閉塞性肺疾患

［厚生労働省：平成18年人口動態統計の概況より作成］

● **メタボリックシンドロームの病態**　メタボリックシンドロームの概念を以下に示す．

① 高コレステロール血症という単独のリスクをもった病態とは異なる動脈硬化のハイリスク病態

② 糖尿病，脂質異常，高血圧が一個人に集積する複合型リスク症候群

③ 根底には，過栄養と運動不足による内臓脂肪の蓄積があること

診断基準を表10.2に示す．内臓脂肪はエネルギーを蓄積するだけでなく，数種類の生理活性物質（アディポサイトカイン）を分泌している．このアディポサイトカインの分泌の異常として，レプチン（食欲抑制作用）の機能低下やアディポネクチン（抗動脈硬化作用や糖代謝の改善）の減少，アンギオテンシノーゲン（血圧上昇作用）の増加などが生じている．

国民健康・栄養調査結果からの推計によると，20歳以上の総数でメタボリックシンドローム

表 10.2　メタボリックシンドロームの診断基準

内臓脂肪（腹腔内脂肪）蓄積　ウエスト周囲径　男性 ≧85 cm，女性 ≧90 cm
（内臓脂肪面積　男女とも ≧100 cm² に相当）

上記に加え以下のいずれか2項目以上（男女とも）
① 高トリグリセライド血症 ≧150 mg/dL　かつ，または　低 HDL コレステロール血症 <40 mg/dL
② 収縮期血圧 ≧130 mmHg　かつ，または　拡張期血圧 ≧85 mmHg
③ 空腹時高血糖 ≧110 mg/dL

(1) CT スキャンなどで内臓脂肪量測定を行うことが望ましい．
(2) ウエスト周囲径は立位，軽呼気時，臍レベルで測定する．脂肪蓄積が著明で臍が下方に偏位している場合は肋骨下縁と前上腸骨棘の中点の高さで測定する．
(3) メタボリックシンドロームと診断された場合，糖負荷試験が薦められるが，診断には必須ではない．
(4) 高トリグリセライド血症，低 HDL コレステロール血症，高血圧，糖尿病に対する薬剤治療を受けている場合は，それぞれの項目に含める．
(5) 糖尿病，高コレステロール血症の存在はメタボリックシンドロームの診断から除外されない．
［メタボリックシンドローム診断基準検討委員会，2005 より］

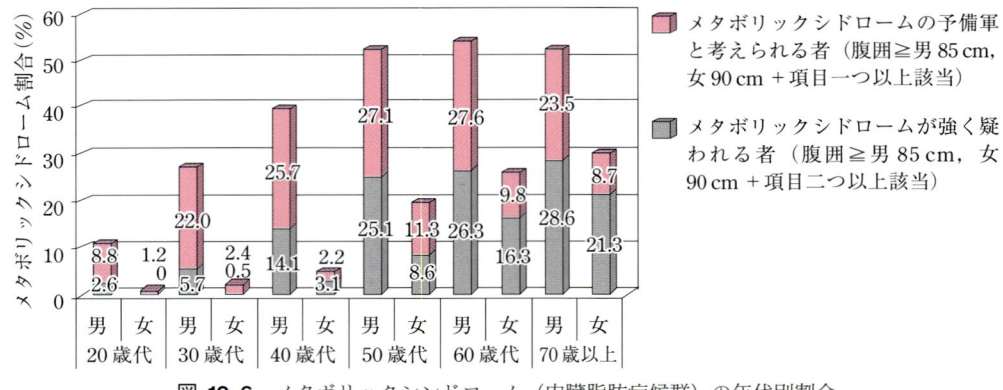

図 10.6　メタボリックシンドローム（内臓脂肪症候群）の年代別割合
［厚生労働省：平成18年国民健康・栄養調査報告より作成］

（内臓脂肪症候群）が強く疑われる者の比率は，男性 21.2％，女性 10.5％，予備軍と考えられる者の比率は，男性 24.3％，女性 7.1％ で，合計すると，男性で 46％，女性では 18％ となる．年代・性別のメタボリックシンドロームの状況では，すべての年代で男性の方が高い割合となっている（図 10.6）．おもに過栄養と運動不足から生じたメタボリックシンドロームの該当者に対して，内臓脂肪を減少させるために生活環境や生活習慣を改善させ，早期に糖尿病，脂質異常症，高血圧などの罹患を予防することは，動脈硬化性疾患に対する非常に効率のよい予防医学となる．

10.4.2 糖尿病

糖尿病は，遺伝素因と食事，運動，ストレスなどの生活習慣や加齢といった種々の環境要因が関与している．糖尿病は慢性的に血糖値が上昇している代謝性疾患で，インスリン分泌低下あるいはインスリン感受性の低下（抵抗性）により，糖質，脂質，たんぱく質の代謝異常を生じ，網膜，腎臓，神経に最小血管障害の形態的や機能的異常を起こす．これらの障害が進展すると，糖尿病性網膜症，糖尿病性腎症，下肢の壊疽など，重篤な疾病に至る．さらに，動脈硬化が促進され，心筋梗塞，脳梗塞などの合併症が増加する．

糖尿病はインスリンの分泌状態によって1型と2型糖尿病に大別される．壮年期以降で発症

するほとんどは2型糖尿病である．わが国の糖尿病患者は増え続け，ヘモグロビン A_{1c} で診断（1.2.2項参照）すると，糖尿病が強く疑われる人，糖尿病の可能性を否定できない人の合計推計値は2210万人で，この20年弱で3倍近くになっている（図10.7）．自覚症状が少なく，長期間放置されてから口渇，多飲，多尿，体重減少の症状が認められる．したがって，糖尿病の早期発見には，自覚症状にたよらず，毎年の健康診断などで血糖値の測定を実施することが必要と考えられる．治療は食事療法，運動療法，薬物療法として経口血糖降下薬療法，インスリン注射療法がある．

付録・表13（p.146）に空腹時血糖および75g糖負荷試験2時間後の血糖判定基準を示した．

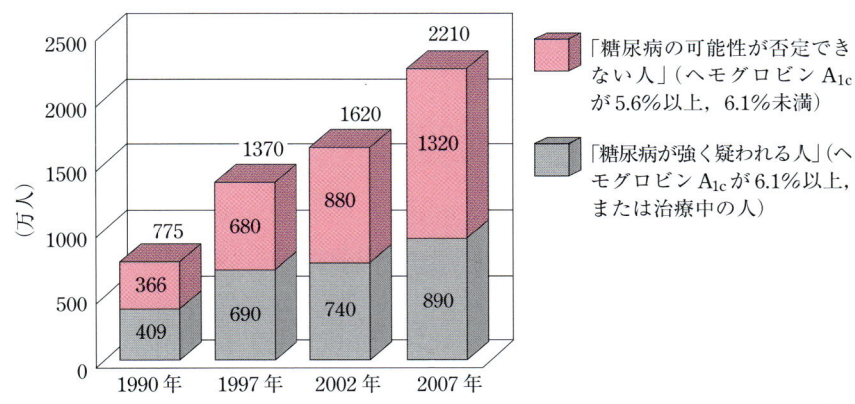

図10.7 「糖尿病が強く疑われる人」と「糖尿病の可能性が否定できない人」の推計
[厚生労働省：平成19年国民健康・栄養調査結果の概要より作成]

食事療法は，日常生活活動レベルと肥満度に応じて1日の総エネルギー量を決める．三大栄養素のエネルギー配分率は糖質55〜60％，脂質20〜25％，たんぱく質15〜20％とする．糖質はご飯，パン，麺などのでんぷんを主として，砂糖や果糖が多く含まれる菓子，ケーキ，清涼飲料類，果物などは吸収が早く血糖値を上げやすいので控える．また，食物繊維の多い食事を心がけ，GIを考慮した食品の選択を考えることで，血糖値の上昇を抑えるようにする．

運動療法は，末梢組織におけるインスリン感受性を改善し，代謝異常を是正する．適度の有酸素運動には多くの効用がある（第13章参照）．

10.4.3 高血圧症

日本高血圧学会策定高血圧治療ガイドラインによる，成人における高血圧値の分類を表10.3

表10.3 成人における血圧値の分類

分類	収縮期血圧		拡張期血圧
至適血圧	<120	かつ	<80
正常血圧	<130	かつ	<85
正常高値血圧	130〜139	または	85〜89
Ⅰ度高血圧	140〜159	または	90〜99
Ⅱ度高血圧	160〜179	または	100〜109
Ⅲ度高血圧	≧180	または	≧110
（孤立性）収縮期高血圧	≧140	かつ	<90

[日本高血圧学会：高血圧治療ガイドライン，2009より]

に示す．初診時の高血圧管理計画として，血圧測定，病歴，身体所見，検査所見により二次性高血圧を除外し，危険因子，臓器障害，心血管病，合併症を評価する．

生活習慣の修正項目を次に示す．
① 減塩は 6 g/日未満にする．
② 食塩以外の栄養素では，特にコレステロールや飽和脂肪酸の摂取を控え，魚（魚油）の積極的摂取を行う．
③ 減量の目安として，BMI 25.0 未満にする．
④ 運動は，心血管病のない高血圧患者が対象で，中等度の強度の有酸素運動を中心に定期的に（毎日 30 分以上を目標に）行う．
⑤ 節酒として，エタノールで男性は 20～30 mL/日以下，女性は 10～20 mL 以下にする．
⑥ 禁煙をする．

なお，生活習慣の複合的な修正はより効果的となる．ただし，重篤な腎障害を伴う患者では高カリウム血症をきたすリスクがあるので，野菜，果物の積極的摂取は推奨しない．糖分の多い果物の過剰な摂取は，特に肥満者や糖尿病などのエネルギー制限が必要な患者では勧められない．高血圧の状態や糖尿病以外の 1～2 個の危険因子，メタボリックシンドロームの有無，糖尿病や慢性腎臓病，臓器障害，心血管病などによって，ただちに，あるいは 1ヶ月以内～3ヶ月以内の生活習慣の修正期間を経て血圧が 140/90 mmHg 以上であれば，降圧薬治療を行うように示している．

10.4.4 虚血性心疾患

虚血性心疾患は狭心症や心筋梗塞など，大動脈から分岐し心臓に酸素や栄養を供給する冠動脈が動脈硬化などによって狭窄や閉塞を起こしたものである．わが国の三大死因である心疾患の中に含まれる．

●**危険因子** 日本循環器学会策定虚血性心疾患の一次予防ガイドラインでは，虚血性心疾患の危険因子は次のようである．
① 加齢：男性 45 歳以上，女性 55 歳以上
② 冠動脈疾患の家族歴
③ 喫煙習慣
④ 高血圧：収縮期血圧 140 mmHg 以上/拡張期血圧 90 mmHg 以上
⑤ 肥満：BMI 25 以上，かつ腹囲周囲径が男性 85 cm 以上，女性 90 cm 以上
⑥ 耐糖能異常
⑦ 高コレステロール血症：総コレステロール 220 mg/dL 以上あるいは LDL コレステロール 140 mg/dL 以上
⑧ 高トリグセライド血症：150 mg/dL 以上
⑨ 低 HDL コレステロール血症：40 mg/dL 未満
⑩ メタボリックシンドローム
⑪ 精神的・身体的ストレス

●**生活習慣の管理** 生活習慣の管理としては以下のことなどが必要であるとしている．
① 完全な禁煙と受動喫煙の回避を行う．

② 運動は週3～4回，1日30分以上実施する．
③ 栄養比率は，糖質エネルギー比50％以上，脂肪エネルギー比20～25％とし，食物繊維や抗酸化物質を十分にとる．食塩摂取は10g/日未満にし，高血圧合併時には6g/日未満にする．
④ BMIは25.0未満にする．腹囲周囲径は男性85cm未満，女性90cm未満にする．
⑤ 精神保健行動として，ストレスを軽減するように作業量を工夫し，長時間労働を避ける．休日や休息をきちんととる．タイプA行動*をコントロールする．

総合的な予防対策として，一次予防（危険因子を管理することによる発病予防）では，おもに高血圧対策，脂質異常症対策，禁煙など，二次予防（早期発見・早期治療）では，自覚症状，心電図，冠動脈拡張など，三次予防（早期社会復帰）では，病院内でのリハビリテーション，家庭などでの環境整備などを行うことを心がける．

10.4.5 脳血管障害

脳血管疾患はわが国の三大死因に入り，脳梗塞や脳出血・クモ膜下出血が含まれる．脳出血による死亡率は1960年頃をピークにその後著しく減少し，1975年以降は脳梗塞の死亡率の方が脳出血より増加している．クモ膜下出血による死亡率は脳梗塞に比べると低めではあるが，脳出血が減少しているのに対して，男性は横ばい傾向であるが，女性は微増傾向となっている．

脳梗塞のリスクとしては，①男性，②高齢，③高血圧，④高コレステロール，低HDLコレステロール，⑤糖尿病，⑥男性の肥満，⑦多量飲酒などがある．

脳出血のリスクとしては，①男性，②高齢，③高血圧，④低コレステロール，⑤糖尿病，⑥飲酒量に比例するなどがある．

クモ膜下出血のリスクとしては，①女性，②中高年，③クモ膜下出血の家族歴，④高血圧などである．

すべてに共通するリスクとして，運動不足と喫煙が関連があるとされている．

脳血管疾患は，介護が必要になったおもな原因の第1位（第12章図12.2参照）となっており，QOLの低下に直結している．脳血管疾患の一次予防として，高血圧症や脂質異常症，糖尿病の予防，禁煙や継続的な運動習慣をもつことが重要と考えられる．

10.4.6 悪性新生物（がん）

がんとは，正常細胞の核内遺伝子が段階的に変異を起こし，増殖する機能を獲得したがん細胞が，増殖を繰り返しながら正常組織を圧迫，破壊し，さらに血液などで運ばれて身体のほかの部位に転移し，死に至る悪性の病気である．

がんはわが国では，1981年から日本人の死因の第1位で，約30％の死亡率となっている（表10.1参照）．現在では，年間30万人以上が，がんで死亡している．また，生涯のうちにがんにかかる可能性は男性では2人に1人，女性では3人に1人と推測されている．

2007年のがんの死亡数が多い部位では，男女とも肺がんが1位で，ただし女性は，結腸と直腸を合わせると，大腸がんが1位となる．また，胃がんや肝臓がんなども上位に入っている（表10.4）．

---

* 仕事熱心で，いつも時間に追われ，食事，歩行，話し方などに早い特徴があり，ストレスの多い生活であるにもかかわらず，自らはあまり自覚をしていない行動パターンのこと（Friedman, 1950年）．

表10.4 死亡数が多いがんの部位別順位（2007年）

	1位	2位	3位	4位	5位	備考
男性	肺	胃	肝臓	結腸	膵臓	結腸と直腸を合わせた大腸は3位
女性	肺	胃	結腸	膵臓	乳房	結腸と直腸を合わせた大腸は1位
男女計	肺	胃	肝臓	結腸	膵臓	結腸と直腸を合わせた大腸は3位

［国立がんセンターがん対策情報センター，がん情報サービス（ganjoho.jp）より］

表10.5 日本人のためのがん予防法（現状において日本人に推奨できる科学的根拠に基づくがん予防法）

項目	予防内容
喫煙	たばこは吸わない．他人のたばこの煙をできるだけ避ける．
飲酒	飲むなら，節度のある飲酒をする．
食事	食事は偏らずバランスよくとる． 塩蔵食品，食塩の摂取は最小限にする．野菜や果物不足にならない．加工肉，赤肉（牛・豚・羊など）はとり過ぎないようにする．飲食物を熱い状態でとらない．
身体活動	日常生活を活動的に過ごす．
体形	成人期での体重を適正な範囲に維持する（太りすぎない，やせすぎない）．
感染	肝炎ウイルス感染の有無を知り，感染している場合はその治療の措置をとる．

［厚生労働科学第3次対がん10か年総合戦略研究事業：生活習慣改善によるがん予防法の開発に関する研究，研究班作成］

おもな部位別のリスクファクターをみると，肺がんは生活習慣としての喫煙が強いリスクとなり，食生活関連では，野菜・果物の摂取が予防としての効果が大きい．胃がんはヘリコバクター・ピロリ菌感染が強いリスクとなり，食生活関連では，塩分多食もリスクとなる．また，野菜・果物の摂取，食品の冷蔵保存などが食生活関連の予防としての効果が大きい．大腸がんは，予防の効果が大きいのは食生活関連では野菜摂取で，生活習慣として身体活動などがある．乳がんは，早い発育や成人での高身長，肥満，満期出産がない，高齢初産，遅い閉経などが強いリスクとなり，野菜・果物が予防の効果がある．日本人のためのがん予防法を表10.5に示す．

10.5 栄養ケアのあり方

（1）食事バランスガイドの利用

厚生労働省・農林水産省作成の「食事バランスガイド」は，「健康づくりのための食生活指針」の具体的な提示として「何を」「どれだけ」食べたらよいかという，のぞましい食事のとり方や量の目安をわかりやすくイラストで示したものである．図10.8は元のイラストを縮小した図で，その内容を示したものが表10.6である．個人や家族の食生活を見直す一つのツールとして活用するとよい．

（2）栄養ケア計画（plan）作成

生活習慣病は，長年の生活習慣に起因し，自覚症状がないまま進行するが，疾患発症の予測が可能なことから，これらを踏まえて保健指導や栄養教育などを行う．対象者は個別相談やグループ相談によって，客観的に自己の生活習慣を振り返ることで，改善すべき点を認識することができ，その気づきが行動変容につながる．

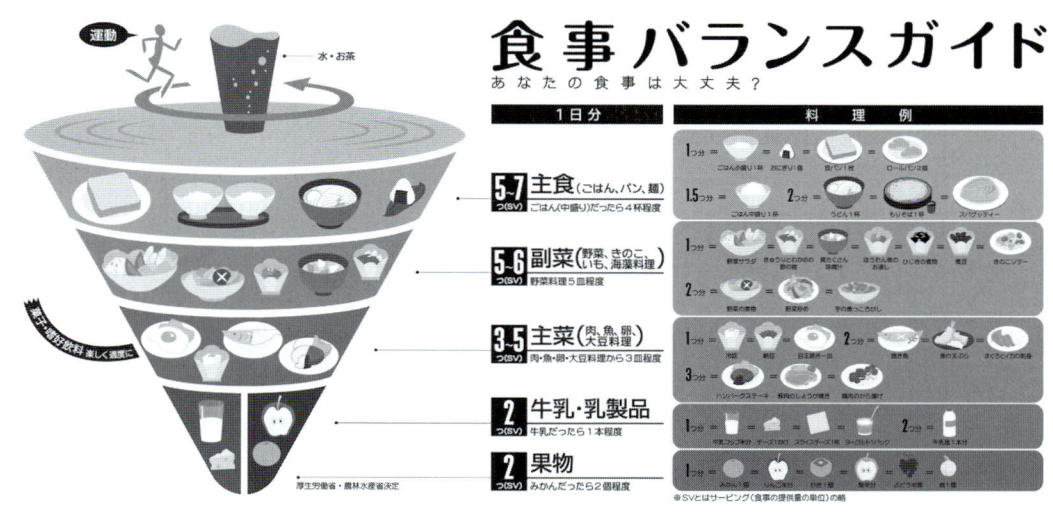

図 10.8　イラスト「食事バランスガイド」［厚生労働省・農林水産省，2005 作成資料より］

表 10.6　「食事バランスガイド」（図 10.8）で示した料理・食品の種類と量（1日分）

料理区分	摂取の目安	料理・食品
主食 （ご飯，パン，麺）	5～7つ（SV）	・食パン（4～6枚切り1枚分のサイズ（60～90 g）=1つ（SV）に相当） ・ごはん茶碗に入ったごはん（小盛り（100 g）1杯×2=2つ（SV）に相当） ・うどん（300 g=2つ（SV）に相当） ・おにぎり1個（コンビニエンスストアで販売されているサイズ（100 g）=1つ（SV）に相当）
副菜 （野菜，きのこ，いも，海藻料理）	5～6つ（SV）	・野菜サラダ（ポテトサラダ，トマト，きゅうり，レタスが入ったもの=1つ（SV）に相当） ・野菜の煮物（=2つ（SV）に相当） ・ほうれん草のお浸し（小鉢）（=1つ（SV）に相当） ・具だくさん味噌汁（=1つ（SV）に相当） ・きゅうりとわかめの酢の物（小鉢）（=1つ（SV）に相当）
主菜 （肉，魚，卵，大豆料理）	3～5つ（SV）	・目玉焼き（卵Sサイズ1個分（50 g）=1つ（SV）に相当） ・冷奴（小鉢程度（100 g）=1つ（SV）に相当） ・焼き魚（魚の塩焼き（80 g）=2つ（SV）×1/2に相当） ・ハンバーグステーキ（肉重量100 g程度=3つ（SV）×1/2に相当）
牛乳・乳製品	2つ（SV）	・牛乳（コップに半分（90 mL）=1つ（SV）に相当） ・チーズ（1かけ（20 g分）=1つ（SV）に相当）
果物	2つ（SV）	・みかん（1個=1つ（SV）に相当） ・りんご（（中）半分=1つ（SV）に相当）

［注］　SV とはサービング（料理・食品の1回あたりの標準的な量の単位）の略．

　対象の行動変容ステージ（無関心期，関心期，準備期，実行期，維持期）に応じて，目標を決める．考慮すべき点は，対象者自身による行動の目標や方法を決めることで，個々の対象者に応じた実現可能なものに設定できる．指導者側は一方的に目標や方法を提示するのではなく，対象者自身が現在の状況に気づき，行動変容を起こすための目標の設定を行えるようにケア計画の援助を行う．表 10.7 に栄養ケア計画の例を示す．

表 10.7　行動目標・行動計画例

		初回	中間評価（3ヶ月後）	
設定日時		平成　年　月　日	平成　年　月　日	平成　年　月　日
		目標量	目標量	目標量
腹囲		cm	cm	cm
体重		kg	kg	kg
収縮期血圧		mmHg	mmHg	mmHg
拡張期血圧		mmHg	mmHg	mmHg
1日の食事による目標エネルギー量		kcal	kcal	kcal
1日の運動による目標エネルギー量		kcal	kcal	kcal
目標		①3ヶ月後に体重を1.5kg減少させる ②3ヶ月後に腹囲を1.5cm減少させる	①3ヶ月後に体重を2kg減少する ②3ヶ月後に腹囲を2cm減少させる	
行動計画		①1日20分間歩く ②体重を毎日測定し，記録する ③毎日食事内容を記録する ④夜食の回数を週7回から週3回に減らす	①1日30分間歩く ②体重を毎日測定し，記録する ③毎日食事内容を記録する ④夜食の回数を週3回から週1回に減らす	
変更理由				

［厚生労働省：平成19年標準的な健診・保健指導プログラムより一部改変］

11 更年期（閉経期）

閉経とは，世界保健機構（WHO）による定義では，「卵巣における卵胞の消失による永久的な月経の停止」とされている．この閉経前後の月経が乱れはじめ，卵巣からのエストロゲンの分泌が止まるまでの性成熟期（生殖期）から高齢期（非生殖期）への移行期（図11.1）を更年期という．一般的には月経周期が短くなり，次いでは不定期化し，そして停止する．この停止が1年経過すると閉経といわれている．

閉経年齢には個人差があるが日本産科婦人科学会の報告では49.5歳であり，初潮年齢は若年化の傾向にあるが，閉経年齢は年代による変化はなく，閉経前後の閉経前期，閉経後期の42歳から56歳までが更年期に相当する．男性の更年期は男性ホルモンであるテストステロンの分泌が減少する40代から60代の間である．

日本人女性の48.8％が更年期障害の自覚があると報告している．

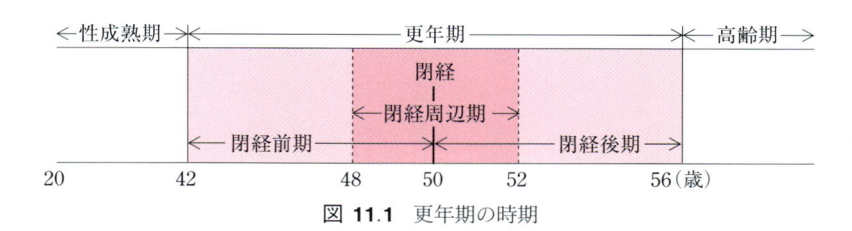

図 11.1 更年期の時期

11.1 更年期の生理的特徴

卵巣では卵胞数が減少するためエストロゲンの分泌が減少する．それに対して，エストロゲンの分泌を促すために脳下垂体から卵胞刺激ホルモン（FSH：follicle-stimulating hormone）の分泌が盛んになる．しかし，卵胞の数は少なくなり，FSHの刺激にも十分反応しなくなるためエストロゲンの分泌はなくなり，排卵は起こらなくなる．これにより黄体からのプロゲステロンの分泌もなくなる．このようなホルモン分泌の変化は身体的変化や精神的状況に影響を及ぼす．

（1）身体的変化

① 生殖系：卵巣，子宮筋層，乳腺組織などの生殖器が委縮する．
② 自律神経失調症：ほてり・のぼせの症状があるホットフラッシュ（hotflush），発汗，動機，めまいなど血管運動障害が生じる．

③ 代謝系：エストロゲンは肝臓のLDLコレステロール受容体の数を増やして，肝臓へのLDLの取り込みを増やし，血中のLDLコレステロールを抑制する働きをしているので，エストロゲンが減少すると血中のLDLコレステロール濃度や総コレステロール濃度は上昇する．また，エストロゲンの濃度低下はインスリン抵抗性を増大させるため，高血糖になりがちである．

④ 骨密度：エストロゲンは骨代謝を促進して骨密度を維持する役割があることから，エストロゲンの分泌が減少することで骨密度が性成熟期に比べ約50％くらいにまで低下し，骨粗鬆症が発症する．

⑤ その他：運動器官系として肩こり，腰痛，関節痛，筋肉痛，消化器系として食欲不振，吐き気，便秘，下痢，泌尿器系として頻尿，残尿感が現れる．

(2) 精神的状況

頭痛，不眠，不安，憂うつ，集中力の低下がみられ，抑うつ気分や不安定な情緒，焦燥感などの精神症状を引き起こしやすい．

11.2 更年期栄養の特徴

骨密度の低下を防ぐためにカルシウム摂取を積極的に行う必要があり，推定平均必要量550 mg/日，推奨量650 mg/日（日本人の食事摂取基準2010年版）と，性成熟期と同様量が設定されている．しかし，骨密度低下の予防には思春期までに摂取されたカルシウム量が重要であることから12～14歳のカルシウム摂取量は最大値が設定されている．

LDLコレステロール濃度の上昇を抑制するには，目標量として脂肪エネルギー比率20～25％エネルギー，飽和脂肪酸4.5～7.0％エネルギー，コレステロールは600 mg/日未満，n-6系脂肪酸10％エネルギー未満，n-3系脂肪酸は2.1 g/日以上とする．また，食物繊維でも特に水溶性食物繊維の摂取はコレステロール低下効果があることから，17 g/日の食物繊維の摂取も重要である．

LDLコレステロールの酸化を防ぐには抗酸化物質としてビタミンE，ビタミンC，カロテノイド，ポリフェノール類の積極的な摂取も必要である．

減少するエストロゲンに変わり，エストロゲン様作用をするイソフラボンを含有する大豆製品の摂取による有用性についての報告もみられる．

11.3 更年期の栄養アセスメント

(1) 主観的包括的評価（SGA：subjective global assessment）

体重変化や食欲，下痢・便秘などの消化管の状態，日常の生活活動などの問診や皮膚，頭髪，爪，口唇の周辺などの外観観察を行う．

簡略更年期指数（SMI：simplifie menopausal index，表11.1）を利用する評価方法もある．身体所見としては，視診や触診により皮下脂肪や筋肉の状態を実施する．

(2) 身体計測

BMI，上腕三頭皮筋皮下脂肪厚，肩甲骨下部皮下脂肪厚から体脂肪量を評価し，ウエスト周

表 11.1 簡略更年期指数（SMI）

症状の程度に応じ，自分で○印をつけてから点数を入れ，その合計点をもとにチェックをします．どれか一つの症状でも強く出ていれば強に○をしてください．

症　状	強	中	弱	無	点数
①顔がほてる	10	6	3	0	
②汗をかきやすい	10	6	3	0	
③腰や手足が冷えやすい	14	9	5	0	
④息切れ，動悸がする	12	8	4	0	
⑤寝つきが悪い，または眠りが浅い	14	9	5	0	
⑥怒りやすく，すぐイライラする	12	8	4	0	
⑦くよくよしたり，憂うつになることがある	7	5	3	0	
⑧頭痛，めまい，吐き気がよくある	7	5	3	0	
⑨疲れやすい	7	4	2	0	
⑩肩こり，腰痛，手足の痛みがある	7	5	3	0	
合計点					

［更年期指数の自己採点の評価法］
　0〜25 点：上手に更年期を過ごしています．これまでの生活態度を続けていいでしょう．
26〜50 点：食事，運動などに注意をはらい，生活様式などにも無理をしないようにしましょう．
51〜65 点：医師の診察を受け，生活指導，カウンセリング，薬物療法を受けた方がいいでしょう．
66〜80 点：長期間（半年以上）の計画的な治療が必要でしょう．
81〜100 点：各科の精密検査を受け，更年期障害のみである場合は，専門医での長期の計画的な対応が必要でしょう．

表 11.2 体脂肪量の評価基準（JARD 2001）

年齢階	BMI	上腕三頭皮筋皮下脂肪厚（mm）	肩甲骨下部皮下脂肪厚（mm）
45〜49 歳女性平均	22.21	16.59	16.69
50〜54 歳女性平均	21.84	15.46	15.11
55〜59 歳女性平均	22.46	16.76	16.17

囲長やウエスト・ヒップ比から内臓脂肪型肥満か判断する．体脂肪量の評価基準（JARD 2001）を表 11.2 に示す．また，ウエスト周囲長が 90 cm 以上やウエスト・ヒップ比が 0.9 以上で内臓脂肪型肥満と評価する．

　筋肉量の評価として，上腕周囲長，下腿周囲長を用い，筋肉量が少ない場合は「冷え」「肩こり」「腰痛」を発症する場合がある．

(3) ODA（objective data assessment，客観的データ評価）

　血液からは脂質濃度の評価として総コレステロール，中性脂肪，HDL コレステロール，糖代謝としてヘモグロビン A_{1c}，栄養状態として総たんぱく質量やアルブミンを用いる．また，ホルモンの分泌状態はエストラジオールや卵胞刺激ホルモンの測定から評価する．

　骨代謝マーカーとして骨形成マーカーは血清アルカリフォスファターゼ，骨吸収マーカーは血清酒石酸抵抗性酸フォスファターゼによる測定結果が用いられる．

11.4　栄養と病態・疾患

（1）骨粗鬆症

　エストロゲンの分泌が低下する更年期では，カルシウムの吸収が抑制され，加齢とともにカルシウムの吸収は低下するため骨塩量は減少する．思春期までの骨塩量の蓄積が少ない場合には骨粗鬆症を発症しやすい．骨塩量を維持するにはカルシウムやビタミンDの摂取が重要である．

（2）動脈硬化・脂肪異常症

　更年期では生活活動強度が低くなることから消費エネルギーは少ない．しかし，摂取エネルギーが多かったり，エストロゲンの分泌低下によるLDLコレステロールの増加により，動脈硬化や脂質異常症の危険率が高くなる．消費エネルギーにみあった食事の摂取や食物繊維を一緒に摂取することでコレステロールの吸収を抑制することができる．

11.5　栄養ケアのあり方

　更年期は身体状況，生活活動，栄養状態，精神状態の個人差が大きいので個人別の栄養ケア計画が必要である．

　SGAによりスクリーニングを行い，その後，身体計測やODAにより改善目標にむけて個人の栄養ケア計画（plan）を作成していく．

　改善目標にむけての実施内容（do）は，肥満やコレステロール値が高値の人は摂取エネルギーの抑制やコレステロール含量が多い動物性食材を控え，水溶性食物繊維を含有する海草類などを摂取する．骨塩量が少ない人はカルシウムを含有し，吸収率がよい乳製品を継続して摂取し，さらにビタミンDを多く含む魚や卵，キノコ類を併用するとカルシウムの吸収を促進することができる．筋肉量が少ない人は良質たんぱく質食品である卵黄，魚，大豆製品を摂取する．

　3ヶ月後の短期目標値を設定し，栄養ケア計画が目標値に達成しているか評価（check）し，その評価から計画が適切であったか判断し，問題がある場合は計画を改善（act）し，1年後の長期計画目標達成にむけて栄養ケアを進めていく．

　改善のためには栄養ケアだけでなく，ウォーキング，ストレッチ体操，ダンベル体操など運動負荷が小さな運動の継続や生活の質の向上に向けて精神的・社会的な幸福感がもてるような生活習慣も必要である．

12 高齢期

わが国の平均寿命は世界有数に達しており，少子化の要因も加わり，少子高齢化により，現在，65歳以上の高齢者は総人口の20％を超えている（超高齢化社会）．高齢者の区分として，生理的老化や各種疾患に罹患する割合や社会的にみて，65～74歳を前期高齢者，75歳以上を後期高齢者としている．国立社会保障・人口問題研究所によれば，2030年の推計高齢者人口は，前期高齢者1401万人（12％），後期高齢者は2266万人（20％）に増加すると推計されており，わが国の超高齢化は今後，ますます進んでいくことが予想されている．

12.1 高齢期の生理的特徴

(1) エネルギー代謝

加齢に伴い，細胞数の減少，特に骨格筋の減少により基礎代謝量の低下がある．しかし，身体活動が活発な高齢者では加齢による変化は非常に小さいことなども考慮し，高齢者の基礎代謝基準値は，50～69歳，70歳以上で同じ値として，男性が21.5 kcal/kg体重/日，女性が20.7 kcal/kg体重/日としている．

(2) 糖代謝

糖質代謝では，加齢に伴って特に食後のインスリンの分泌が低下し，そのため食後血糖値が上昇しやすくなる．身体組成として骨格筋量が減少して脂肪の割合が多くなることによって，インスリン抵抗性が増大することなどにより，耐糖能は加齢とともに低下する．

(3) たんぱく質代謝

加齢により，臓器の生理機能は低下し，骨格筋の減少に伴い，筋たんぱく質代謝は低下するが，内臓たんぱく質代謝はほとんど変化しない．また，一般に高齢者の日常生活活動は低く，食欲も低くなるため食事摂取量が少ないことなどの生活習慣や食習慣の違いなどもたんぱく質の推定平均必要量に影響を及ぼすことが考えられる．

高齢者のたんぱく質の推定必要量は0.85 g/kg体重/日（消化率などを補正後）で，成人の値（0.72 g/kg体重/日）よりも高い．施設入居者や在宅ケアの高齢者では身体活動量が低下しており，骨格筋のたんぱく質代謝が低下し，たんぱく質の推定必要量は大きくなる．また，エネルギー摂取量が低い場合もたんぱく質の推定平均必要量は大きくなるので，たんぱく質摂取量を考慮する必要がある．

(4) 脂質代謝

加齢に伴い，体組成における脂質の構成割合は増加する．血清総コレステロール値は加齢とともに増加するが，70歳を過ぎた頃から減少し始める．低脂質/高炭水化物食は食後血糖値および血中中性脂肪値を増加させ，高脂質食は冠動脈疾患のリスクを高くする．最近の報告では脂質の吸収に関して加齢の影響を受けないとしている．

(5) 体組成

身体構成は加齢により，全身臓器の細胞減少により細胞内液の減少が顕著である．それに伴い高齢者は脱水症になりやすい (12.4.12項参照)．また，細胞内液に存在するカリウム，マグネシウム，リンなどの電解質が減少することで，細胞外液に存在するナトリウムの調整能力は低下する．

唾液は1日約1.0〜1.5Lの分泌があるが，加齢とともに減少する．唾液分泌の減少により唾液中への呈味物質の溶解力が低下することや，味蕾の味細胞は加齢とともに減少し，味の感受性は低下する．塩味の感度は減退が著しく，苦味や甘味の味覚閾値は上昇するが，酸味はあまり変化しない．

(6) 日常生活動作 (ADL)

加齢に伴う身体機能の低下は，食事・排泄・着脱・入浴・整容などの日常生活動作 (ADL：activities of daily living) を低下させる．また，手段的日常動作 (IADL：instrumental ADL) として買い物・洗濯の実施・電話の応対・薬の管理などがある．一般的に IADL の低下が起こり，ADL への低下につながっていく．さらに筋力，体力，精神活動の低下などから臓器の衰退がみられ，起立性低血圧や肺炎などの疾病を引き起こす廃用症候群に陥りやすい．老研式日常動作の指標にあるように，手段的自立・知的能動性・社会的役割を継続できるような日常生活動作が望まれる．

12.2 高齢期栄養の特徴

(1) エネルギー

高齢者の身体活動レベル値は，レベルⅠ (低い) は1.45，レベルⅡ (ふつう) は1.70，レベルⅢ (高い) は1.95と，成人期の身体活動レベル値よりも低いので，高齢者の推定エネルギー必要量は成人期よりも少ない．身体活動量の加齢変化については，散歩に費やす時間に比べて自転車に乗ることや庭作業などに費やす時間は減少している傾向や，施設居住者は自立した高齢者よりも身体活動レベルが低い傾向にある．また，高齢者では趣味活動や日常生活状況などの個人差が大きいので，個人に応じた身体活動レベルを推定してエネルギー必要量を摂取することが勧められる．

(2) たんぱく質

たんぱく質の摂取基準は，成人期と同様である．男性の推定平均必要量は50g，推奨量は60g，女性の推定平均必要量は40g，推奨量は50gである．高齢者は消化酵素活性の低下や胃腸の機能低下などにより，満腹感を早く感じ，ご飯類や麺類のような軟らかい主食よりも肉などのたんぱく質源の豊富な副食を残しがちである．高齢期は成人期よりもエネルギー必要量が少な

いため，たんぱく質のエネルギー比率は高めとなる．したがって，高齢者が筋量や筋力を維持するためにも，動植物性からの良質なたんぱく質の適正摂取が望まれる．

（3）脂　質

　高齢者の脂質の目標量は脂肪エネルギー比の 20～25 ％ である．脂肪摂取量は脂肪エネルギー比内に収まることが適切である．質的な配慮として，EPA および DHA の摂取量が多いほど視力低下をきたす加齢黄斑変性の発症リスクを下げるので，青魚類の摂取が望まれる．α-リノレン酸の過剰摂取は，男性において前立腺がんの罹患リスクのため，植物性油などの過剰摂取には注意が必要である．

（4）炭水化物・食物繊維

　高齢者の炭水化物の目標量は炭水化物エネルギー比の 50～70 ％ である．炭水化物の望ましい摂取量は，推定エネルギー必要量から推奨量のたんぱく質と目標量の脂質のエネルギーを減じたエネルギーから炭水化物の値を推定し，下限～上限値内に収まることが適切である．耐糖能が低下しているため，甘味系嗜好飲料や洋菓子など，砂糖含量の多い食物は控えるようにする．

　食物繊維は成人期と同様に男性で 19 g/日以上，女性で 17 g/日以上である．特に水溶性の食物繊維は生活習慣病予防に，不溶性のものは便秘予防などのために十分な摂取が望まれる．

（5）ビタミン・ミネラル

　加齢により，体内ビタミン B_{12} 貯蔵量の減少と委縮性胃炎などで胃酸分泌量が低下するために，ビタミン B_{12} の吸収不良が起こりやすい．ビタミン B_{12} の栄養状態の低下や神経障害への影響を改善するためにも，十分な摂取を心がけることと，若年成人からビタミン B_{12} の貯蔵量を高濃度に維持させておくことも重要である．

　高齢者はカルシウムの腸管からの吸収率が若年者よりも低い（25 ％）．骨粗鬆症予防のためにもカルシウムやビタミン D の積極的な摂取が望まれる．亜鉛は動物性食品摂取量の減少や，経腸栄養での栄養管理において欠乏しやすい傾向があるので，皮膚炎などを発症しやすい．また，欠乏症により味覚機能を減退させるおそれがあるので，QOL 低下を防ぐためにも注意したい栄養素である．

12.3　高齢期の栄養アセスメント

　高齢期の栄養アセスメントでは，
① 臨床診査として，身体所見，特に生活機能の評価（ADL），本人や家族などからの食事情報を中心とした問診
② 臨床検査として，特に血清アルブミン値による低栄養状態判定
③ 身体計測として，体重や上腕周囲長，上腕三頭筋部皮下脂肪厚の測定値より，BMI，全身筋肉量の推定，体脂肪量などからの栄養状態判定
④ 簡易な食事調査による摂取栄養量の評価
など，個人の健康状態に応じて適宜行う（1.2 節参照）．

　特に在宅や高齢者福祉施設などにおける要介護高齢者の多くは，たんぱく質・エネルギー低栄養状態や脱水に陥る場合があるので，経時的な栄養アセスメントが重要となる．高齢者の栄

表 12.1　高齢者でのエネルギー，たんぱく質，水分摂取量の算定（参考）

	通常（低リスク）の場合	低栄養状態の中・高リスクの場合
エネルギー	(a) 推算値[1]×ストレス係数[2]×生活活動係数（1.0〜1.3）[3] (b) 実測値[4]×生活活動係数（1.0〜1.3）[3] (c) 通常体重（6ヶ月間ほど体重減少のない状態）×30 kcal	(d) 低リスクの場合の補給量（a, b）×（低栄養状態改善のための係数：1.1〜2.0） (e) 通常体重（6ヶ月間ほど体重減少のない状態）×35 kcal (f) 低リスクの場合の補給量＋250 kcal[5]
たんぱく質	1.0〜1.2 g/日×標準体重（摂取目標として標準体重を用いる）	1.2〜2.0 g/日×標準体重（摂取目標として標準体重を用いる）
水　分[6]	(a) 25〜30 mL/日×現体重 (b) 1 mL×摂取エネルギー量（kcal） (c) 尿排泄量（mL/日）＋500 mL	

[注]　各算定式は，適宜選択して用いること．
1) Harris-Benedict による推算値（体重：現体重）
　男性：$66.47+13.75\times$体重（kg）$+5.0\times$身長（cm）$-6.75\times$年齢（歳）
　女性：$65.51+9.56\times$体重（kg）$+1.85\times$身長（cm）$-4.68\times$年齢（歳）
2) ストレス係数は疾患や身体状況別の目安値を用いる．
3) 生活活動係数は，要支援者，要介護者では仰臥状態にある場合を 1.0 とし，生活機能が自立している場合には 1.1〜1.3 として，その間で適宜判断する．
4) 安静時エネルギー消費量の実測値．
5) 体重を 1ヶ月に 1 kg 増大させる場合の 1 日のエネルギー付加量．
6) 食事が十分摂取できている場合には，食事に含まれる水分を約 1 L とし，残りを飲料水とする．
［栄養改善についての研究班（主任研究者：杉山みち子）：栄養改善マニュアル，2005 より］

養状態に応じたエネルギー，たんぱく質，水分摂取量の算定方法を参考として表 12.1 に示す．

現在，介護保険制度では，介護予防事業として 65 歳以上の高齢者（要支援・要介護認定を受けている者を除く）を対象に，生活機能に関する基本チェックリスト（表 12.2）を行い，該当する項目数によって特定高齢者の候補者として選定し，老人保健事業における基本健康診査（身長，体重，血圧測定など）の結果などを踏まえた後，特定高齢者として判定する．

介護予防プログラムでは，①運動器の機能向上，②栄養改善，③口腔機能の向上，④閉じこもり予防・支援，⑤認知症予防・支援，⑥うつ予防・支援などがあり，特定高齢者には参加することが望ましいと考えられる介護予防プログラムへの参加を積極的に促している．また，予防給付として，要支援 1，2 の方を対象に，運動器の機能向上，栄養改善などのメニューを加えた介護予防サービスを提供し，要介護度の重度化を防止している．

12.4　栄養と病態・疾患，生活習慣

高齢期に入り，加齢とともに出現する身体的および精神的症状や障害など，治療と同時にケア・介護が重要な症候として老年症候群がある．老年症候群には，視力や聴力の感覚機能の低下，低栄養や嚥下障害などの栄養障害に関わるもの，認知症や抑うつなどの認知機能障害をきたすもの，尿失禁，便秘などの排泄障害をきたすもの，転倒・骨折，寝たきり，関節疾患，廃用症候群などの移動能力の障害をきたすもの，その他に褥瘡などがある．いずれも ADL や QOL を妨げるものであり，正しいアセスメントと適切なケアを必要とする．

表 12.2　基本チェックリスト

No.	質問項目	回答（いずれかに○をお付け下さい）	
1	バスや電車で1人で外出していますか	0. はい	1. いいえ
2	日用品の買物をしていますか	0. はい	1. いいえ
3	預貯金の出し入れをしていますか	0. はい	1. いいえ
4	友人の家を訪ねていますか	0. はい	1. いいえ
5	家族や友人の相談にのっていますか	0. はい	1. いいえ
6	階段を手すりや壁をつたわらずに昇っていますか	0. はい	1. いいえ
7	椅子に座った状態から何もつかまらずに立ち上がっていますか	0. はい	1. いいえ
8	15分くらい続けて歩いていますか	0. はい	1. いいえ
9	この1年間に転んだことがありますか	1. はい	0. いいえ
10	転倒に対する不安は大きいですか	1. はい	0. いいえ
11	6ヶ月間で2〜3kg以上の体重減少がありましたか	1. はい	0. いいえ
12	身長　　cm，体重　　kg（BMI　　）[注]		
13	半年前に比べて固いものが食べにくくなりましたか	1. はい	0. いいえ
14	お茶や汁物などでむせることがありますか	1. はい	0. いいえ
15	口の渇きが気になりますか	1. はい	0. いいえ
16	週に1回以上は外出していますか	0. はい	1. いいえ
17	昨年と比べて外出の回数が減っていますか	1. はい	0. いいえ
18	周りの人から「いつも同じ事を聞く」などの物忘れがあると言われますか	1. はい	0. いいえ
19	自分で電話番号を調べて，電話をかけることをしていますか	0. はい	1. いいえ
20	今日が何月何日かわからない時がありますか	1. はい	0. いいえ
21	（ここ2週間）毎日の生活に充実感がない	1. はい	0. いいえ
22	（ここ2週間）これまで楽しんでやれていたことが楽しめなくなった	1. はい	0. いいえ
23	（ここ2週間）以前は楽にできていたことが今ではおっくうに感じられる	1. はい	0. いいえ
24	（ここ2週間）自分が役に立つ人間だと思えない	1. はい	0. いいえ
25	（ここ2週間）わけもなく疲れたような感じがする	1. はい	0. いいえ

[注]　BMI（＝体重(kg)÷身長(m)÷身長(m)）が18.5未満の場合に該当とする．
[栄養改善についての研究班（主任研究者：杉山みち子）：栄養改善マニュアル，2005より]

12.4.1　たんぱく質・エネルギー低栄養状態（PEM）

　PEM（protein energy malnutrition）は摂取たんぱく質量とエネルギー量が不足した栄養不良状態をいう．血清アルブミン値が3.5g/dL以下の場合，または体重の減少が6ヶ月で5％以上の場合をPEMのリスクがあるとする．血清アルブミン値は3.5g/dLを下回ると，内臓たんぱく質の減少が起こり，2.8g/dL以下になると血漿たんぱく質濃度が著しく低下し，浮腫が起こる．体重の減少は身体が必要とするエネルギー量やたんぱく質量に対して摂取するエネルギー量やたんぱく質量が不足していることを示す．

　PEMにはたんぱく質とエネルギーのそれぞれの栄養状態の組み合わせにより，成人クワシオルコル型（Kwashiorkor），成人マラスムス型（Marasmus），マラスムス・クワシオルコル混合型（Marasmus-Kwashiorkor）の3種類に分類される．

　クワシオルコル型は，エネルギー源は十分であるがたんぱく質の欠乏した状態で，生理的ストレスや疾患，外傷などによって代謝が亢進して引き起こされやすい．一見栄養良好の顔貌であるが，血清アルブミン値の低下がみられる．

マラスムス型は単純に摂取エネルギーと摂取たんぱく質の低下した状態で，食事からのエネルギーとたんぱく質の摂取が数ヶ月から数年にわたって減少し，体重減少を引き起こす．飢餓の顔貌を呈するが，血清アルブミン値はわずかな低下である．

マラスムス・クワシオルコル混合型は，たんぱく質の栄養状態は低下して低アルブミン血症となり，さらに筋肉や脂肪が消耗し，体重が減少した状態である．入院高齢者では，手術や感染症，発熱などの生理的ストレスが加わり，たんぱく質の栄養状態は低下し，疾患があることで食事量も減少しがちなことから，マラスムス・クワシオルコル混合型PEMに陥りやすい．PEMから寝たきりや褥瘡，脱水症を引き起こしやすくなるため，PEMを早期に発見して栄養状態を改善していくことが必要である．

介護保険では，介護予防特定高齢者施策として，要介護認定非該当者で，要支援・要介護状態となるおそれのある者（特定高齢者）のうち低栄養状態のおそれのある高齢者（①6ヶ月間に2～3kg以上の体重減少，②BMI 18.5未満，③健診などで血清アルブミン値3.5g/dL以下のどれかに該当）を対象として，市町村が管理栄養士による小グループでの栄養相談や栄養教室などを行うハイリスク・アプローチを実施し，PEMの早期発見および栄養状態の改善などを行っている．

12.4.2 咀嚼障害

高齢者の平均喪失歯の数は年齢が高くなるほど増加する．咀嚼にあまり大きな影響がみられないとする，自分の歯が20本以上残っている者の割合は，75歳以上の男性では31％，女性では24％を下回っている（表12.3）．いいかえれば，後期高齢者の約7割以上の者が歯の喪失によって咀嚼力低下の影響を受けている．

表12.3　1人平均喪失歯数と20本以上歯を有する割合

年齢階級（歳）	1人平均喪失歯数（本）	20本以上歯を有する者	
		男（％）	女（％）
50～54	3.7	85.7	90.6
55～59	5.0	84.8	80.7
60～64	7.1	71.9	69.0
65～69	10.1	59.1	55.6
70～74	13.1	42.1	42.7
75～79	17.6	31.2	24.0
80～84	19.3	29.9	15.4
85～	22.0	11.5	6.5

［平成17年歯科疾患実態調査より作成］

さらに，歯周病や，唾液の分泌低下なども影響し，咀嚼力が低下することで食べ残しが増える傾向が推測され，エネルギーやたんぱく質などの摂取不足から低体重を引き起こしやすくなる．さらに，硬いものが食べられず，軟らかいものに偏りがちとなり，食物繊維不足や，食事量全体の減少により便秘がちとなりやすい．

咀嚼障害がある場合の調理の工夫として，
① 咀嚼力に応じて食べやすい大きさに切る（刻み食，超刻み食），あるいは隠し包丁を入れる
② なるべく軟らかい食品を選ぶが，食物繊維の多い食品を料理するときは，加熱時間や加圧

時間などを長くさせて軟らかく仕上げる

③ すりおろす，ミキサーにかける，裏ごしなどを行うなどして，軟らかく食べやすい状態にするなどして，適正な栄養量を確保する

12.4.3 嚥下障害

　高齢期には老化による嚥下筋力の低下や，寝たきり，重度の認知症，パーキンソン病，脳血管障害の後遺症などの神経系の障害により嚥下機能障害が起こりやすい．嚥下運動は，
① 食べ物を口腔内で咀嚼をしながら唾液と混ぜ合わされて，飲み込みやすい物性に変える（咀嚼期）
② 舌を使って食塊を咽頭に送り込む（口腔期）
③ 嚥下反射が誘発され咽頭を通過する（咽頭期）
④ 食道の蠕動運動によって，食塊を胃に送り込む（食道期）
の4段階に分けられる．

　図12.1に示したように，嚥下する際には喉頭蓋の反射がみられるが，誤嚥は食塊が咽頭を通過する過程で，誤って気管や気管支に入ってしまう状態をいう．誤嚥による症状として，誤嚥性肺炎や気道閉鎖（窒息）などがある．

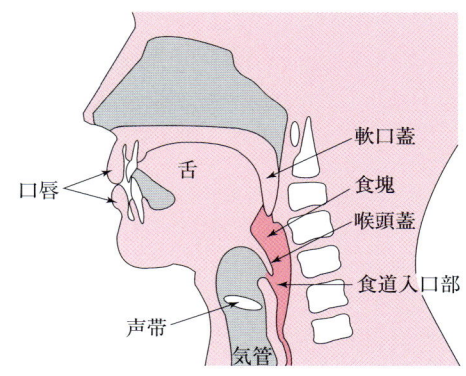

図12.1　食塊が咽頭を通過するときの模式図

　嚥下障害を起こす高齢者に多い食事中のおもな特徴として，
① 飲み込む力が弱まり，口腔内に食べ物が残る
② 口から食べ物がこぼれる
③ よだれが出る
④ 飲み込む前や飲み込むときに，むせたり，せき込んだりする
⑤ 食事中や食後に声がかすれる

などがある．これらの特徴を本人や介護者は早めに把握し，食事内容に反映させる．

　嚥下障害がある場合の調理の工夫としては，
① ペースト状や，性状として液体と固体が均一で適度な粘性があること（カスタードクリーム，ポタージュスープ，プリン，ゼリーなど）
② 口腔内でばらばらにならないこと（刻み食は適さない）
③ お茶や水は口腔で一定の形を保てないので，増粘剤などを利用してとろみをつける

④ 温度は体温に比べて温かいもの，または冷たい状態にすると，嚥下反射を起こしやすくする

⑤ 餅やこんにゃくなどの弾性の高いものや，のりなどの口腔内に付着しやすいものは避けるなどがある．好物は上手に食べる傾向があるので，対象者の好みの料理や調味料などを調査することも食事管理をするうえで重要となる．

12.4.4 骨折・転倒

一般的に高齢者での骨折は，骨粗鬆症と関連が深く，QOLが著しく損なわれ，寝たきりへと移行することが多い．そのため，介護が必要になったおもな原因として上位にあげられている（図12.2）．骨折の原因は，転倒の割合が多くを占めるので，転倒防止をすることが骨折予防につながる．したがって，室内外での転倒防止の環境整備や，下肢筋力の増強，歩行バランスの改善，起立性低血圧の予防などが重要となる．

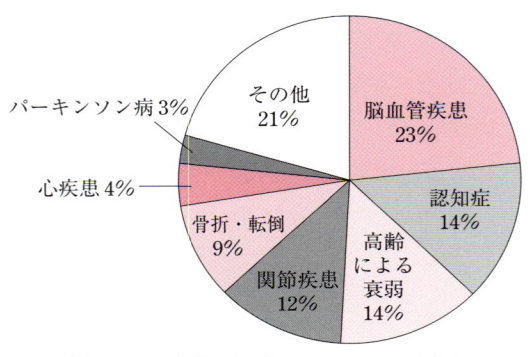

図12.2 介護が必要となったおもな原因
［平成19年国民生活基礎調査より作成］

12.4.5 骨粗鬆症

骨粗鬆症は骨基質（おもにコラーゲン）と骨塩（リン酸カルシウム）からの骨量が減少し，骨組織の微細構造が変化し，そのために骨がもろくなり，骨折しやすくなった病態で，一般に原発性骨粗鬆症と続発性骨粗鬆症に分類される．原発性骨粗鬆症の多くは，閉経後骨粗鬆症と老人性骨粗鬆症の二つで，退行性骨粗鬆症と総称される（原発性骨粗鬆症の診断基準は第1章参照）．

青年期における最大骨量（peak bone mass）に達してからの骨量減少は，閉経に伴う著しい骨量減少と，加齢に伴う穏やかな骨量減少がある．骨粗鬆症は，破骨細胞による骨吸収が骨芽細胞による骨形成を上回るために骨量が減少することにより発症する．高齢者における骨粗鬆の進展には骨芽細胞機能の低下と，加齢に伴う副甲状腺機能亢進や身体機能の低下が骨吸収亢進状態を引き起こすと考えられている．

骨密度にプラスになるおもな栄養素としては，たんぱく質，カルシウム，ビタミンC，ビタミンK，大豆イソフラボン，ビタミンDなどがある．骨に適度な刺激を与える運動や，骨に対する直接的な体重負荷（骨密度はBMIと相関）により，骨芽細胞を活発化させる．骨密度にマイナスの因子としては，エストロゲンの減少，リン酸の過剰摂取（適正なカルシウム：リン比＝1：1〜2），ナトリウム・カフェイン・アルコールの過剰摂取，喫煙，日照不足などがある．

12.4.6　変形性関節症，関節炎

変形性関節症は，関節軟骨が老化により変化を起こして弾力性を失い磨耗し，それに伴う骨・軟骨の増殖により関節が変形した慢性，進行性の関節疾患であり，二次的に関節炎が起こる．関節疾患も，高齢者の介護の原因の上位にあげられている（図12.2参照）．日常的に付加がかかる膝，肘，股関節などに変形がみられることが多く，変形性膝関節症は女性に多く，肥満との関連が認められている．おもに疼痛と機能障害を生じているので，関節に無理な負担をかけるような運動は避ける．また，適切な体重管理を心がける．

12.4.7　褥瘡（褥創：じょくそう）

褥瘡（decubitus）は，「床ずれ」とも呼ばれ，圧迫による外傷（pressure ulcer）である．寝たきりで低栄養状態の者に発生しやすい．褥瘡は骨突出部とベッドなどの外部との接触により，軟部組織（皮膚，皮下脂肪，筋肉組織）に長期の圧迫が加わって生じる局部的な血流障害による壊死をきたす．好発部は，仰臥位では仙骨部が最も多く，肩甲骨部や踵部が，横臥位では腸骨部や大転子部，外踝部などの骨突出部に多い（図12.3）．

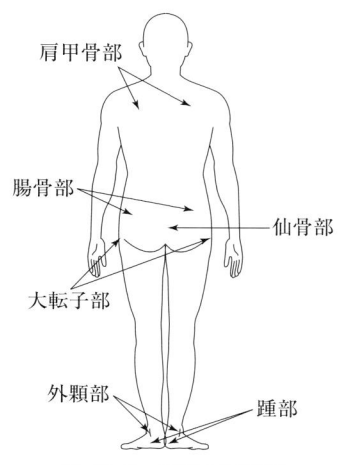

図 12.3　褥瘡の好発部

脳梗塞や認知症，外傷，その他の原因で意識状態や知覚の低下があると，意識して寝返りなどの体重移動が行われなくなる．また，脳梗塞などの麻痺によって運動機能が低下した場合も自分の力で寝返りができなくなるので，持続的な圧迫となる．予防として頻回の体位交換や皮膚清拭が必要となる．

低栄養状態では体脂肪や筋肉などのたんぱく質が分解され，組織壊死が進行する．血清アルブミン値は 2.5 g/dL 以下では褥瘡発症率が高くなり，また，免疫力の指標としてリンパ球数は $1500 \sim 3000/mm^3$ が褥瘡予防には望まれる．損傷面の修復には良質たんぱく質や十分なエネルギー，ビタミンC，亜鉛などの投与を行う．

12.4.8　失　禁

尿失禁は，腹圧性と切迫性，および混合性で，全体の約90％を占める．腹圧性尿失禁は，咳やくしゃみ，階段昇降などの腹圧上昇時に比較的少量の尿を失禁する．一般的に50歳代以降の女性に多く，骨盤底筋が弱くなり，尿道括約筋機能の低下による場合が多い．

切迫性尿失禁は，膀胱の排尿筋が抑制されずに勝手に収縮を起こすために，突然の尿意切迫感により，尿失禁をきたす．尿の量は腹圧性尿失禁より多く，尿意を感じると急に出てしまうので，頻尿を伴うことが多い．誘因刺激としては，寒さ，高い湿度などがある．男女を問わず高齢者に多い．また，脳血管障害やアルツハイマー型認知症などの者で起こりやすい．

12.4.9 認知症

現在，介護が必要になったおもな原因として，認知症は脳血管疾患に次ぐ高い割合となっている（図12.2）．認知症は，脳血管障害の結果として脳の血流が障害される脳血管性認知症と，βアミロイドという異常なたんぱく質が蓄積し，神経細胞が破壊されて脳が萎縮するアルツハイマー型に大別される．

脳画像検査としてCTやMRIは脳の構造的変化をみることができ，SPECT（単一光子放射断層装置撮影）では脳の血流量をみることによって脳細胞の活動性を把握することができる．認知機能検査としては，おもな症状である記銘力低下や学習障害，見当識障害の有無を調べる目的で，長谷川式簡易知能評価スケールやMMSE（mini-mental state examination；認知機能検査）が一般的に使用されている．また，施設などでは，認知高齢者の日常生活自立度判定基準（表12.4）などを用いて認知症の状態を判定し，適切なケアに反映させている．アルツハイマー型認知症で大事なことは早期発見による早期治療であるが，趣味活動や運動習慣など，たえず脳に刺激を与えることもリスク低減につながる．脳神経細胞の主要成分であるリン脂質

表12.4 認知症高齢者の日常生活自立度判定基準

ランク	判定基準	おもな症状・行動の例
I	何らかの認知症を有するが，日常生活は家庭内および社会的にほぼ自立している．	
II	日常生活に支障を来たすような症状・行動や意思疎通の困難さが多少みられても，誰かが注意していれば自立できる．	
IIa	家庭外で上記IIの状態がみられる．	たびたび道に迷うとか，買い物や事務，金銭管理などそれまでできたことにミスが目立つなど．
IIb	家庭内でも上記IIの状態がみられる．	服薬管理ができない．電話の応対や訪問者との対応など1人で留守番ができないなど．
III	日常生活に支障を来たすような症状・行動や意志疎通の困難さがみられ，介護を必要とする．	
IIIa	日中を中心として上記IIIの状態がみられる．	着替え，食事，排便・排尿が上手にできない・時間がかかる，やたらに物を口に入れる，物を拾い集める，徘徊，失禁，大声・奇声をあげる，火の不始末，不潔行動，性的異常行動など．
IIIb	夜間を中心として上記IIIの状態がみられる．	ランクIIIaに同じ
IV	日常生活に支障を来たすような症状・行動や意志疎通の困難さが頻繁にみられ，常に介護を必要とする．	ランクIIIに同じ
M (Max)	著しい精神症状や問題行動あるいは重篤な身体疾患が見られ，専門医療を必要とする．	せん妄，妄想，興奮，自傷・他害などの精神症状や精神症状に起因する問題行動が継続する状態など

［平成5年10月26日 老健第135号 厚生省老人保健福祉局長通知を一部改変］

やたんぱく質，神経伝達物質であるアセチルコリンの合成に関与するビタミン B_6，B_{12}，葉酸などは不足しないようにする．

12.4.10 パーキンソン病

パーキンソン病は，中脳の黒質などに存在するドーパミン神経細胞の変性を主病変とする神経変性疾患の一つで，特定疾患に指定されている．50〜65歳ごろに発病し，遺伝も重要な要因と考えられている．症状として，筋肉のふるえ（振せん）や硬直，動作緩慢，姿勢反射障害などがある．進行すると前傾姿勢となり，転びやすくなり，歩行障害が現れる．無表情な顔貌がみられることもある．精神症状として，意欲低下や抑うつ，認知症などがみられることもある．薬物療法が原則であるが，ドーパミンの成分であるフェニールアラニンやチロシンなどのアミノ酸不足にならないようにすることも予防の一つになると考えられる．

12.4.11 白内障，網膜症

高齢者は視力の衰退があげられるが，水晶体（レンズ）の白濁に基づく白内障は40歳代後半から始まり加齢につれて増加する．水晶体の成分は水と糖たんぱく質で構成されている．紫外線は水晶体を通過すると活性酸素を産生し，糖たんぱく質からなる水晶体線維が酸化され，透明性を失い白濁する．女性は男性に比べ，白内障の罹患率が高い．白内障の病因は多岐にわたり簡単に老化現象で説明することは困難であるが，ビタミンE，C，カロテンなどの抗酸化物の摂取に効果がある．

糖尿病網膜症は糖尿病の代表的な合併症の一つで，視力低下や失明の原因となっている．糖尿病網膜症による失明は糖尿病罹患後10年以上から起こることが多い．糖尿病網膜症は毛細血管瘤が形成され，点状や斑状出血などがあり，長期にわたる網膜の出血や白斑などにより網膜の血管閉塞や視力機能低下を起こす．眼底所見により薬物治療を行うが，治療の基本は血糖のコントロールである．高血圧や動脈硬化を予防することも重要である．

12.4.12 脱　水　症

加齢に伴い体内の水分量は減少し，特に筋肉組織などの除脂肪組織量の減少に伴い，細胞内液が減少する．また，加齢に伴い糸球体濾過量や腎血流量の低下があり，腎の尿の濃縮力の低下などから，排出される水分量が増大し，降圧剤などの利尿作用によって，必要以上に尿として水分が排出されることもある．さらに，水や電解質代謝の急激な変化に対応する能力と速さの低下が生じることにより，渇中枢感受性の低下がみられ，自発的な水分摂取量の減少も起こりやすい．以上より，高齢者は脱水を起こしやすい．

高齢者に多い脱水症は，高張性脱水で，水分喪失量がナトリウム喪失量を上回った状態で，結果として血清ナトリウム値が高値となり，血清浸透圧も高値となる．脱水の予防には口渇感がなくとも水分の補給に心がける．また，食事摂取量が低下している場合には，食事に含まれる水分摂取が低下するので，考慮する必要がある．

12.4.13 食習慣・生活習慣

Breslow（1980）は健康習慣の実施程度と，その後の健康状態や寿命との関連を研究し，7つの健康習慣をもっている者ほど死亡率が低いことを報告している．以下に7つの健康習慣の項目をあげる．

①たばこは吸わない．②定期的に運動する．③飲酒は適度か，しない．④1日7〜8時間の睡

眠を守る．⑤適正体重を保つ．⑥朝食は食べる．⑦間食はしない．

　日本の百寿者の食習慣の調査では，規則正しく食事をする，野菜をよく食べる，魚をよく食べる，食事の量は腹八分目，飲酒・喫煙はしない傾向がある．生活習慣としては，趣味をもち，よく眠ることができ，のんきでリラックスし，生活を楽しんでいるという特徴がある．なお，性格は明るく，楽天的で親しみやすく，几帳面で仕事熱心，粘り強いなどの特徴がある．

　以上のように，7つの健康習慣や百寿者の食習慣・生活習慣などは健康長寿への参考となると思われる．

12.5　栄養ケアのあり方

（1）栄養補給

　高齢者でも，前期高齢者と後期高齢者では日常身体活動レベルに差があり，同じ年代でも個人別の活動性に差があるので，個人に適した身体活動レベルからエネルギー必要量を推定する．栄養補給方法としては，基礎疾患の状態，合併症の有無，咀嚼・嚥下状態，消化・吸収能などに基づいて，経口栄養，経腸栄養，経静脈栄養のいずれかの栄養補給方法を選択する．経口栄養できない者には，咀嚼しやすく，飲み込むことがスムーズにできるように支援策を講ずることが，QOLの向上につながる．

（2）栄養教育

　一般の高齢者は，市町村が主催する介護予防事業における栄養改善教室などに積極的に参加し，栄養に関心を持たせ，現在の健康状態を維持するようにする．また，要介護認定非該当者で，要支援・要介護状態となるおそれのある者（特定高齢者）のうち，低栄養状態のおそれのある高齢者は，市町村が管理栄養士による個別栄養相談や栄養教室などの参加を促し，積極的な栄養教育を施す．要支援者は要介護とならないように介護予防サービスを利用し，要介護者は介護サービスの中で，栄養教育関連のサービスを受け，介護度の重症化を防ぐようにする．

（3）他領域からの栄養ケア

　医師，歯科医師，看護師，保健師，薬剤師，介護福祉士，理学療法士（PT），作業療法士（OT），言語聴覚士（ST），運動指導士，歯科衛生士，介護支援専門員（ケアマネージャー）などの他領域の専門家が栄養ケアに参画する．

13 運動・スポーツと栄養

13.1 運動・スポーツの目的

運動（exercise）・スポーツ（sports）は目的により二つに大別される．

（1）体力づくり・健康の維持増進，特に生活習慣病の予防と治療を目的にしたレクリエーションスポーツとストレス解消や楽しむためのレジャースポーツ

このスポーツでは基礎代謝が亢進し，肥満の予防，血清脂質の低下などに有効である．成長期では骨の生成作用，高齢者では骨量や骨密度維持効果がある．また，自律神経，特に副交感神経の働きを強めストレス解消（図14.2参照）に役立つ．生活習慣病の治療を目的にした運動療法に，ジョギング，エアロビクスなどの有酸素運動が奨励されている．「健康づくりのための運動基準2006」は，①身体活動とは，安静状態より多くのエネルギーを消費する全ての動き．②運動とは身体活動のうち，体力の維持・向上を目的として計画的に実施する．③生活活動とは身体活動のうち，運動以外のものをいい，職業活動上のものも含むと定義し，生活習慣病発症を予防する身体活動量と運動量が示された．これに準じて策定された「運動指針2006」によれば，健康づくりのための身体活動の目標は「週23エクササイズ（Ex）*，そのうち4Exは活発な運動を！」である．

（2）競技力を高めて記録を競い試合に勝つアスレチックスポーツ

スポーツ種目に合った筋力，持久力などの基礎体力を最大に高め，勝利，記録更新を目的とするスポーツ．この場合ストレス由来の健康障害（筋肉，骨，関節の障害，貧血，食欲減退，多量の酸素摂取による活性酸素の生成，減量の繰り返しによる貧血や骨密度の低下など）も起きやすい．

13.2 運動とエネルギー代謝

13.2.1 エネルギー供給系

筋肉中に存在するATP（アデノシン-3-リン酸）が運動のエネルギー源であり，ATPが

---

* 身体活動の「強さ」を「METs」（メッツ）という単位で表し，座位安静時状態は1 METs，普通歩行は3 METsに相当する（付録・表3および表13.3参照）．METsに時間を掛けた「METs×時」が身体活動の「量」を示し，エクササイズ（Ex）と呼ぶ．は生活習慣病防止のための身体活動量を個人の体重に関係なく示すために導入されたもので，Exによるエネルギー消費量算出の簡易換算式は1.05×Ex×体重（kg）である．

ADP（アデノシン-2-リン酸）と無機リン酸に分解するときに出てくるエネルギーで筋肉が収縮する．運動時は体内でATPの分解と再合成が可逆的に行われている．ATP（エネルギー）産生様式（補充方法）には二つの様式があり，スポーツの種目によって異なる．

(1) 有酸素（エアロビック）系機構

大量のATPを再合成するため酸素を必要とする好気的（エアロビック）反応である．エネルギー源の糖質や脂質が体内に十分あり，酸素を十分吸入できれば長時間の運動を続けることができる．

(2) 無酸素（アナエロビック）系機構

一過性の激しい運動時や，無呼吸の運動では無酸素性エネルギー産生機構によってエネルギーが供給される．これには二つの方法がある．

① 乳酸性機構（解糖系）：筋肉中のグリコーゲンが解糖系で嫌気的に分解されて生成したピルビン酸が乳酸になる経路のこと．このあと酸素が十分に供給され有酸素系機構がはたらけば，乳酸が再びピルビン酸になり，クエン酸回路（TCAサイクル）で生成した水素からミトコンドリアの電子伝達系でATPと水が産生する．酸素の供給が追いつかないと筋肉中に疲労物質の乳酸が蓄積する．これを乳酸性機構という．乳酸の蓄積でATP再合成の反応が抑制されて筋肉が疲労すると長時間の運動ができなくなる．

② 非乳酸性機構（ATP-CP系）：100m疾走のような短時間運動では，筋肉中のクレアチンリン酸（CP）が無機リン酸とクレアチンに分解され，遊離するエネルギーがADPからATPへの再合成に使われる．この再合成反応は酸素のない状態で行われるので嫌気的（アナエロビック）または無酸素的反応という．これは乳酸の生成がないため非乳酸性機構という．

13.2.2 糖質代謝と脂質代謝の転換

運動タイプによりエネルギー源がおもに糖質か脂質かに分かれる．有酸素的運動では脂質の利用が増加する．運動開始直後はグリコーゲンが使われるが，運動が長時間に及ぶと脂質の利用が増加する．ウォーキングのような最大酸素摂取量25% $\dot{V}_{O_2 max}$ 程度の強度の低い有酸素的運動では，皮下などの貯蔵脂肪がおもなエネルギー源であり，少し息がはずむ中程度の強度（65% $\dot{V}_{O_2 max}$）の運動では，脂肪組織と筋肉の脂肪からくるエネルギーが約2/3を占め，残りは筋肉グリコーゲンが使われる．全力に近い高い強度（85% $\dot{V}_{O_2 max}$）の運動ではエネルギー源は筋肉グリコーゲンである．

13.2.3 有酸素運動と無酸素運動の効用

体力づくりや健康の維持増進を目的にした運動・スポーツは有酸素運動であり，ジョギング，エアロビクスなどがあるが，体内蓄積脂肪を減らして糖尿病，肥満，循環器疾患を予防する効果がある．無酸素の運動・スポーツには，筋肉トレーニング，重量挙げ，投てき，ジャンプ，短距離の疾走などがある．

13.2.4 最大酸素摂取量

最大酸素摂取量（$\dot{V}_{O_2 max}$：maximal oxygen uptake）は，運動時1分間に体内に取り込むことのできる酸素の最大値をいい単位はL/分またはmL/kg/分などで表示される．最大酸素摂取量は身体の持久力の指標で運動習慣のある者や競技能力の高い選手は大きく，マラソンなど長距離競技者はさらに高い．体重あたりの最大酸素摂取量が60 mL/kg/分を超えることが優れ

たスポーツ選手の証しの一つとされ，一流マラソン選手は75〜80 mL/kg/分程度である．最大酸素摂取量の高い人は，基礎代謝も高めであり，高血圧，肥満症，高脂血症，血管障害などの退行的慢性疾患にかかりにくいとされている．

13.3 健康増進と運動

13.3.1 運動の糖質代謝への影響

運動によりエネルギー消費量が増えるのでエネルギー源である糖質の消費も増える．運動中はおもに活動筋のグルコースの分解が亢進し30分もすれば低血糖になるが，通常，肝臓グリコーゲンの分解でグルコースが供給され低血糖が防止されるので，運動が持続できる．この場合は安静時と違い，インスリンの関与はないとされる．一方，血糖値の高い糖尿病患者に適度な運動を負荷すると，インスリン感受性が増大して組織でのグルコースの利用が増加するため症状の改善が期待される．

13.3.2 運動の脂質代謝への影響

有酸素運動や持久性運動で糖質の消費が終わると，代わりに脂肪組織でホルモン感受性リパーゼによる分解で遊離脂肪酸が血中に放出され，筋肉や心臓などの組織でエネルギーに利用される．有酸素運動時にリポたんぱくリパーゼの活性が高くなってHDLコレステロールが増え，コレステロールを末梢から肝臓へ輸送してLDLコレステロール値を減少させるといわれる．したがって，高脂血症の患者には運動療法による改善が期待される．しかし，運動強度が高すぎると血中中性脂肪の上昇を招くとされている．

13.3.3 運動と高血圧

高血圧症の90％は本態性高血圧症といわれ，改善に有酸素運動が有効とされている．有酸素運動により心肺機能は強化され，末梢の血液循環，脂質代謝も改善される．しかし，高血圧患者は，血圧が高いばかりか動脈硬化症をもつことも多いため，運動負荷の前にメディカルチェックを行う必要があり，収縮期血圧が約180 mmHg以上であれば運動を控える必要がある．血圧の昇降は運動の種類により異なる．静的な等尺性運動（重量挙げなど）では収縮期血圧だけでなく拡張期血圧もかなり上昇するので避ける必要がある．50％ $V_{O_2\,max}$ 程度の動的な等張性運動（歩行，軽いジョギングなど）では拡張期血圧は不変または低下するので，降圧効果が期待できる．

13.3.4 運動と骨密度

骨は破骨細胞と骨芽細胞が絶えず吸収と形成を繰り返し，約10年間ですべてが入れ替わる．これを骨の再構築（リモデリング）という．骨の吸収が骨の形成を上回ると，骨はしだいに弱くなる．骨の強さを表す骨密度は，骨の単位面積（または体積）あたりの骨塩量または骨量（骨のミネラル量）のことで，DEXA法（10.3.3項参照）により測定した骨密度が世界の標準である．

運動は骨量・骨密度を高める効用がある．骨にレジスタンス運動が加わると骨芽細胞の働きが活発になり骨密度が高くなる．

骨量・骨密度は男女とも30歳くらいでピーク（peak bone mass；最大骨量）に達するが，加齢に伴い緩やかに減少する．減少率は男性よりも女性の方が大きい．女性はさらに閉経後の

50歳頃から骨量の減少が加速する．

一方，筋運動をしない状況（無重力状態や寝たきりの状態）では不労性筋収縮が起こり骨格への負荷がないため，骨に脱灰現象が起こる．骨密度の増加には，ウォーキングなどの有酸素運動よりは軽いレジスタンス運動，軽い筋力トレーニング，バレーボール，バスケットボールの方が効果的であるとされる．

13.3.5 運動と寿命

身体活動量を500 kcal/週 未満から 2000 kcal/週 以上に増加した場合，年齢層にかかわらず寿命が延び，年齢が低いほどその延びが大きく，逆に激しい運動の競技者ほど短命であるとの報告がある．

13.3.6 運動と適応力・免疫などの抵抗力

トレーニングは人間の適応力を活用したものである．トレーニングを積んだ選手は安静時に副交換神経の働きが一般の人よりも亢進するため，安静時の代謝が低く抑えられ，運動時のエネルギー発揮の準備をしているといわれている．熟練選手は無駄な動作が少なく，心理的限界（普通の筋力測定で得られる最大筋力）を生理的限界（真の最大筋力）に近づけるようになる．これを運動による神経系の適応という．

身体も競技力を上げるのに必要な訓練を長時間続けると，その種目に適した形態や機能に変化する．たとえば，ウェイトトレーニングを行うと筋肉が肥大するし，テニスのように利き腕のみを酷使する運動では，利き腕の骨が太くなり筋力も強くなる（運動負荷に対する適応）．また，マラソンなど持久的な運動をする選手は，心臓の1回拍出量が多くなるために，安静時の心拍数が低下する（機能的な適応）．しかしながら，運動が逆に体の抵抗力を弱めることも知られている．「Jカーブ」といわれる現象で，適度な運動を習慣的に行う人は免疫能・防衛体力が強化され感染症にかかりにくいが，オリンピック選手などのトップアスリートは，鍛える運動が強すぎて筋損傷による血中サイトカイン分泌増大などで抵抗力が低下する．スポーツ選手は絶えず急性および慢性ストレスを受け，ストレスホルモンにより免疫機能が抑制されるばかりか活性酸素分子種（O_2^-，H_2O_2，$^1O_2$，・OH）も増え細胞損傷が起きやすい．加えて，運動時の不適切なエネルギー・栄養素の摂取が代謝に悪影響を与えて免疫力低下を促す．このため中程度の運動を行う人は感染症に対する罹患率が最も低いが，高強度の運動を行う人や逆にまったく運動を行わない人の方が感染症にかかる割合が高い．なお，運動前の筋グリコーゲンの確保と微量栄養素の確保は，単に筋力を上げるのみならず，体へのストレス抵抗性を高め，血中グルコース濃度を保持し，血中グルココルチコイド濃度の上昇を抑えて好中球数や各サイトカインの分泌を抑えるためにも肝要である．

13.3.7 運動のデメリット

運動は間違った方法で行うと，デメリットとなることも少なくない．膝，腰に痛みがあるような場合にかえって痛みが増大し，水分不足が主原因である暑熱中のスポーツ活動による熱中症，運動性貧血，あるいは勝ちたいあまりのオーバートレーニング（慢性疲労）やオーバーユース（使いすぎ症候群）による体調不良などにもなる．運動中の突然死の多くが虚血性心疾患（狭心症，心筋梗塞）によるもので，中高年者に多い．運動の代謝上のデメリットを次にあげる．

① 免疫機能：適度の運動は免疫機能を強化するが，極度に激しい運動を1時間以上行った場

合，運動後の数時間から1週間にわたり，その機能が低下（リンパ球濃度やナチュラルキラー細胞活性が低下）する．高強度運動後には上気道感染症の罹患率も増加するという．

② 活性酸素：おもに細胞のミトコンドリアで生成する酸素種で酸化能力が強く，細胞に直接損傷を与えるかまたは過酸化物質を生成し生活習慣病や老化の原因となる可能性がある．体内に入った酸素の2〜10％は活性酸素に変化するが，運動時には酸素消費量が安静時の10倍以上に増大するため，発生する活性酸素も増加する．

13.4 スポーツと体力

13.4.1 瞬発力（ハイパワー）と持久力（ローパワー）

体力（physical fitness）は身体的要素と精神的要素に大別され，また行動体力と防衛体力に分けられる．スポーツ選手が競技力を上げるために必要な体力はおもに行動体力で，①筋力（長時間エネルギーを維持できる力），②持久力（ローパワー・長時間エネルギーを維持できる力），③瞬発力（ハイパワー・短時間に筋力を発揮させる力），④柔軟性（筋力，持久力，瞬発力をフルに発揮させるための身体の柔らかさ），⑤調整力（競技スポーツの技術に直結する能力）の5要素がある．

筋肉には速筋（速筋線維）と遅筋（遅筋線維）およびその中間的な中間筋がある．瞬発力（ハイパワー）とは速筋線維を動員し，無酸素的エネルギー代謝機構によりクレアチンリン酸やグリコーゲンをエネルギーに変換し，短時間で爆発的な筋パワーを発揮する能力のことである．

持久力（ローパワー）は疲労を最小限に抑えながら長時間にわたって運動を継続させる能力で，おもに遅筋線維を使い，有酸素エネルギー代謝機構によって酸素を利用し，脂肪酸やグリコーゲンをエネルギーに変換することで運動を持続させる．すなわち，速筋は収縮するスピードが速い筋肉で，疲労しやすいが瞬発的にパワーを発揮する．遅筋は収縮のスピードが遅く大きな力は出せないが持久力に富んだ筋肉である．なお，速筋のうち，収縮速度が速く，なおかつ比較的持久力を備えたものが中間筋（ミドルパワー）である．パワーの種類，エネルギー獲得機構（メカニズム）とスポーツ種目の関わりを表13.1に示した．

表 13.1 パワーの種類，エネルギー獲得機構からみたスポーツ種目

パワーの種類	運動時間	エネルギー獲得機構	スポーツの種類（例）
ハイ・パワー	30秒以下	非乳酸性機構	砲丸投げ，100m走，盗塁，ゴルフ，テニス，アメリカンフットボールのバックスのランニング・プレー
ミドル・パワー	30秒〜1分30秒	非乳酸性機構＋乳酸性機構	200m走，400m，スピードスケート（500m，1000m），100m競泳
	1分30秒〜3分	乳酸性機構＋有酸素性機構	800m走，体操競技，ボクシング（1ラウンド），レスリング（1ピリオド）
ロー・パワー	3分以上	有酸素性機構	1500m競泳，スピードスケート（10 000m），クロスカントリースキー，マラソン，ジョギング

［宮下充正：トレーニングの科学的基礎，Book House HD, 2001 より］

13.4.2 体脂肪率とスポーツ

体脂肪(率)は競技成績に影響する．体重は脂肪量と除脂肪組織量(LBM)の合計であるが，除脂肪組織内に含まれる脂肪は生理的機能の発揮に必要であるのに対して，貯蔵(皮下と内臓)脂肪は運動に必須ではない．マラソン選手は極限まで体脂肪を減らしても，マラソンを走りきるエネルギーは十分にもっている．スポーツ選手にとって身体を動かすことにマイナスとなる体脂肪はできるだけ減らす必要がある．減らし過ぎて体脂肪が10％以下の女性スポーツ選手の中には，月経異常を起こすケースもみられる．一方，相撲などの高い体脂肪率が武器となるパワー系スポーツもある．

13.5 トレーニングと栄養補給

13.5.1 運動時の栄養必要量

エネルギー摂取の基本はエネルギーバランスをとり体重を維持することであるから，消費量分のエネルギーを食事からとればよい．しかし，摂取エネルギー量は年齢，性別，体格，季節変動，活動の強度・時間，競技種目，トレーニング内容で異なり，さらに選手の運動技量によっても違う．基準として1日あたりの摂取エネルギーは男性スポーツ選手3000〜4500 kcal/日，女性スポーツ選手2500〜3500 kcal/日の範囲とされているが，男子10 000 kcal，女子5000 kcal以上摂取しているトップ選手もいる．表13.2に日本体育協会が提案している競技選手の栄養素等摂取基準例を示した．

表 13.2 日本人の競技選手用のエネルギー・栄養素の摂取基準例

栄養素	エネルギー (kcal)				備 考
	4500	3500	2500	1500	
たんぱく質 (g)	154	130	100	80	エネルギー比率：15〜18％
脂質 (g)	150	115	70	45	〃 ：25〜30％
糖質 (g)	640	480	370	270	〃 ：55〜60％
カルシウム (mg)	1000〜1500	1000〜1500	1000	800	
鉄 (mg)	15〜20	15〜20	15	12	
ビタミン A (μgRE)*	900〜1500	900〜1200	900	900	
ビタミン B_1 (mg)	2.7〜3.6	2.1〜2.8	1.5〜2.0	1.0〜1.3	0.6〜0.8 mg/1000 kcal
ビタミン B_2 (mg)	2.2〜2.7	1.8〜2.1	1.3〜1.5	0.8〜1.0	0.5〜0.6 mg/1000 kcal
ビタミン C (mg)	200	200	200	200	
食物繊維 (g)	36〜45	28〜35	20〜25	13〜16	8〜10 g/1000 kcal

＊ RE：レチノール等量
[(財)日本体育協会スポーツ医科学専門委員会監修，小林修平編：アスリートのための栄養・食事ガイド，第一出版，2001 より]

13.5.2 たんぱく質摂取とトレーニング

競技スポーツ選手の筋肉組織は日々の激しいトレーニングで損傷するので，すばやい筋肉の修復が必要である．したがって運動直後の栄養補給は実に重要である．トレーニング開始後に筋肉たんぱく質の分解が進むが，その後1〜2時間で血中の成長ホルモンレベルが上昇し筋肉のたんぱく質の合成能が高まる．そこで，トレーニング終了後すみやかにたんぱく質を供給すれば，たんぱく質合成を伴う筋肉量の修復が効果的に行われることになる．スポーツ選手のた

んぱく質摂取目標値は 1.5〜2.0 g/kg 体重とされている．しかし，過剰に摂取するとたんぱく質は分解されて尿に排泄されるため，肝臓・腎臓に負担がかかるばかりでなく，カルシウムの尿中排泄を促進する原因ともなる．

13.5.3 スポーツ性貧血

日本ではスポーツ性貧血の名づけ親は吉村（1970 年）であるが，スポーツ選手に最も多くみられるのは鉄欠乏貧血である．これは，摂取する栄養素の不足，激しい運動時に，頻繁に踵にかかる衝撃や循環血液量の増加で毛細血管摩擦に伴う赤血球の破壊による溶血がおもな原因である．血中の鉄飽和度 20％以下，血清フェリチン濃度 12 ng/mL 以下の状態は潜在性鉄欠乏（貯蔵鉄消失，血清鉄低下），それ以下は鉄欠乏性貧血である．

13.5.4 水分・電解質補給

運動時の体温上昇は発汗作用で調整される．暑熱環境下や湿度の高い条件下ではこまめに水分を補給し，体温調節を図る必要がある．体重の 2％の体水分を損失すると競技能力が低下する（3.4.3 項参照）．喉の渇きを感じない前に水分摂取をすることである．水温は 5〜15℃，0.2％程度の食塩と 5％程度の糖分を加えると喉越しがよく，胃内排出速度が速く吸収も早い．しかし，胃内排出速度は運動強度が 75％ $V_{O_2 max}$ 以上になると急激に低下するので事前に水分補給しておく．また，2 時間以上も運動を継続する際には，水分補給とともに電解質（ミネラル）を補給することも必要である．

13.5.5 食事内容と摂取のタイミング

トレーニング効果を高めるために，食事とトレーニングは車の両輪であり，食事も戦略・戦術のうちである．トレーニングの目的に合わせて何を，どれだけ，いつ食べるのかが重要である．体内に貯蔵されているグリコーゲンには限界があり，食事でとる糖質が十分でないと，トレーニングによりグリコーゲン不足になりやすく，その結果，一時的な疲労やオーバートレーニングに陥ることになる．また，エネルギーの不足はトレーニングによる筋肉の修復に使われるはずの食事たんぱく質をエネルギーとして消費してしまう．そうならないように，何よりも毎日 3 食の喫食を実行し，糖質とエネルギー不足を防ぐ必要がある．

筋力を高めるためのウェイトトレーニングをすると成長ホルモンの分泌が活発になり（13.5.2 項参照），トレーニング終了後 1〜2 時間程度持続するので，この間に食事をすることが効果的な食べ方になる．図 13.1 に筋肉づくりと骨づくりと食事のタイミングを示した．

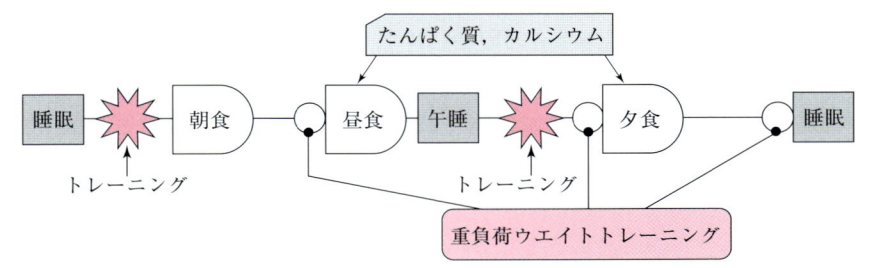

図 13.1　筋肉・骨づくりのタイミングとリズム
［鈴木正成：実践的スポーツ栄養学，文光堂，1993，p.14 より］

13.5.6　筋グリコーゲンの再補充

質の高いトレーニングを維持し，試合で最高のパフォーマンスを発揮するために，筋グリコーゲンを常に適正に保つことは必須の条件である．したがって，練習や試合で低下した筋グリコーゲン量をごく短時間で十分に補充する栄養処方が必要になる．

（1）糖質補給のタイミング

運動中に筋肉・肝臓のグリコーゲンシンターゼ（グリコーゲン合成酵素）活性が亢進し運動後1時間程度は持続する．したがって，運動終了後にすみやかに糖質を補給すると，筋グリコーゲン補充に効果がある．1日の午前と午後に試合がある場合には，午前の試合直後にグルコースを補給することが，有効な補充方法となる．また，グルコースのみを補給するよりも，クエン酸とともに補給する方が筋グリコーゲンの再補充効果が大きいといわれている．一方，体重1kgあたり7～10gの糖質を補給すれば24時間後には元の筋グリコーゲン量に戻るという報告もある．激しい運動後の夕食のタイミング（1時間以内か3時間以後か）しだいで，翌朝（12時間後）の筋グリコーゲン量に違いがでるとの報告もあり，練習や試合が翌日に行われるような場合には，栄養素バランスのよい食事をタイミングよく摂取することに留意するとよい．

（2）グリセミック指数（グリセミック・インデックス，GI）

糖質摂取の考え方の1つとしてグリセミック指数がある．これは糖質上昇反応指数ともいわれ，炭水化物を多く含む食品や食事を摂取した後に，血中グルコース（血糖）濃度が上昇していく反応の大小を示したもので，食品の消化吸収速度と体内での利用効率を示すとか，炭水化物の質を示す値と言われている．100を最高値とし，グルコース50gの摂取によって描かれる血糖上昇の面積を摂取後2～3時間測定したものを基準としている．グリセミック指数の高い食品は吸収が早いので，運動直後等筋肉中のグリコーゲンの貯蔵が減少した時に速やかに回復させるのに効果がある．長時間のトレーニング時や日常食には低い食品が良い．しかし，糖質の種類や調理・加工，調理器具などの影響を受けやすく，赤飯や梅や塩のおむすび等の指数は90以上であるが，すし飯やカレーライスにすると60台になる．

13.5.7　ウェイトコントロール（減量）と運動・栄養

ウェイトコントロールの目的は，スポーツ種目ごとに最高のパフォーマンスを発揮できる適正体重を維持することにある．そのため，選手は定期的に体重と体脂肪を測定し，適正なウェイトコントロールをする必要がある．

体重は脂肪重量と除脂肪体重（LBM：lean body mass）を合算したものであるが，ウェイトコントロール（減量）を行うとき，除脂肪体重（筋肉量を意味する）はできるだけ維持し，体脂肪を減らすことが目標となる．柔道，ボクシング，レスリングなどの階級性種目や，芸術性を問われる新体操，機械体操などは減量が大きな課題となる．しかし，急速減量はLBMの低下，筋パワーの低下，コンディショニングの乱れなど，基礎体力によくない影響が出て，急激な脱水による体調不良に陥ることにもなり，ひいては選手生命にも影響することがある．したがって，ウェイトコントロール（減量）は，現状を把握した上で減量目標を立て，トレーニング，食事の内容と摂取タイミングなど，減量プログラムを作成し，科学的・計画的に実施することである．

13.5.8　栄養補助食品の利用

栄養補助食品は一般にサプリメントと呼ばれている．正しい知識をもつとともに，栄養素の

補給原則は，あくまでも食事であることを忘れてはならない．特にミネラルの場合，Ca/Mgのようにミネラルどうしの摂取比率が適正である必要のあるものがあるので留意が必要である．

① 炭水化物系サプリメント：グルコース，ショ糖，マルトデキストリンなど．パフォーマンスを維持し，筋グリコーゲンの貯蔵に有効であるといわれている．

② 脂質系サプリメントとたんぱく質系サプリメント：脂質系サプリメントについてはさまざまな研究が行われているが，効用は明確ではない．たんぱく質系サプリメントは一般の食品に比較して吸収は速いが，筋量の増加や運動後の回復の効果についてはよくわからないので，食事から摂取することを心がけたい．

③ ビタミン系サプリメント：ビタミン系サプリメントとパフォーマンスとの関係については明確ではない．過剰摂取が他の微量栄養素の相対的不足を招くおそれもある．

④ クレアチンサプリメント：短期間のクレアチン摂取は，繰り返しのある最大筋収縮パフォーマンス，一過性のスプリントパフォーマンスを高める可能性があり，ある程度の長期間摂取は筋力，スプリントパフォーマンス，除脂肪体重増加の可能性がある．しかし，腎臓，肝臓機能障害を起こす可能性も懸念されている．

⑤ エルゴジェニックエイズ：運動能力増強剤とかエルゴジェニックスとも呼ばれ，エネルギー生成の改善により運動や競技成績を向上させる事を目的に作られた物質の総称である．利用に当たっては安全性，科学的根拠の有無，内容成分などの確認が必要である．

表 13.3　運動の分類例*

メッツ	3メッツ以上の運動（身体活動量の目標の計算に含むもの）	1エクササイズに相当する時間
3.0	自転車エルゴメーター：50ワット，ウェイトトレーニング(軽・中等度)，ボーリング，バレーボール	20分
3.5	体操（家で．軽・中等度），ゴルフ（カートを使って）	18分
3.8	やや速歩（平地，やや速めに＝94 m/分）	16分
4.0	速歩（平地，95～100 m/分程度），水中運動，水中で柔軟体操，卓球，太極拳，アクアビクス	15分
4.5	バドミントン，ゴルフ（クラブを自分で選ぶ．待ち時間を除く．脚注参照）	13分
4.8	バレエ，モダン，ツイスト，ジャズ，タップ	13分
5.0	ソフトボールまたは野球，子どもの遊び(石蹴り，ドッジボールなど)，かなり速歩(平地，速く＝107 m/分)	12分
5.5	自転車エルゴメーター：100ワット，軽い運動	11分
6.0	ウェイトトレーニング（高強度，パワーリフティング，ボディビル），美容体操，ジャズダンス，バスケットボール	10分
6.5	エアロビクス	9分
7.0	ジョギング，サッカー，テニス，水泳：背泳，スケート，スキー	9分
7.5	山を登る：約1～2 kgの荷物を背負って	8分
8.0	サイクリング（約20 km/時），ランニング：134 m/分，水泳：クロール	8分
10.0	ランニング：161 m/分，柔道，柔術，空手，キックボクシング，テコンドー，ラグビー，水泳：平泳ぎ	6分
11.0	水泳：バタフライ，水泳：クロール，速い（約70 m/分），活発な活動	5分
15.0	ランニング：階段を上がる	4分

* 運動以外の生活活動については付録・表3を参照．
注1）同一活動に複数の値が存在する場合は，頻度の多いと考えられる値を掲載してある．
注2）それぞれの値は，当該活動中の値であり，休憩中などは含まない．例えば，カートを使ったゴルフの場合，4時間のうち2時間が待ち時間とすると，3.5 METs×2時間＝7 METs・時となる．

[Ainsworth, BE. Haskell WL, Whitt MC, et al. Compendium of Physical Activities：An update of activity codes and MET intensities. Medicine and Science in Sports and Exercise, 2000：32 (Suppl)：S498-S516]

14 環境と栄養

14.1 ストレス応答と栄養

14.1.1 恒常性の維持とストレッサー

　ストレスとはストレッサーが誘起する生体内緊張状態，恒常性のゆがみの状態のことで，この緊張状態から回復するときの反応をストレス反応という．ストレッサーは生体のホメオスタシス（homeostasis）を乱すべての要因と考えられており，物理的（外傷，寒冷など），化学的（食品，薬剤など），生物的（病原体による感染，心理的（精神的な怒り，不安，強い恐怖など）なものに区分される．カナダのハンス・セリエは提唱した有名なストレス学説（1938年）の中で，ストレス反応の過程を全身適応症候群（汎適応症候群ともいう）とよび，次の3段階に分けて分析した（図14.1）．

　① 警告反応期：生体のストレス刺激に対する初期反応で，ショック相（血圧，血糖値および神経系活動の低下，筋肉の緊張が減少，胃潰瘍の形成などの恒常性に歪みが生じた状態）に入るが，続いて生体防御機構が働らき反ショック相に入って身体異常から回復する時期．
　② 抵抗期：ストレス刺激に対して生体が適応した時期．
　③ 疲憊期（消耗期）：長期間のストレスの継続で生体の適応力が限界を超えると再び警告反応期の恒常性の歪み状態に入る時期．

　ストレッサーはすべて視床下部を刺激し，ここから神経系やホルモン系が働き代謝変動由来のさまざまな生理化学的現象が誘発される（図14.2）．関与するおもな軸系に次の三つがある．

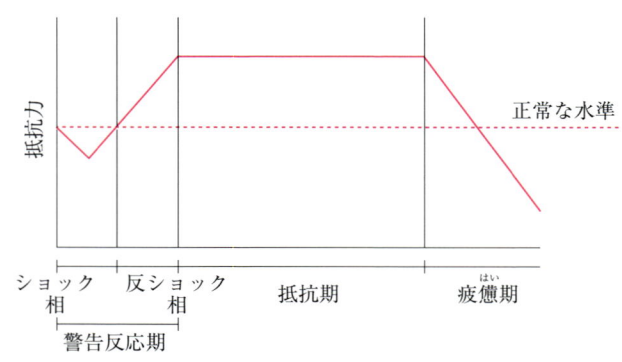

図 14.1 三つのストレス反応時期
［堀江祥允・松谷康子：新版応用栄養学実習書，光生館，2008，p.142 より］

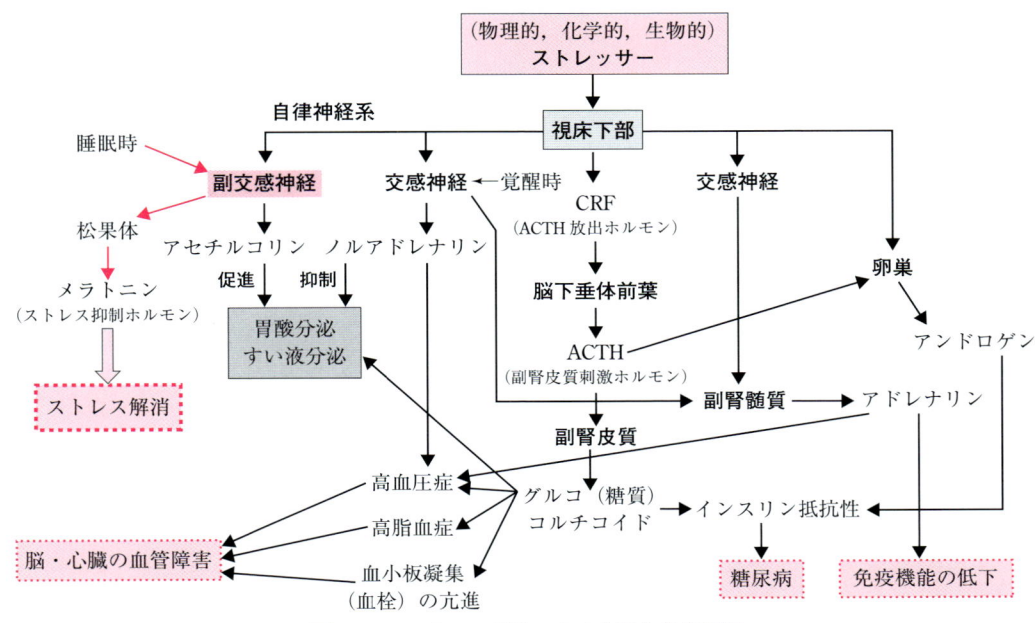

図14.2 ストレス刺激による生理化学的応答

① 視床下部-交感神経-副腎髄質
② 視床下部-脳下垂体－副腎
③ 視床下部-脳下垂体-卵巣

　ヒトにはストレスから自らを守り適応する性質がある（恒常性）．健常者ではストレスがかかって恒常性の歪みが生じても体を正常に戻すしくみが働く．たとえば，覚醒状態ではストレスを受けて①，②の軸が働き，体はショック相（病的）状態に入るが，睡眠をとると副交感神経-松果体が働いてストレスが解消される（図14.2）．しかし，ストレスが恒常性の破綻を促すほどになると心や身体が摩耗した（アロスタティック負荷）状態に陥る．ストレス性疾患として，ストレス性肥満および神経性食欲不振，胃・十二指腸潰瘍，過敏性大腸炎，高血圧症などがあげられる．すなわち，ストレスが疾病の発症・増悪の因子にもなる．

14.1.2　生体の適応性と自己防衛

　① 生体の適応性：人には自らを守り適応する巧妙な性質である恒常性（ホメオスタシス）がある．
　② 生体の自己防衛：人などの高等哺乳動物は，体に対する侵襲から自らを守るため，自己・非自己を識別し，病原体・異物・毒物などを排除する防衛のしくみ（免疫系，解毒系など）もそなえている．

14.1.3　ストレスによる代謝変動

　ストレスなどのすべての刺激は視床下部に統合され，神経系・内分泌系を通してさまざまな代謝変動が生じ，病的状態に入る可能性があるが，一方でストレスを解消する応答も働く（図14.2参照）．

14.1.4　ストレスと栄養必要量

　ストレス刺激により，ショック相状態に入るので，グルコース，ビタミンB_1，たんぱく質，

ビタミンC，ナトリウム，カリウム，カルシウムなど，ストレスによる消費増加分を補給する必要がある．しかし，日常的ストレスの対応について，いらいらを防ぐカルシウムやたんぱく質増量など古くから議論されているが，どれだけの加算が必要かは科学的には不明確である．ストレスを和らげるには，規則正しい生活（栄養素の消化吸収を高めるばかりか睡眠やストレス・感情のコントロールに役立つ），日常生活で大いに笑い，運動（13.1節参照）や趣味に没頭するなどレクリエーションによる気分転換，心地よさを追求して脳疲労の解消，規則的な摂食リズムで楽しくとる食生活（14.2節参照），などが大切であると考えられる．

14.2　生体リズムと栄養

人体の生理活動には一定の周期性がある．これを生体リズム（biological rhythm）という．地球の自転に伴って起こる昼夜周期のため，1日周期で繰り返される生体リズムを日内リズム（サーカディアンリズム，circadian rhythm）といい，このほかに生体リズムとして月の周期（サーカルネア）・年の周期（サーカニュアル）リズムなどもある．体内リズムを明暗周期に同調させる重要な働きをする脳内の中枢を体内（生物）時計（biological clock）と呼ぶ．近年，こうした「時間生物学」的知見を活用した診断と治療活動が重要な時代となってきている．

14.2.1　生体機能の日内リズム

日内リズムのある生理現象は，睡眠・覚醒，排便，体温，血圧，心拍数など多くある．成長ホルモンなどの各種ホルモンにも分泌時間にリズムがある．呼吸，循環，消化を支配する自律神経系は，日中は交感神経系が働き，夜は副交換神経系が活発になる．こうした活動と休息の日内リズムをつくりだしているのは脳の視床下部の視交叉上核にある中枢である．睡眠は体内時計がセットする．太陽光が目に入ると網膜-視交叉上核を経由して松果体から出るメラトニンが睡眠のリズムを24時間に調整する．また，病気の発症も生体リズムが存在し特定の時間帯がある*．

14.2.2　食事摂取による同調

小腸の二糖類分解酵素は毎日の摂食時刻に対応して酵素活性が高くなる．これは栄養素の消化吸収を効率よく行う生理活動と考えられている．このようにヒトには，昼夜の光の周期と摂食時刻により摂食リズムを形成する効率的な仕組みがある．これを食事摂取による同調と呼ぶ．3回の食事のうち特に朝食は重要な同調因子とされている．摂食リズムを形成するのに，摂食時刻に合わせたリズムの形成には10〜14日間の習得期間が必要といわれる．一度そのリズムを形成すると，欠食や摂食時刻のズレがあっても数日間は摂食リズムが継続する．明暗が逆の海外旅行をした場合，摂食リズムを現地に合わせておくことで時差ボケを解消することができる．

現代のように原則1日に3回の食事をするという摂食リズムが形成されたのは，日本では明治時代頃以降で，古墳時代は1日に1食，江戸時代は2食であったとされているが，1日何回食

＊　肺機能が低下する明け方は気管支喘息の発作が出やすい．朝の起床時前後は，交感・副交感神経の働きが入れ替わる時間帯で，自律神経のバランスが崩れやすい．このため起床後の血圧と脈拍数の上昇で心筋梗塞や脳卒中が起きやすい．胃潰瘍は空腹時の深夜に悪化する．

事をとるかで体の生理作用に影響がある．かつての大相撲力士の1日2食が物語るように，食事回数が少ないほど体脂肪の蓄積や退行的慢性疾患になりやすい．ところが昼夜サイクルを無視した生活習慣を行うと体内時計のリズムが狂い病的状況に陥り，食事の質・量・タイミングが異常のイーティングディスオーダー（食の乱れ症状）になるとされる．規則正しい生活が生きていくうえで重要であることがわかる．

14.2.3　代謝の月周・年周リズム

① 代謝の月周には1ヶ月周期のリズムとして女性の月経（menstruation）がある．月経に伴い体温の上昇のほか，多くの生理的変化が生じ，月経前緊張症では身体的・精神的にも不安定になり，食欲にも影響がみられる．

② 1年周期のリズムには生物学的には冬眠や渡り鳥のわたり飛行などがある．

14.2.4　生体リズムと栄養

夜更かしが気にならない現代生活，やむを得ない事情がある場合もあるが，就寝時刻が遅くなり，これが健康障害のリスク要因となる．すなわち，昼夜サイクルを無視した生活により体内時計が狂い体調が崩れる．「夜更かし国家・日本」では深夜営業のレストラン，24時間営業のコンビニなどが出現し，いつでもどこでも簡便に食べ物が入手でき，空腹を充たせる．この影響で朝食摂取意欲が低下するなどのイーティングディスオーダーに陥り，子どもでは人格形成にも悪影響があるとされている．

14.3　高温・低温環境と栄養

14.3.1　温度環境と体温調節

人間は恒温動物であり，体温は一定に保たれている．体温が一定であることは，生体機能を維持するうえで重要であり，生体内の多くの酵素反応は体温付近を至適温度として働いてい

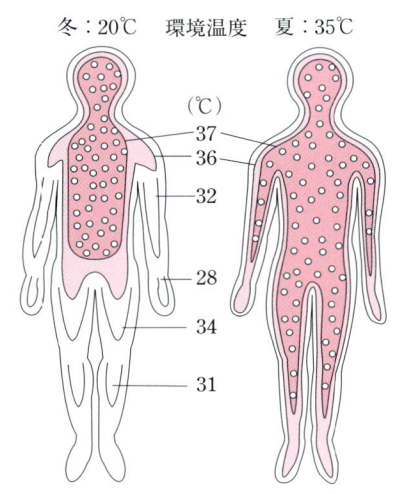

図14.3　冬と夏の体内温度分布の比較
［Aschoff, J. and Weber, R.：Durchblutungmessungandermenschlichen Extremitat・Verhandl・Deut. *Ges. Kreslafforsh.*, **23**, 1958, p. 375-380 より］

る．体内の温度分布は，身体の各部位によって異なっており，さらに外気温により変動する（図14.3）．皮膚表層の約1cmを外郭部（shell）と呼び，環境温度に左右されやすい．体の中心部を核心部（core）と呼び，身体の深部にある内臓は熱産生が盛んであり，脳を含んだ核心部は環境温度にかかわらずほぼ一定（38℃）に保たれており，この核心温度を保つことが体温調節の機能である．核心部の体温は，直接測定することができないため，直腸温，腋下温，舌下温，鼓膜温などを測定することにより推測する．特に直腸温は放熱のない深部体温を反映しており，最も正確な体内温を示す．

体温は，低温や高温環境にさらされると，間脳の視床下部にある体温調節中枢により体温調節機構が働く．外気温が上昇すると冷中枢が働き，副交感神経系が活性化され，皮膚血管の拡張・呼吸促進・発汗を促し放熱を行う．逆に，外気温が低下すると熱中枢が働き，交感神経系

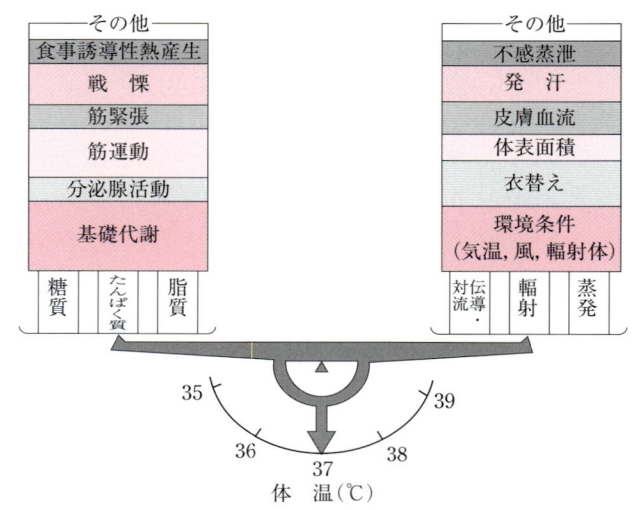

図 14.4 熱の産生と放散のバランス
［万木良平：環境適応の生理衛生学，朝倉書店，1987 より］

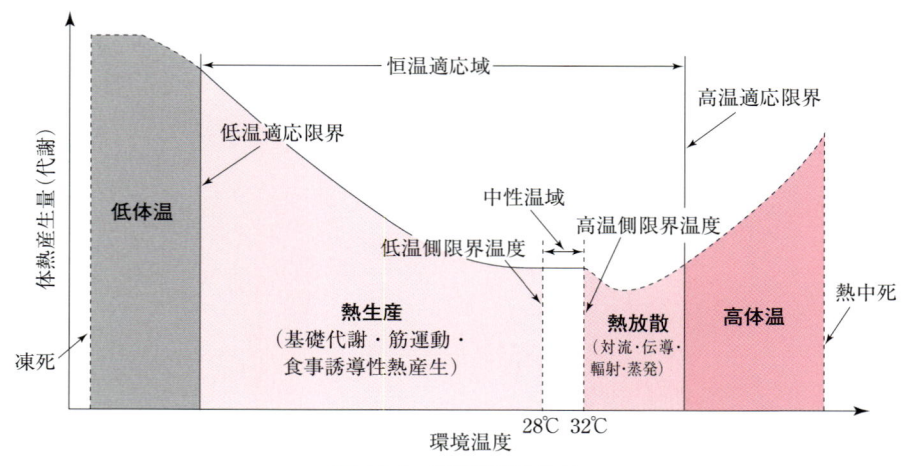

図 14.5 体温調節の分布
［伊藤 朗：図説 運動生理学入門，医歯薬出版，1990，p.111；瀧本知憲，西川善之編：新 食品・栄養科学シリーズ 応用栄養学を改変］

が活性化され，皮膚血管の収縮，立毛，ふるえなどによる産熱を行う．体温の調節は，放熱と産熱のバランスのもとに成り立っている（図14.4，図14.5）．

(1) 放熱因子（体熱の放散）

① 輻射：体に直接接触していない物体との間の電磁波による熱の移動であり，全放熱量の2/5を占める．気温が下がると輻射が大きくなる．

② 伝導，対流：皮膚表面から周辺空気および直接接している物体への熱の移動であり，全放熱量の2/5を占める．風速が増すと対流が大きくなる．

③ 蒸発，発汗：不感蒸泄として皮膚表面や呼吸気道から水分の蒸発が絶えず起こっており，全放熱量の1/5を占める．気温が上昇すると，発汗を起こし放熱が増す．

(2) 産熱因子（体熱の産生）

① 基礎代謝：生命維持のために体内では常に熱産生が行われており，体の全産熱量の約60％を占める．

② 筋肉運動：筋肉の収縮により熱産生が起こる．熱産生量は骨格筋量が最も多い．

③ ふるえ熱産生：寒冷暴露時に発現する骨格筋の収縮による熱産生反応で，屈筋と伸筋が不随意に反復収縮することで熱産生が起こる．

④ 非ふるえ熱産生：骨格筋の収縮によらない熱産生であり，おもに褐色脂肪細胞のミトコンドリア内膜に特異的に存在する脱共役たんぱく質（UCP）によるものである．

⑤ 分泌腺活動：甲状腺ホルモンのサイロキシンは体内の酸化反応を促進し，代謝を高め体温産生を促す．アドレナリンは，交感神経系を介して代謝を促し熱産生を増加させる．

⑥ 食事誘導性熱産生（DIT：diet induced thermogenesis）：食後に自律神経系を通して起こる熱産生であり，摂食後数時間にわたり代謝が一過性に増加し体温が上昇する．食事として摂取するエネルギー量の約10％を占めるとされている．たんぱく質が30％と最も高い．

(3) 馴化（適応）

それまでとは異なる気温環境に置かれたとき，体温調節機能はいったん不安定となるが，時間の経過とともに安定してくる（馴化）．人間は，暑さには適応力が強く1〜2週間で暑熱馴化する．一方，寒冷環境では，まず行動性調節により対応する．すなわち，長期間の寒冷環境にさらされると，非ふるえ熱産生が亢進され，皮膚血管の収縮による皮膚表面からの熱放散を抑制する．

14.3.2 高温環境

(1) 生体と高温環境

体温と環境温度の差が少なくなると暑く感じるようになる．環境温度が上昇すると，体温を適温範囲に維持するために甲状腺機能が低下し，基礎代謝を低下させ熱産生を低下させる．さらに高温環境下になると，副交感神経が刺激され皮膚血管が拡張し，心臓の拍出量の低下に伴い最低血圧が低下し，心拍数の増加により，脈拍数も増加して血液循環が促進する．また呼吸が深くなり換気量が増加し，呼気からの水分蒸発が増加する．組織液の血管内への流入によって全血量が増加し，血液水分量の増加により皮膚からの水分蒸発を促し，発汗により体温が低下する．水1gが蒸発することにより0.58 kcalの熱が奪われる．汗の成分は99％が水分であり，そのほかにナトリウムなどの無機質や有機物を含む（表14.2）．

表 14.2　おもな汗の成分

成　分	濃　度
水	99.2〜 99.7 ％
ナトリウム	45 　〜240　 mg％
カリウム	20 　〜100　 mg％
カルシウム	2.1〜　 7.8 mg％
塩素	60 　〜350　 mg％
総窒素	28 　〜 53　 mg％
グルコース	1 　〜 11　 mg％
乳酸	33 　〜140　 mg％
pH	6.1〜　 8.2

［万木良平，井上太郎：異常環境の生理と栄養，光生館，1980，p.64 より］

　発汗を円滑にするため，暑熱暴露による刺激は，温受容器，視床下部を介し，下垂体前葉を介して，アルドステロンの分泌を促し尿からの Na^+ の再吸収を促す．これにより体内 Na^+ の保留を行う．また，下垂体後葉から抗利尿ホルモン（ADH）の分泌が増し，尿量を減少させる．さらに，口渇中枢を刺激し，飲水量を増加させることで体内水分量の維持が行われる．

（2）高温環境と病態

　環境温度が高くなり，体熱の産生と体熱の放散の平衡が保たれなくなり，熱放散が妨げられた状態や，激しい筋肉労作の増加により産熱量が著しく増大するような状態で，体温が異常に高くなる症状をうつ熱（heat retention）という．高温多湿状況下で起こりやすい．うつ熱の誘発には個人差があり，肥満者や発汗能が低い人，体水分量が減少している場合に起こしやすい．また，体温調節中枢機能を低下させるような状況（飢餓，衰弱，睡眠不足，疲労，飲酒など）は危険性を高める．

　中枢神経系に病的症状が現れたものを熱中症という．熱中症は熱射病（heat stroke），熱失神（heat syncope），熱疲憊（heat exhaustion），熱痙攣（heat cramps）の総称である．

●**熱射病**　高温環境下で運動や労作を行い，体温が 40℃ 以上に上昇すると脳の中枢神経障害が起こり，吐き気，めまい，ショック症状を示す．意識障害が起こりひどいときには死亡する．頭部に強い太陽光線を受け脳機能に障害を与えるものを日射病という．熱射病にかかった場合は，第一に日陰など涼しい場所に寝かせ，身体を冷やす．

●**熱失神**　熱により血管が拡張し，脳への血流が不足（脳虚脱）し，意識混濁から意識消失が起こる．運動中は筋肉により静脈灌流が補助されているため，運動直後に血圧が低下し熱失神が起こることが多い．顔面蒼白になり脈は速くて弱く，呼吸数の増加や唇のしびれなどが起こる．冷却と下肢挙上程度で回復する．

●**熱疲憊**　慢性のうつ熱による疲労，循環障害を中心とした状態である．高温環境下で長時間の運動や労作を行うことで，大量の発汗により水分や塩分の補給が追いつかない場合に起こる．脱水や塩分の不足により倦怠感や頭痛，吐き気がみられる．冷所で安静にさせ，電解質水やブドウ糖水の補給を行う．

●**熱痙攣**　高温環境下で運動や労作を行うと発汗によって脱水と塩分の不足が起こる．この際に，水分の補給のみを行うと，血液中の塩分濃度が低下し，浸透圧の低下が起こる．その結果，

手・足など四肢を中心に筋肉の疼痛を伴う痙攣が起こる．予防のためには，発汗時には水分だけではなく電解質も補給する．

(3) 高温環境と栄養

　高温環境下では，満腹中枢が刺激され食欲が低下し摂取エネルギー量は低下する．たんぱく質は食事誘導性熱産生が大きいことから摂取量が低下する傾向がある．神経伝達物質やホルモン産生の前駆物質としてのたんぱく質および脂質の適切な摂取に注意する必要がある．発汗時には熱痙攣の予防のためにも，水分補給だけでなく電解質の補給も行い，体液の浸透圧を正常に保つ必要があり，同時にエネルギー代謝を円滑に行うために，ビタミン B_1，B_2，B_6，ナイアシンのなどのビタミンB群の補給や，ストレス緩和のためにビタミンCの補給が必要である．

14.3.3 低温環境

(1) 生体と低温環境

　寒冷環境では皮膚温が低下し，体温が下臨界温より下がると皮膚の冷受容器が刺激され，体熱産生が亢進する．皮膚温が下がると皮膚の立毛筋が反射的に収縮して鳥肌を生じて，皮膚からの熱の放散を減少する．さらに視床下部より交感神経系が刺激され，肝臓での熱産生の増加や筋肉によるふるえ熱産生が亢進する．ふるえ熱産生は骨格筋が不随意的に周期的に起こす収縮で100％熱となり，熱の産生量を高め体温を一定に保つ．副腎髄質への刺激が高まり，アドレナリン・ノルアドレナリンの分泌により，皮膚血管の収縮，血圧上昇，血糖増加が起こる．

　寒冷馴化が進むと，非ふるえ熱産生機能が発達し，褐色脂肪細胞での熱産生が上昇する．グルカゴンや副腎皮質刺激ホルモン（ACTH）の分泌により，グルコースの取り込みや脂肪分解も亢進，甲状腺ホルモン分泌が亢進により基礎代謝量の増加が起こる．

(2) 低温環境と病態

　極寒環境下に曝され，体熱産生が追いつかず体温を維持できなくなると低体温を引き起こす．低体温は直腸温が35℃以下になった状態で起こり，33～34℃で自律神経の麻痺，30℃以下で呼吸循環器障害や意識障害を引き起こし，20～25℃で死に至る（凍死）．

　低温環境下では，皮膚などの末梢血管の収縮により皮膚血管に凍傷や凍瘡を引き起こす．

● **凍傷**（frostbite）　手・足などの末梢組織が極寒冷暴露により，核心温を一定に保つため，強い血管収縮による末梢血流低下により凍結融解を引き起こし，浮腫，水疱，うっ血，壊死，ミイラ化へ進行する．

● **凍瘡**（しもやけ）（pernio，chilblain）　皮膚が5～10℃の低温に繰り返し暴露されることで，皮膚血管が麻痺し局所的にうっ血した結果起こる．うっ血により末梢組織に栄養不良や血管壁の透過性が増して滲出液が組織に流出して，腫脹や滲出性紅斑が生じる．

(3) 低温環境と栄養

　寒冷暴露により，体熱産生機能が高まり基礎代謝が上昇する．熱産生には糖質が中心的なエネルギー源となり，たんぱく質からの糖新生や脂質の利用が高まる．寒冷馴化により脂質代謝が亢進し，脂肪組織における遊離脂肪酸の動員が促進する．高脂肪食による皮下脂肪の蓄積は熱放散を減らし耐寒性を高める．体熱産生のためにエネルギー代謝が亢進しており，ビタミン B_1，B_2，B_6，ナイアシンのなどのビタミンB群の補給が必要である．

14.4 高圧・低圧環境と栄養

人間が生活している環境の多くは平地であり，1気圧のもとで生活している．1気圧は水銀柱の高さ760 mmHgで，1013ヘクトパスカル（hPa：hectopascal）またはミリバール（mbar：millibar）と等しい．気圧は，海面から10 m下がるごとに1気圧上昇し，高度が上昇すると気圧は低下する．ダイビングなどで水中に潜ると高圧環境となり，登山などで高所に行くと低圧環境となる．

14.4.1 高圧環境

（1）生体と高圧環境

水中に潜ると水圧がかかり，たとえば40 m水中に潜ると5気圧となる．このとき，1気圧で1000 mLの空気は5気圧では200 mLに圧縮される．このとき，窒素の分圧は3.95気圧，酸素の分圧は1.05気圧となり，血液中への窒素の溶解量は水深0 m時の4倍程度となる．生体の体組織や体液は非圧縮性であり，心臓の拍動や血圧はほとんど変化しないが，気体を多く含有する気道系の臓器（気管，気管支，肺胞），中耳，副鼻腔，消化管は圧力の影響を受けやすい．気体は高圧下では血液に溶解するようになり，血液中への多量のガスの溶解は，1気圧状態に減圧する際にガスとして放出され，血管中で塞栓を形成（ガス血栓）する．また，高圧の窒素ガスは，麻酔効果に似た症状（窒素麻酔）を示す（図14.6）．

（2）高圧環境と病態

●酸素中毒　高濃度の酸素を吸入した際に起こる障害であり，急性型は，中枢神経系を侵し，全身痙攣を引き起こす．慢性型では，肺胞粘膜が刺激されて浸潤を起こす．脈拍は遅くなり（徐

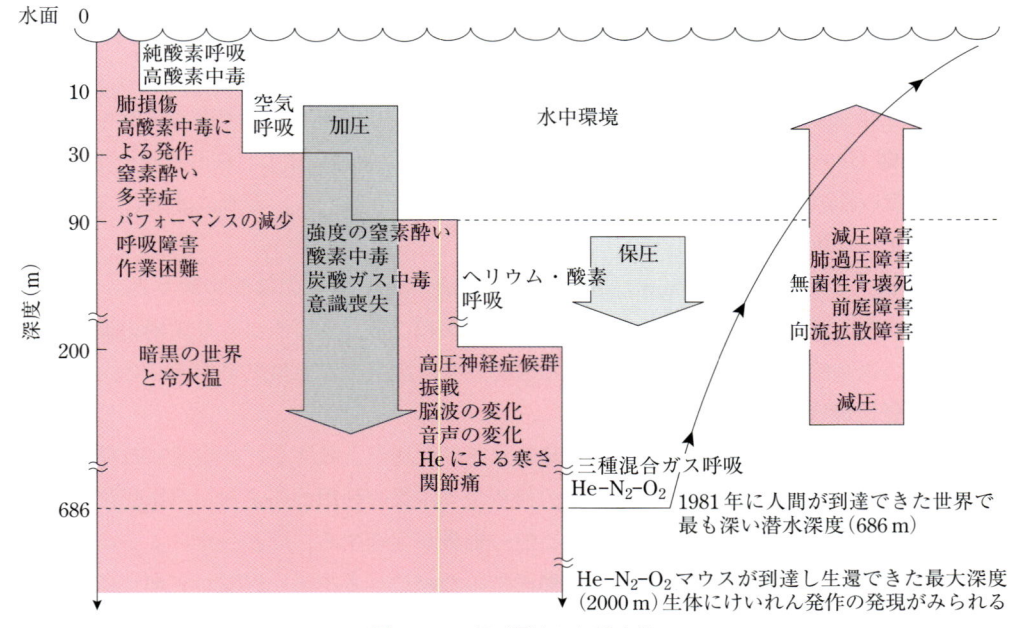

図 14.6　高圧環境と各種症状
[関 邦博：人間の許容限界ハンドブック，朝倉書店，1990，p. 411 より]

脈），肺・気管支炎症，うっ血，浮腫などの症状が現れる．酸素中毒の原因は，血漿に溶解する酸素が過剰であるため，血液によるCO_2輸送に障害をきたすことが原因である．

● **窒素麻痺** 空気中の窒素は，常圧で生理的に不活性のガスであるが，高圧下（個人差はあるが4気圧以上）では，アルコールの神経系統に及ぼす効果に類似した麻酔効果を起こす．酸素中毒，窒素麻痺を予防するため，ヘリウム-酸素混合ガスの利用がある．

● **減圧症，潜函病**（ケイソン病） 高圧環境に暴露されたヒトが常圧に戻る際に，血液や組織に溶解していた過剰の窒素が，急速な減圧のため体外へ排除できず，溶解限度を超えて気泡を形成して血管内や組織内で塞栓（ガス栓塞）するために引き起こされる．急性減圧症では，関節や毛細血管の微少気泡形成によって起こる四肢の関節痛，圧痛，しびれ感，皮膚のかゆみや，頭痛，めまい，痙攣，呼吸困難を起こすが一過性である．慢性減圧症では，運動麻痺や骨壊死を招く．

(3) 高圧環境と栄養

高圧環境下は主に水中であり，低温の水中での活動による体温低下を防ぐため，体熱産生が高まっている．また，ヘリウムガスは熱伝導性が空気の41倍と高いため熱放散が促進されている．体温の維持のためエネルギー摂取量，ビタミンB_1，B_2，B_6，ナイアシンの摂取量を増やす．

14.4.2 低圧環境

(1) 生体と低圧環境

海抜0mから高度が上昇するに従って気圧が低下する．低圧環境には，高所登山や予圧室のない飛行機などでの上空飛行などの急性低圧環境と，高地に居住するなどの慢性低圧環境がある．高所では気圧の低下によって酸素分圧が低下し低酸素症が起こる．低酸素状態になると肺からの酸素摂取量が減少し，クエン酸回路（TCAサイクル）などのエネルギー産生が抑制され，呼吸・循環器機能や血液などの組織機能に障害が起こる．また，中耳腔内の空気や消化管にたまっているガスが外気圧の変化によって膨張し，耳痛や腹痛を引き起こす．

(2) 低圧環境への馴化

● **急性適応機能** 低圧環境では酸素分圧が低下しており，生体内では肺胞内の酸素分圧，動脈血の酸素分圧が低下して細胞組織への酸素供給が低下する．細胞組織への酸素の供給はヘモグロビンと酸素分圧による飽和度によって影響を受ける（図14.7）．

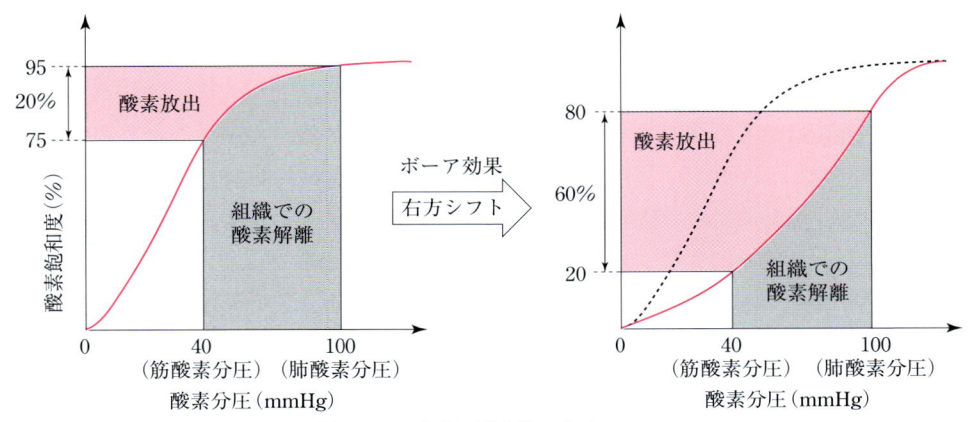

図 14.7 酸素解離曲線の右方シフト

平地では，肺における酸素分圧が高いのでヘモグロビンの酸素飽和度も高く，組織の分圧が低いので，酸素はヘモグロビンから放出され組織に供給される．高地では，肺の酸素分圧が低くなり，ヘモグロビンからの酸素の放出が低下し，組織は低酸素となる．このため，低圧環境下では，酸素の供給を維持するため，呼吸運動を促進し，肺換気量を増大させて対応する．その結果，肺胞からの炭酸ガスの放出が盛んとなり，肺の炭酸ガス分圧が低下し酸素分圧が上昇することで，動脈血の酸素飽和度が上昇する．このとき，酸素解離曲線は右シフトしている．このことをボーア（Bohr）効果という．

　高所に慣れていない状態で高所登山を行うと，4000 m付近から頭痛，息切れ，吐き気に襲われ，さらに無理して登山を続けると呼吸困難に陥り，チアノーゼやショック症状を呈するようになる（高山病：低圧低酸素症）．

● **慢性適応機能（高地馴化）**　低酸素状態が1～2週間続くと，低酸素刺激により腎臓で生成するホルモンのエリスロポエチンの産生能が高まり造血機能が亢進し，赤血球の産生が上昇し血中ヘモグロビン濃度が増大する．高所滞在日数の経過に伴い循環血中の赤血球が増加する．高地に居住するヒトでは，平地住民に比べ，赤血球数，ヘモグロビン量，ヘマトクリット値，循環血液量などが増大している（表14.3）．

表 14.3　平地住民と高地住民の血液性状の比較（平均値±標準偏差）

項目		平地住民（0 m）	高地住民（4540 m）
赤血球数	(10^4/mm^3)	511　± 2	644　± 9
ヘマトクリット値	(%)	46.6 ± 0.15	59.5 ± 0.68
ヘモグロビン量	(g/L)	15.64± 0.05	20.13± 0.22
網赤血球数	(10^3/mm^3)	17.9 ± 1.0	45.5 ± 4.7
総ビリルビン量	(mg/L)	0.76± 0.03	1.28± 0.13
間接ビリルビン量	(mg/L)	0.42± 0.02	0.90± 0.11
直接ビリルビン量	(mg/L)	0.33± 0.01	0.37± 0.03
血小板数	(10^3/mm^3)	406　±14.9	419　±22.5
白血球数	(10^3/mm^3)	6.68± 0.10	7.04± 0.19
循環血液量	(mL/kg 体重)	79.6 ± 1.49	100.5 ± 2.29
循環血漿量	(mL/kg 体重)	42.0 ± 0.99	39.2 ± 0.99
全赤血球容積	(mL/kg 体重)	37.2 ± 0.71	61.1 ± 1.93
全ヘモグロビン量	(g/kg 体重)	12.6 ± 0.3	20.7 ± 0.6

［Hurtado, A.：Handbook of Physiology；Adaptation to the Environment；Section 4, American Physiology Society, 1964より］

（3）低圧環境と栄養

　低圧環境はおもに高所であり，高所においては気温が低く空気中の水蒸気の絶対量が低くなり脱水を起こしやすい．高所登山者は尿量を保つために1日最低4～5Lの水分の摂取が必要とされる．低酸素状態で酸素の供給が十分でないことから，血中および骨格筋中で乳酸の増加が著しい．高地では食欲が低下する反面，エネルギー摂取量は増大することから高糖質でエネルギー化の高いものを選択する．エネルギー代謝が亢進しているためビタミンB_1，B_2，B_6，ナイアシンのなどのビタミンB群の補給が必要である．

14.5 無重力環境と栄養

人類は，重力（1 G）環境において生活しているが，宇宙環境は遠心力＝慣性力と引力による重力が等しいため，限りなく無重力に近い（μG：microgravity）な状態となる．有人宇宙飛行の歴史は，1961 年ソ連（現ロシア）の宇宙飛行士ユーリィ・ガガーリンがボストーク 1 号で 108 分間の軌道飛行に成功したことに始まる（表 14.4）．1969 年アメリカはアポロ 11 号により，人類初の月面着陸に成功した．1970 年以降世界各国で宇宙開発競争が進み，1981 年スペースシャトルの打ち上げにより，長期間滞在型の宇宙ステーションを使った研究開発が進み，宇宙医学研究が進んできた．1995 年ロシアのヴァレリ・ポリヤコフは 437 時間，18 日間の最長宇宙滞在記録を打ち立てた．1998 年より 15 カ国が参加して国際宇宙ステーション（ISS：International Space Station）の建設が進んでいる．ISS は地上約 400 km 上空に建設が進められている巨大な有人施設であり日本も参画し，日本の実験棟は「きぼう」と命名されている．

表 14.4 アメリカ宇宙飛行士の年表

年	フライトプログラム	フライト期間
1961〜1963	マーキュリー	15 分〜34 時間
1965〜1966	ジェミニ	5 時間〜14 日間
1968〜1972	アポロ	5〜13 日間
1973〜1974	スカイラブ	28, 59, 84 日
1981〜現在	スペースシャトル	4〜16 日
1995〜現在	アメリカ-ロシア共同（ミール）	90〜180 日
2000	ISS（International Space Station Program）	120〜180 日

［Lane, H. W. and Smith, S. M.：Modern Nutrition in Health and Disease, 9th ed, Lippincott Williams & Wilkins, 1999, p. 784 より］

14.5.1 無重力環境での生理的変化

無重力環境は，生体にさまざまな生理的変化をもたらし，宇宙酔い，骨カルシウム喪失，筋萎縮，水電解質代謝と調節ホルモンの異常などを引き起こす．無重力環境では，地上でのベッド・レストと同様の影響がみられる．

現在知られているおもな宇宙飛行に伴う医学的問題は以下の 7 つである．

(1) 心循環器への影響
(2) 骨カルシウムへの影響
(3) 筋肉への影響
(4) 血液・免疫への影響
(5) 宇宙酔い
(6) 宇宙放射線による影響
(7) 閉鎖環境による精神心理面への影響

(1) 心循環器への影響

地上では，重力の影響で血液をはじめとする体液は下肢に引っ張られている．無重力環境になると重力がないため，下肢の静脈血と周囲の組織液が頭方へ移動する（図 14.8）．その結果，

鼻が詰まる，頭が重い，顔のむくみ「ムーンフェイス」が生じる．一方，下肢は体水分が減少することにより「バードレッグ（鳥の足）」と呼ばれるように細くなる．体液バランスの乱れは，宇宙飛行の初期に起きる反応であり，全体液量を減少させるように順応する．地球上に帰還すると，再び重力に血液が引っ張られるために，頭部に移動した体液の多くが下肢に急激に移動するため，脳貧血や起立耐性障害を起こす．

帰還前には起立耐性障害の予防のため，下半身陰圧負荷（LBNP：lower body negative pressure）を行い，生理食塩水投与との合わせ措置が行われている．

（2）骨カルシウムへの影響

骨は地上で身体を支えるために重要な組織である．無重力状態では，身体を支える必要がなくなることから，地上の骨粗鬆症患者の10倍以上の速さで骨密度減少が起こる．溶出したカル

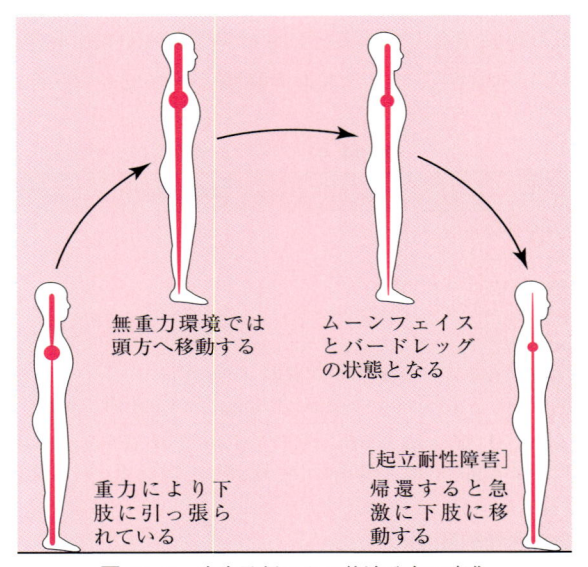

図 14.8　宇宙飛行による体液分布の変化
[御手洗玄洋：宇宙飛行と体力，体力科学，**45**，1996，p.245-260 を改変]

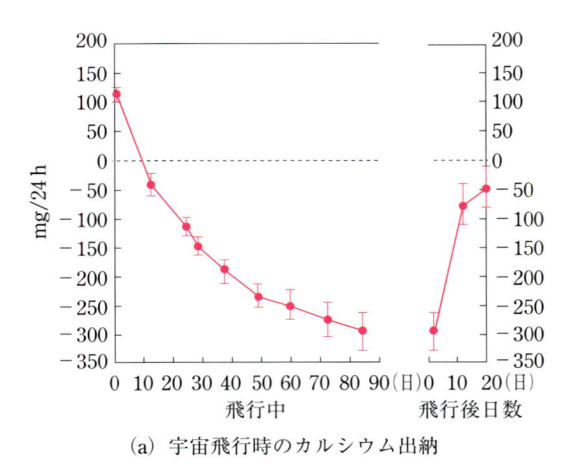

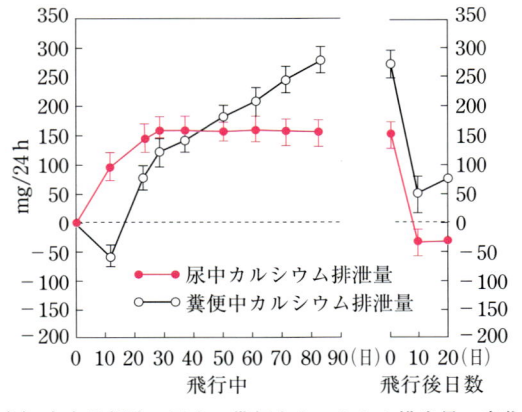

(a) 宇宙飛行時のカルシウム出納　　(b) 宇宙飛行時の尿中・糞便中カルシウム排出量の変化

図 14.9　宇宙飛行時のカルシウム出納，尿中・糞中カルシウム排泄量
[Paul, C. *et al.*：Prolonged weightlessness and calcium loss in man, *Acta. Astronautica*, **6**, 1979, p.1113-1122 より]

シウムは尿中や便中に排泄され，尿中へのカルシウム喪失が過剰になると尿管結石の危険性が高まる．また骨量の減少は骨折の原因となることから，宇宙飛行中は，トレッドミル運動やエルゴメータ運動によりカルシウム流出を防いでいる（図14.9）．

（3）筋肉への影響

長期間の無重力状態では筋収縮を必要としないため，筋肉の廃用性筋萎縮を引き起こす．筋肉には，収縮するスピードの速い「速筋（白筋）」と遅い「遅筋（赤筋）」が存在しているが，無重力環境では，遅筋が速筋に変化する．これは，身体を支える必要がないために起こると考えられている．筋肉の萎縮はたんぱく質の代謝回転を促し，宇宙飛行中は尿中窒素排泄量が上昇している（図14.10）．

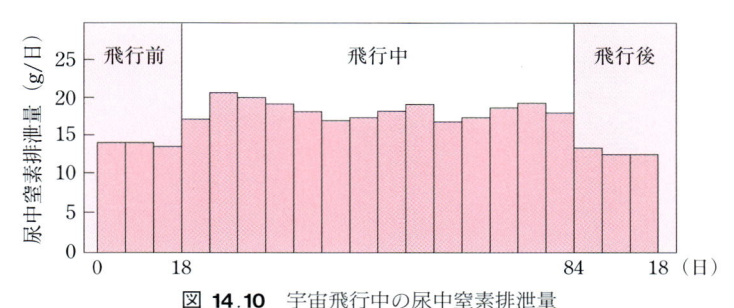

図14.10　宇宙飛行中の尿中窒素排泄量
［吉田利忠：航空・宇宙医学の現在と未来，別冊医学のあゆみ（飛鳥田一朗・関口千春編），医歯薬出版，1996，p.90より］

（4）血液・免疫への影響

無重量状態では赤血球の形状に変化が起こる．通常赤血球はドーナツ状円盤型であるが，無重力状態では，トゲのある金平糖状やボール状に変形する．これは地上に帰還すると元に戻る．また赤血球数の減少により貧血を引き起こす．

無重力状態においては，細胞性免疫系の免疫機能が低下する．免疫機能の低下は，易感染性や腫瘍の進展など，生体に悪影響を及ぼすことになるため，われわれが有人宇宙飛行を行う以上，免疫機能への影響について十分な検討を行い，対策を講じる必要がある．

14.5.2　宇宙食

宇宙環境では，栄養摂取状態が負バランスになっていることが報告されており，宇宙での体重減少の一因となっている．特にタンパク質やビタミン類，微量元素などが長期間不足すると，免疫機能低下に陥る可能性がある．また，宇宙食（space food）は，ほとんどが加工食品であり，長期間宇宙食だけの生活を続けていると，腸内細菌叢も変化し免疫機能に影響することも予想される．したがって，免疫機能低下を予防するためには，適切な栄養摂取が必要であることはいうまでもないが，今後は免疫機能強化作用を有した栄養素やプロバイオティクスの概念を導入した新規宇宙食の開発も期待される．NASA（アメリカ航空宇宙局）では，栄養必要量を表14.5のように定めている．

1960年代のマーキュリー時代には，宇宙食はクリーム状およびゼリー状のものがチューブに詰められストローで吸っていた．1970年代のアポロ時代になると，フリーズドライ技術が発達し，お湯を加えスープ状にして食べられるようになった．1980年代のスペースシャトルの時代

には，乾燥物とある程度の生鮮食品の搭載も可能となり，2000年代のISS時代には，地上での食事とほぼ変わらないものとなった（表14.6）。

表 14.5 宇宙飛行士のための1日推奨栄養量（90〜360日間の宇宙飛行用）

栄養素など	推奨量	栄養素など	推奨量
エネルギー	WHOの勧告に準ず（中等度の身体活動レベル）	ナイアシン	20 mg
たんぱく質	12〜15 %（総摂取エネルギーに占める比率）	ビオチン	100 µg
糖質	50 %（総摂取エネルギーに占める比率）	パンテトン酸	5.0 mg
脂質	30〜35 %（総摂取エネルギーに占める比率）	カルシウム	1000〜1200 mg
水分	238〜357 mL/MJ（996〜1494 mL/1000 kcal）	リン	1000〜1200 mg
食物繊維	10〜25 g	マグネシウム	350 mg（男性），280 mg（女性）
ビタミンA	1000 µg（レチノールとして）	ナトリウム	＜3500 mg
ビタミンD	10 µg	カリウム	3500 mg
ビタミンE	20 mg（α-トコフェロールとして）	鉄	10 mg
ビタミンK	80 µg（男性），65 µg（女性）	銅	1.5〜3.0 mg
ビタミンC	100 mg	マンガン	2.0〜5.0 m
ビタミンB_{12}	2.0 µg	フッ素	4.0 mg
ビタミンB_6	2.0 µg	亜鉛	15 mg
チアミン	1.5 mg	セレン	70 µg
リボフラビン	2.0 mg	ヨウ素	150 µg
葉酸	400 µg	クロム	100〜200 µg

［Lane, H. W. and Smith, S. M.：Modern Nutrition in Health and Disease, 9th ed, Lippincott Williams & Wilkins, 1999, p. 784 より］

表 14.6 国際宇宙ステーションでの宇宙飛行士の食事例

	食事1	食事2	食事3	食事4
1日目	カッテージチーズとナッツ（R） 鶏肉と干しスモモ（T） ライ麦パン（IM） りんごと桃のジュース（R） 紅茶（R）	カワカマスの肉ゼリー（T） 洋風田舎スープ（R） 豚肉のソテートマトソース（R） 食パン（IM） 乾燥アンズ（IM） りんごジュース（R） 紅茶（R）	エビの前菜（R） ビーフステーキ（I） マカロニとチーズ（R） フルーツカクテル（T） イチゴジュース（B） レモンティー（B）	シリアル（NF） アーモンド（NF） 桃とアンズのジュース（B）
2日目	スクランブルエッグ（R） りんごのソース（T） オートミールの黒糖がけ（R） 穀物シリアルのバターのせ（R） オレンジとパインアップルのジュース（B） イチゴジュース（B）	チキンヌードル（T） 照り焼きチキン（R） なすのトマト煮込み（T） いちご（R） レモネード（B）	豚肉とジャガイモ（T） ロシアチーズ（T） ライ麦パン（IM） 蜂蜜ケーキ（NF） 干しぶどうティー（R）	アーモンドの甘煮（NF） チョコレート（NF） ブドウジュース（R）
3日目	チキンオムレツ（T） エンドウのミルク煮（R） 食パン（IM） りんごとアンズの乾燥ブロック（IM） 紅茶（R）	カワマスのバルト海風ソースかけ（T） 野菜のピューレ（R） ビーフシチュー（T） マッシュポテトと玉ねぎのソテー（T） ライ麦パン（IM） アプリコットジュース（R）	アプリコットジュース（R） ピラフ（R） アスパラガス（R） タピオカプリン（T） レモンティー（B）	クラッカー（NF） チェダーチーズ（T） チョコレートキャンディ（NF） パイナップルジュース（B）

表 14.6 つづき

	食事1	食事2	食事3	食事4
4日目	ソーセージ(I) シナモンロール(NF) 穀物シリアルのバターのせ(R) レーズン入りグラノーラ(R) オレンジジュース(B) ココア(B)	マッシュルームのクリームスープ(R) ポークグリル(T) マッシュポテト(R) マカダミアナッツ(NF) 紅茶(B)	カワマスのバルト海風ソースかけ(T) 牛肉のソテー(T) ライ麦パン(IM) ナッツとプルーン(IM) イチゴティー(R)	アーモンドの甘煮(NF) クッキー(NF) 桃とアンズのジュース(B)
5日目	ロシアチーズ(T) ベーコンエッグ(T) 強化小麦パン(IM) 乾燥マルメロブロック(IM) アプリコットジュース(R) 紅茶(R)	カワマスの肉ゼリー(T) 野菜のピューレ(R) カーシア(T) ライ麦パン(IM) リンゴとアンズの乾燥ブロック(IM) 乾燥りんごとスモモのブロック(R) 紅茶(R)	ビーフソテーバーベキューソース(T) ジャガイモグラタン(R) 野菜サラダイタリアンソース(R) ディナーロール(NF) クッキー(NF) 紅茶(B)	クラッカー(NF) ツナサラダ(T) レモネード(B)
6日目	穀物シリアルのバターのせ(R) 薄焼きハンバーグ(R) スクランブルエッグ(R) 洋ナシ(T) プレーンヨーグルト(T) 紅茶(B)	[ベジタリアン] 野菜スープ(T) スモークチキン(I) ヤム芋の砂糖煮(T) ピーチパイ(R) トロピカルフルーツポンチ(B)	チキンライス(T) キャベツの煮込み(R) ライ麦パン(IM) ナッツとプルーン(IM) アプリコットジュース(R) 紅茶(R)	クッキー(NF) りんごのデザート(T) グレープとプラムのジュース(R)
7日目	ハムエッグ(T) ミックスベジタブル(R) ロシアチーズ(T) クラッカー(NF) 食パン(IM) 乾燥アンズ(IM) りんごジュース(R)	洋風田舎スープ(R) カワマスのソテー(T) 牛肉と野菜の煮込み(T) ライ麦パン(IM) りんごとアンズの乾燥ブロック(IM) りんごと桃のジュース(R) 緑茶(R)	ミートラザニア(T) ほうれん草のクリーム煮(R) コーン(T) ブラウニー(NF) 紅茶(B)	干し桃(IM) マカダミアナッツ(NF) オレンジマンゴードリンク(B)
8日目	ワッフル(NF) スクランブルエッグ(R) 穀物シリアルのバターのせ(R) 穀物スナック菓子(R) 焼きりんご(T) オレンジジュース(B)	豆のスープ(T) 牛胸肉のバーベキュー(I) コーン(T) 桃(T) レモンティー(B)	コイのトマトソースかけ(T) 肉野菜のトカナ風煮(T) ライ麦パン(IM) 乾燥あんず(IM) アプリコットジュース(R) 紅茶(R)	ヘーゼルナッツ(NF) プラムとさくらんぼのデザート(IM) 桃とアプリコットのジュース(R)

　国際宇宙ステーションに滞在する5ヶ月の間，宇宙飛行士は8日間の食事サイクルとなっている．食事は8日間の食事がひとまとめに梱包されている．それぞれの期間が終わると，第1日目の食事に戻る．このローテーションは宇宙飛行士がステーションを去るまで続く．

[注] （　）内の記号は，B：飲み物，FF：BBQバーベキュー，生鮮食品，I：殺菌済み食品，IM：中間水分食品，NF：自然形態食品，R：フリーズドライ，T：温度安定化食品．

付録　日本人の食事摂取基準 2010年版

● 表1　基準体位（基準身長，基準体重）[*1]

年齢（歳）	男　性		女　性[*2]		年齢（歳）	男　性		女　性[*2]	
	基準身長 (cm)	基準体重 (kg)	基準身長 (cm)	基準体重 (kg)		基準身長 (cm)	基準体重 (kg)	基準身長 (cm)	基準体重 (kg)
0〜5ヶ月	61.5	6.4	60.0	5.9	10〜11	142.9	35.5	141.4	34.5
6〜11ヶ月	71.5	8.8	69.9	8.2	12〜14	159.6	48.0	155.0	46.0
6〜8ヶ月	69.7	8.5	68.1	7.8	15〜17	170.0	58.4	157.0	50.6
9〜11ヶ月	73.2	9.1	71.6	8.5	18〜29	171.4	63.0	158.0	50.6
1〜2	85.0	11.7	84.0	11.0	30〜49	170.5	68.5	158.0	53.0
3〜5	103.4	16.2	103.2	16.2	50〜69	165.7	65.0	153.0	53.6
6〜7	120.0	22.0	118.6	22.0	70以上	161.0	59.7	147.5	49.0
8〜9	130.0	27.5	130.2	27.2					

[*1] 1歳以上は平成17年および18年国民健康・栄養調査における当該年齢階級における中央値（17歳以下は各年齢の加重が等しくなるように調整），1歳未満は平成12年乳幼児身体発育調査の身長および体重発育パーセンタイル曲線の当該の月齢における中央値を用いた．
[*2] 妊婦を除く．

● 表2　基礎代謝量

年齢（歳）	男　性			女　性		
	基礎代謝基準値 (kcal/kg 体重/日)	基準体重 (kg)	基礎代謝量 (kcal/日)	基礎代謝基準値 (kcal/kg 体重/日)	基準体重 (kg)	基礎代謝量 (kcal/日)
1〜2	61.0	11.7	710	59.7	11.0	660
3〜5	54.8	16.2	890	52.2	16.2	850
6〜7	44.3	22.0	980	41.9	22.0	920
8〜9	40.8	27.5	1120	38.3	27.2	1040
10〜11	37.4	35.5	1330	34.8	34.5	1200
12〜14	31.0	48.0	1490	29.6	46.0	1360
15〜17	27.0	58.4	1580	25.3	50.6	1280
18〜29	24.0	63.0	1510	22.1	50.6	1120
30〜49	22.3	68.5	1530	21.7	53.0	1150
50〜69	21.5	65.0	1400	20.7	53.6	1110
70以上	21.5	59.7	1280	20.7	49.0	1010

● 表3　身体活動の分類例

身体活動の分類	メッツ値[*]	身体活動の例
睡　眠	0.9	睡眠
座位または立位の静的な活動	1.0〜1.9	テレビ・読書・電話・会話など（座位または立位），食事，運転，デスクワーク，縫物，入浴（座位），動物の世話（座位，軽度）
ゆっくりした歩行や家事など低強度の活動	2.0〜2.9	ゆっくりした歩行，身支度，炊事，洗濯，料理や食材の準備，片づけ（歩行），植物への水やり，軽い掃除，コピー，ストレッチング，ヨガ，キャッチボール，ギター・ピアノなどの楽器演奏
長時間持続可能な運動・労働など中強度の活動（普通歩行を含む）	3.0〜5.9	ふつう歩行〜速歩，床掃除，荷造り，自転車（ふつうの速さ），大工仕事，車の荷物の積み下ろし，苗木の植栽，階段を下りる，子どもと遊ぶ，動物の世話（歩く/走る，ややきつい），ギター：ロック（立位），体操，バレーボール，ボーリング，バドミントン
頻繁に休みが必要な運動・労働など高強度の活動	6.0以上	家財道具の移動・運搬，雪かき，階段を上る，山登り，エアロビクス，ランニング，テニス，サッカー，水泳，縄とび，スキー，スケート，柔道，空手

[*] メッツ値（metabolic equivalent, MET：単数形，METs：複数形）は，Ainsworthらによる．いずれの身体活動でも活動実施中における平均値に基づき，休憩・中断中は除く．

● 表 4　身体活動レベル別にみた活動内容と活動時間の代表例（15〜69歳）*1

		Ⅰ（低い）	Ⅱ（ふつう）	Ⅲ（高い）
身体活動レベル*2		1.50 (1.40〜1.60)	1.75 (1.60〜1.90)	2.00 (1.90〜2.20)
日常生活の内容*3		生活の大部分が座位で，静的な活動が中心の場合	座位中心の仕事だが，職場内での移動や立位での作業・接客など，あるいは通勤・買物・家事，軽いスポーツなどのいずれかを含む場合	移動や立位の多い仕事への従事者．あるいは，スポーツなど余暇における活発な運動習慣をもっている場合
個々の活動の分類（時間/日）	睡眠（0.9）*4	7〜8時間	7〜8時間	7時間
	座位または立位の静的な活動 (1.5：1.0〜1.9)*4	12〜13時間	11〜12時間	10時間
	ゆっくりした歩行や家事など低強度の活動（2.5：2.0〜2.9）*4	3〜4時間	4時間	4〜5時間
	長時間持続可能な運動・労働など中強度の活動（普通歩行を含む） (4.5：3.0〜5.9)*4	0〜1時間	1時間	1〜2時間
	頻繁に休みが必要な運動・労働など高強度の活動 (7.0：6.0以上)*4	0時間	0時間	0〜1時間

*1　表中の値は，東京近郊在住の成人を対象とした，3日間の活動記録の結果から得られた各活動時間の標準値．二重標識水法および基礎代謝量の実測値から得られた身体活動レベルにより3群に分け，各群の標準値を求めた．
*2　代表値．（　）内はおよその範囲．
*3　活動記録の内容に加え，Black, *et al*. を参考に，身体活動レベル（PAL）に及ぼす職業の影響が大きいことを考慮して作成．
*4　（　）内はメッツ値（代表値：下限〜上限）．

● 図 1　推定エネルギー必要量を理解するための概念図

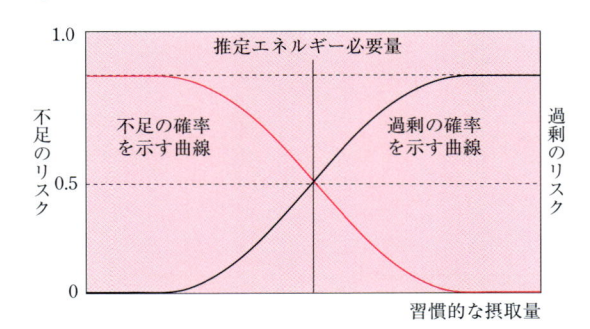

縦軸は個人の場合は不足または過剰が生じる確率を，集団の場合は不足または過剰の者の割合を示す．

● 図 2　食事摂取基準の各指標（推定平均必要量，推奨量，目安量，耐容上限量）を理解するための概念図

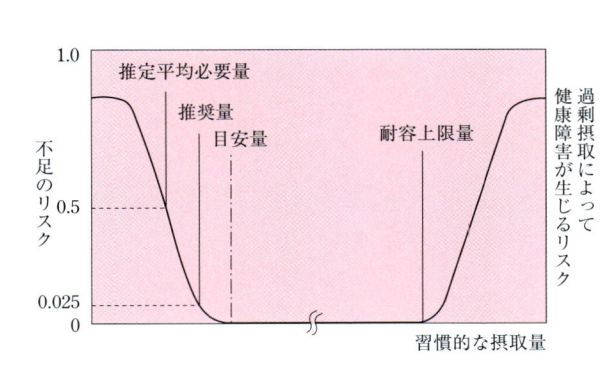

縦軸は，個人の場合は不足または過剰によって健康障害が生じる確率を，集団の場合は不足状態にある者または過剰摂取によって健康障害を生じる者の割合を示す．

不足の確率が推定平均必要量では 0.5（50％）あり，推奨量では 0.02〜0.03（中間値として 0.025）（2〜3％または 2.5％）あることを示す．耐容上限量以上を摂取した場合には過剰摂取による健康障害が生じる潜在的なリスクが存在することを示す．そして，推奨量と耐容上限量とのあいだの摂取量では，不足のリスク，過剰摂取による健康障害が生じるリスクともに 0（ゼロ）に近いことを示す．

目安量については，推定平均必要量ならびに推奨量と一定の関係をもたない．しかし，推奨量と目安量を同時に算定することが可能であれば，目安量は推奨量よりも大きい（図では右方）と考えられるため，参考として付記した．

目標量は，ほかの概念と方法によって決められるため，ここには図示できない．

● 表 5 栄養素の設定指標

設定項目	設定指標
推定平均必要量（EAR）	ある母集団における平均必要量の推定値．ある母集団に属する 50 ％ の人が必要量を満たすと推定される1日の摂取量．
推奨量（RDA）	ある母集団のほとんど（97～98％）の人において1日の必要量を満たすと推定される1日の摂取量である．理論的には，「推定平均必要量＋標準偏差の2倍（2SD）」として算出．
目安量（AI）	推定平均必要量および推奨量を算定するのに十分な科学的根拠が得られない場合に，特定の集団の人々がある一定の栄養状態を維持するのに十分な量．
耐容上限量（UL）	ある母集団に属するほとんどすべての人々が，健康障害をもたらす危険がないとみなされる習慣的な摂取量の上限を与える量．
目標量（DG）	生活習慣病の一次予防を目的として，現在の日本人が当面の目標とすべき摂取量．

● 表 6 エネルギーの食事摂取基準：推定エネルギー必要量（kcal/日）[*1]

年齢（歳）	男性 身体活動レベル			女性 身体活動レベル		
	I	II	III	I	II	III
0～ 5ヶ月	—	550	—	—	500	—
6～ 8ヶ月	—	650	—	—	600	—
9～11ヶ月	—	700	—	—	650	—
1～ 2	—	1000	—	—	900	—
3～ 5	—	1300	—	—	1250	—
6～ 7	1350	1550	1700	1250	1450	1650
8～ 9	1600	1800	2050	1500	1700	1900
10～11	1950	2250	2500	1750	2000	2250
12～14	2200	2500	2750	2000	2250	2550
15～17	2450	2750	3100	2000	2250	2500
18～29	2250	2650	3000	1700	1950	2250
30～49	2300	2650	3050	1750	2000	2300
50～69	2100	2450	2800	1650	1950	2200
70 以上[*2]	1850	2200	2500	1450	1700	2000
妊 婦（付加量）初期				+50	+50	+50
中期				+250	+250	+250
末期				+450	+450	+450
授乳婦（付加量）				+350	+350	+350

[*1] 成人では，推定エネルギー必要量＝基礎代謝量（kcal/日）×身体活動レベルとして算定した．18～69歳では，身体活動レベルはそれぞれ I＝1.50, II＝1.75, III＝2.00 としたが，70歳以上では，それぞれ I＝1.45, II＝1.70, III＝1.95 とした．
[*2] 主として，70～75歳ならびに自由な生活を営んでいる対象者に基づく報告から算定した．

● 表 7 たんぱく質の食事摂取基準

年齢（歳）	男性				女性			
	推定平均必要量（g/日）	推奨量（g/日）	目安量（g/日）	耐容上限量（g/日）	推定平均必要量（g/日）	推奨量（g/日）	目安量（g/日）	耐容上限量（g/日）
0～ 5ヶ月	—	—	10	—	—	—	10	—
6～ 8ヶ月	—	—	15	—	—	—	15	—
9～11ヶ月	—	—	25	—	—	—	25	—
1～ 2	15	20	—	—	15	20	—	—
3～ 5	20	25	—	—	20	25	—	—
6～ 7	25	30	—	—	25	30	—	—
8～ 9	30	40	—	—	30	40	—	—
10～11	40	45	—	—	35	45	—	—
12～14	45	60	—	—	45	55	—	—
15～17	50	60	—	—	45	55	—	—
18～29	50	60	—	—	40	50	—	—
30～49	50	60	—	—	40	50	—	—
50～69	50	60	—	—	40	50	—	—
70 以上	50	60	—	—	40	50	—	—
妊 婦（付加量）初期					+0	+0	—	—
中期					+5	+5	—	—
末期					+20	+25	—	—
授乳婦（付加量）					+15	+20	—	—

● 表 8 脂質の食事摂取基準

年齢（歳）	脂質の総エネルギーに占める割合；脂肪エネルギー比率（％エネルギー）				飽和脂肪酸（％エネルギー）	
	男性		女性		男性	女性
	目安量	目標量（範囲）	目安量	目標量（範囲）	目標量（範囲）	目標量（範囲）
0～5ヶ月	50	—	50	—	—	—
6～11ヶ月	40	—	40	—	—	—
1～2	—	20以上30未満	—	20以上30未満	—	—
3～5	—	20以上30未満	—	20以上30未満	—	—
6～7	—	20以上30未満	—	20以上30未満	—	—
8～9	—	20以上30未満	—	20以上30未満	—	—
10～11	—	20以上30未満	—	20以上30未満	—	—
12～14	—	20以上30未満	—	20以上30未満	—	—
15～17	—	20以上30未満	—	20以上30未満	—	—
18～29	—	20以上30未満	—	20以上30未満	4.5以上7.0未満	4.5以上7.0未満
30～49	—	20以上25未満	—	20以上25未満	4.5以上7.0未満	4.5以上7.0未満
50～69	—	20以上25未満	—	20以上25未満	4.5以上7.0未満	4.5以上7.0未満
70以上	—	20以上25未満	—	20以上25未満	4.5以上7.0未満	4.5以上7.0未満
妊婦			—			—
授乳婦			—			—

年齢（歳）	n-6系脂肪酸				n-3系脂肪酸（g/日）				コレステロール（mg/日）	
	男性		女性		男性		女性		男性	女性
	目安量（g/日）	目標量（％エネルギー）	目安量（g/日）	目標量（％エネルギー）	目安量	目標量*2	目安量	目標量*2	目標量	目標量
0～5ヶ月	4	—	4	—	0.9	—	0.9	—	—	—
6～11ヶ月	5	—	5	—	0.9	—	0.9	—	—	—
1～2	5	—	5	—	0.9	—	0.9	—	—	—
3～5	7	—	6	—	1.2	—	1.2	—	—	—
6～7	8	—	7	—	1.6	—	1.3	—	—	—
8～9	9	—	8	—	1.7	—	1.5	—	—	—
10～11	10	—	9	—	1.8	—	1.7	—	—	—
12～14	11	—	10	—	2.1	—	2.1	—	—	—
15～17	13	—	11	—	2.5	—	2.1	—	—	—
18～29	11	10未満	9	10未満	—	2.1以上	—	1.8以上	750未満	600未満
30～49	10	10未満	9	10未満	—	2.2以上	—	1.8以上	750未満	600未満
50～69	10	10未満	8	10未満	—	2.4以上	—	2.1以上	750未満	600未満
70以上	8	10未満	7	10未満	—	2.2以上	—	1.8以上	750未満	600未満
妊婦			+1*1	—			1.9			—
授乳婦			+0*1	—			1.7			—

*1 付加量
*2 目標量では，EPAおよびDHAを1g/日以上摂取することが望ましい．

● 表 9 炭水化物，食物繊維の食事摂取基準

年齢（歳）	炭水化物（％エネルギー）*		食物繊維（g/日）		年齢（歳）	炭水化物（％エネルギー）*		食物繊維（g/日）	
	男性	女性	男性	女性		男性	女性	男性	女性
	目標量（範囲）	目標量（範囲）	目標量	目標量		目標量（範囲）	目標量（範囲）	目標量	目標量
0～5ヶ月	—	—	—	—	15～17	50以上70未満	50以上70未満	—	—
6～11ヶ月	—	—	—	—	18～29	50以上70未満	50以上70未満	19以上	17以上
1～2	50以上70未満	50以上70未満	—	—	30～49	50以上70未満	50以上70未満	19以上	17以上
3～5	50以上70未満	50以上70未満	—	—	50～69	50以上70未満	50以上70未満	19以上	17以上
6～7	50以上70未満	50以上70未満	—	—	70以上	50以上70未満	50以上70未満	19以上	17以上
8～9	50以上70未満	50以上70未満	—	—	妊婦（付加量）			—	—
10～11	50以上70未満	50以上70未満	—	—	授乳婦（付加量）			—	—
12～14	50以上70未満	50以上70未満	—	—					

* アルコールに由来するエネルギーを含む．

表 10 ビタミンの食事摂取基準

(1) ビタミンA

年齢（歳）	ビタミンA（μgRE/日）[*1]							
	男性				女性			
	推定平均必要量[*2]	推奨量[*2]	目安量[*3]	耐容上限量[*3]	推定平均必要量[*2]	推奨量[*2]	目安量[*3]	耐容上限量[*3]
0～5ヶ月	—	—	300	600	—	—	300	600
6～11ヶ月	—	—	400	600	—	—	400	600
1～2	300	400	—	600	250	350	—	600
3～5	300	450	—	700	300	450	—	700
6～7	300	450	—	900	300	400	—	900
8～9	350	500	—	1200	350	500	—	1200
10～11	450	600	—	1500	400	550	—	1500
12～14	550	750	—	2000	500	700	—	2000
15～17	650	900	—	2500	450	650	—	2500
18～29	600	850	—	2700	450	650	—	2700
30～49	600	850	—	2700	500	700	—	2700
50～69	600	850	—	2700	500	700	—	2700
70以上	550	800	—	2700	450	650	—	2700
妊婦（付加量） 初期					+0	+0	—	—
中期					+0	+0	—	—
末期					+60	+80	—	—
授乳婦（付加量）					+300	+450	—	—

[*1] レチノール当量（μgRE）＝レチノール（μg）＋β-カロテン（μg）×1/12＋α-カロテン（μg）×1/24＋β-クリプトキサンチン（μg）×1/24＋その他のプロビタミンAカロテノイド（μg）×1/24
[*2] プロビタミンAカロテノイドを含む．
[*3] プロビタミンAカロテノイドを含まない．

(2) ビタミンD・E・K

年齢（歳）	ビタミンD（μg/日）				ビタミンE（mg/日）[*2]				ビタミンK（μg/日）	
	男性		女性		男性		女性		男性	女性
	目安量	耐容上限量	目安量	耐容上限量	目安量	耐容上限量	目安量	耐容上限量	目安量	目安量
0～5ヶ月	2.5(5.0)[*1]	25	2.5(5.0)[*1]	25	3.0	—	3.0	—	4	4
6～11ヶ月	5.0(5.0)[*1]	25	5.0(5.0)[*1]	25	3.5	—	3.5	—	7	7
1～2	2.5	25	2.5	25	3.5	150	3.5	150	25	25
3～5	2.5	30	2.5	30	4.5	200	4.5	200	30	30
6～7	2.5	30	2.5	30	5.0	300	5.0	300	40	40
8～9	3.0	35	3.0	35	6.0	350	5.5	350	45	45
10～11	3.5	35	3.5	35	6.5	450	6.0	450	55	55
12～14	3.5	45	3.5	45	7.0	600	7.0	600	70	65
15～17	4.5	50	4.5	50	8.0	750	7.0	650	80	60
18～29	5.5	50	5.5	50	7.0	800	6.5	650	75	60
30～49	5.5	50	5.5	50	7.0	900	6.5	700	75	65
50～69	5.5	50	5.5	50	7.0	850	6.5	700	75	65
70以上	5.5	50	5.5	50	7.0	750	6.5	650	75	65
妊婦（付加量）			+1.5	—			+0.0	—		+0
授乳婦（付加量）			+2.5	—			+3.0	—		+0

[*1] 適度な日照を受ける環境にある乳児の目安量．（ ）内は，日照を受ける機会が少ない乳児の目安量．
[*2] α-トコフェロールについて算定した．α-トコフェロール以外のビタミンEは含んでいない．

(3) ビタミン B_1・B_2

年齢（歳）	ビタミン B_1（mg/日）*						ビタミン B_2（mg/日）*					
	男　性			女　性			男　性			女　性		
	推定平均必要量	推奨量	目安量	推定平均必要量	推奨量	目安量	推定平均必要量	推奨量	目安量	推定平均必要量	推奨量	目安量
0～5ヶ月	—	—	0.1	—	—	0.1	—	—	0.3	—	—	0.3
6～11ヶ月	—	—	0.3	—	—	0.3	—	—	0.4	—	—	0.4
1～2	0.5	0.5	—	0.4	0.5	—	0.5	0.6	—	0.5	0.5	—
3～5	0.6	0.7	—	0.6	0.7	—	0.7	0.8	—	0.6	0.8	—
6～7	0.7	0.8	—	0.7	0.8	—	0.8	0.9	—	0.7	0.9	—
8～9	0.8	1.0	—	0.8	1.0	—	0.9	1.1	—	0.9	1.0	—
10～11	1.0	1.2	—	0.9	1.1	—	1.1	1.4	—	1.0	1.2	—
12～14	1.1	1.4	—	1.0	1.2	—	1.3	1.5	—	1.1	1.4	—
15～17	1.2	1.5	—	1.0	1.2	—	1.4	1.7	—	1.1	1.4	—
18～29	1.2	1.4	—	0.9	1.1	—	1.3	1.6	—	1.0	1.2	—
30～49	1.2	1.4	—	0.9	1.1	—	1.3	1.6	—	1.0	1.2	—
50～69	1.1	1.3	—	0.9	1.1	—	1.2	1.5	—	1.0	1.2	—
70以上	1.0	1.2	—	0.8	0.9	—	1.1	1.3	—	0.9	1.0	—
妊婦(付加量) 初期				+0.0	+0.0	—				+0.0	+0.0	—
中期				+0.1	+0.1	—				+0.1	+0.2	—
末期				+0.2	+0.2	—				+0.2	+0.3	—
授乳婦(付加量)				+0.2	+0.2	—				+0.3	+0.4	—

* 身体活動レベルⅡの推定エネルギー必要量を用いて算定した．

(4) ナイアシン，ビタミン B_6

年齢（歳）	ナイアシン（mgNE/日）*1								ビタミン B_6（mg/日）*4							
	男　性				女　性				男　性				女　性			
	推定平均必要量	推奨量	目安量	耐容上限量*2	推定平均必要量	推奨量	目安量	耐容上限量*2	推定平均必要量	推奨量	目安量	耐容上限量*5	推定平均必要量	推奨量	目安量	耐容上限量*5
0～5ヶ月	—	—	2*3	—	—	—	2*3	—	—	—	0.2	—	—	—	0.2	—
6～11ヶ月	—	—	3	—	—	—	3	—	—	—	0.3	—	—	—	0.3	—
1～2	5	6	—	60(15)	4	5	—	60(15)	0.4	0.5	—	10	0.4	0.5	—	10
3～5	6	7	—	80(20)	6	7	—	80(20)	0.5	0.6	—	15	0.5	0.6	—	15
6～7	7	9	—	100(30)	7	8	—	100(30)	0.7	0.8	—	20	0.6	0.7	—	20
8～9	9	10	—	150(35)	8	10	—	150(35)	0.8	0.9	—	25	0.8	0.9	—	25
10～11	11	13	—	200(45)	10	12	—	150(45)	0.9	1.0	—	30	0.9	1.0	—	30
12～14	12	14	—	250(60)	11	13	—	250(60)	1.0	1.3	—	40	1.0	1.3	—	40
15～17	13	16	—	300(70)	11	13	—	250(65)	1.1	1.4	—	50	1.0	1.3	—	45
18～29	13	15	—	300(80)	9	11	—	250(65)	1.1	1.4	—	55	1.0	1.1	—	45
30～49	13	15	—	350(85)	10	12	—	250(65)	1.1	1.4	—	60	1.0	1.1	—	45
50～69	12	14	—	350(80)	9	11	—	250(65)	1.1	1.4	—	55	1.0	1.1	—	45
70以上	11	13	—	300(75)	8	10	—	250(60)	1.1	1.4	—	50	1.0	1.1	—	40
妊　婦(付加量)					+0	+0	—	—					+0.7	+0.8	—	—
授乳婦(付加量)					+3	+3	—	—					+0.3	+0.3	—	—

*1 NE＝ナイアシン当量＝ナイアシン＋1/60 トリプトファン．身体活動レベルⅡの推定エネルギー必要量を用いて算定した．
*2 耐容上限量はニコチンアミドの mg 量，（ ）内はニコチン酸の mg 量．基準体重を用いて算定した．
*3 単位は，mg/日．
*4 たんぱく質食事摂取基準の推奨量を用いて算定した(妊婦・授乳婦の付加量は除く)．
*5 食事性ビタミン B_6 の量ではなく，ピリドキシンとしての量である．

(5) ビタミン B_{12}, 葉酸

年齢（歳）	ビタミン B_{12}（μg/日）						葉酸（μg/日）[*1]							
	男性			女性			男性				女性			
	推定平均必要量	推奨量	目安量	推定平均必要量	推奨量	目安量	推定平均必要量	推奨量	目安量	耐容上限量[*2]	推定平均必要量	推奨量	目安量	耐容上限量[*2]
0〜 5ヶ月	—	—	0.4	—	—	0.4	—	—	40	—	—	—	40	—
6〜11ヶ月	—	—	0.6	—	—	0.6	—	—	65	—	—	—	65	—
1〜 2	0.8	0.9	—	0.8	0.9	—	80	100	—	300	80	100	—	300
3〜 5	0.9	1.1	—	0.9	1.1	—	90	110	—	400	90	110	—	400
6〜 7	1.1	1.4	—	1.1	1.4	—	110	140	—	600	110	140	—	600
8〜 9	1.3	1.6	—	1.3	1.6	—	130	160	—	700	130	160	—	700
10〜11	1.6	1.9	—	1.6	1.9	—	160	190	—	900	160	190	—	900
12〜14	2.0	2.4	—	2.0	2.4	—	200	240	—	1200	200	240	—	1200
15〜17	2.0	2.4	—	2.0	2.4	—	200	240	—	1300	200	240	—	1300
18〜29	2.0	2.4	—	2.0	2.4	—	200	240	—	1300	200	240	—	1300
30〜49	2.0	2.4	—	2.0	2.4	—	200	240	—	1400	200	240	—	1400
50〜69	2.0	2.4	—	2.0	2.4	—	200	240	—	1400	200	240	—	1400
70以上	2.0	2.4	—	2.0	2.4	—	200	240	—	1300	200	240	—	1300
妊 婦（付加量）				+0.3	+0.4	—					+200	+240	—	—
授乳婦（付加量）				+0.7	+0.8	—					+80	+100	—	—

[*1] 妊娠を計画している女性，または妊娠の可能性がある女性は，神経管閉鎖障害のリスクの低減のために，付加的に 400 μg/日のプテロイルモノグルタミン酸の摂取が望まれる．

[*2] 耐容上限量は，プテロイルモノグルタミン酸の量として算定した．

(6) パントテン酸, ビオチン, ビタミンC

年齢（歳）	パントテン酸(mg/日)		ビオチン(μg/日)		ビタミンC（mg/日）					
	男性	女性	男性	女性	男性			女性		
	目安量	目安量	目安量	目安量	推定平均必要量	推奨量	目安量	推定平均必要量	推奨量	目安量
0〜 5ヶ月	4	4	4	4	—	—	40	—	—	40
6〜11ヶ月	5	5	10	10	—	—	40	—	—	40
1〜 2	3	3	20	20	35	40	—	35	40	—
3〜 5	4	4	25	25	40	45	—	40	45	—
6〜 7	5	5	30	30	45	55	—	45	55	—
8〜 9	6	5	35	35	55	65	—	55	65	—
10〜11	7	6	40	40	65	80	—	65	80	—
12〜14	7	6	50	50	85	100	—	85	100	—
15〜17	7	5	50	50	85	100	—	85	100	—
18〜29	5	5	50	50	85	100	—	85	100	—
30〜49	5	5	50	50	85	100	—	85	100	—
50〜69	6	5	50	50	85	100	—	85	100	—
70以上	6	5	50	50	85	100	—	85	100	—
妊 婦（付加量）		+1		+2				+10	+10	—
授乳婦（付加量）		+1		+5				+40	+50	—

● 表 11 ミネラルの食事摂取基準

(1) ナトリウム，カリウム

年齢（歳）	ナトリウム (mg/日) [（ ）は食塩相当量(g/日)]						カリウム (mg/日)			
	男 性			女 性			男 性		女 性	
	推定平均必要量	目安量	目標量	推定平均必要量	目安量	目標量	目安量*1	目標量*2	目安量*1	目標量*2
0～5ヶ月	—	100(0.3)	—	—	100(0.3)	—	400	—	400	—
6～11ヶ月	—	600(1.5)	—	—	600(1.5)	—	700	—	700	—
1～2	—	—	(4.0 未満)	—	—	(4.0 未満)	900	—	800	—
3～5	—	—	(5.0 未満)	—	—	(5.0 未満)	1000	—	1000	—
6～7	—	—	(6.0 未満)	—	—	(6.0 未満)	1300	—	1200	—
8～9	—	—	(7.0 未満)	—	—	(7.0 未満)	1500	—	1400	—
10～11	—	—	(8.0 未満)	—	—	(7.5 未満)	1900	—	1700	—
12～14	—	—	(9.0 未満)	—	—	(7.5 未満)	2300	—	2100	—
15～17	—	—	(9.0 未満)	—	—	(7.5 未満)	2700	—	2000	—
18～29	600(1.5)	—	(9.0 未満)	600(1.5)	—	(7.5 未満)	2500	2800	2000	2700
30～49	600(1.5)	—	(9.0 未満)	600(1.5)	—	(7.5 未満)	2500	2900	2000	2800
50～69	600(1.5)	—	(9.0 未満)	600(1.5)	—	(7.5 未満)	2500	3000	2000	3000
70 以上	600(1.5)	—	(9.0 未満)	600(1.5)	—	(7.5 未満)	2500	3000	2000	2900
妊 婦（付加量）				—	—	—			+0	—
授乳婦（付加量）				—	—	—			+400	—

*1 体内のカリウム平衡を維持するために適正と考えられる値と現在の日本人の摂取量を考慮して目安量として設定した．
*2 高血圧の一次予防を積極的に進める観点から設定した．

(2) カルシウム，マグネシウム

年齢（歳）	カルシウム (mg/日)								マグネシウム (mg/日)							
	男 性				女 性				男 性				女 性			
	推定平均必要量	推奨量	目安量	耐容上限量	推定平均必要量	推奨量	目安量	耐容上限量	推定平均必要量	推奨量	目安量	耐容上限量*	推定平均必要量	推奨量	目安量	耐容上限量*
0～5ヶ月	—	—	200	—	—	—	200	—	—	—	20	—	—	—	20	—
6～11ヶ月	—	—	250	—	—	—	250	—	—	—	60	—	—	—	60	—
1～2	350	400	—	—	350	400	—	—	60	70	—	—	60	70	—	—
3～5	500	600	—	—	450	550	—	—	80	100	—	—	80	100	—	—
6～7	500	600	—	—	450	550	—	—	110	130	—	—	110	130	—	—
8～9	550	650	—	—	600	750	—	—	140	170	—	—	140	160	—	—
10～11	600	700	—	—	600	700	—	—	180	210	—	—	170	210	—	—
12～14	800	1000	—	—	650	800	—	—	240	290	—	—	230	280	—	—
15～17	650	800	—	—	550	650	—	—	290	350	—	—	250	300	—	—
18～29	650	800	—	2300	550	650	—	2300	280	340	—	—	230	270	—	—
30～49	550	650	—	2300	550	650	—	2300	310	370	—	—	240	290	—	—
50～69	600	700	—	2300	550	650	—	2300	290	350	—	—	240	290	—	—
70 以上	600	700	—	2300	500	600	—	2300	270	320	—	—	220	260	—	—
妊 婦（付加量）					+0	+0	—						+30	+40	—	—
授乳婦（付加量）					+0	+0	—						+0	+0	—	—

* 通常の食品からの摂取の場合，耐容上限量は設定しない．通常の食品以外からの摂取量の耐容上限量は，成人の場合 350 mg/日，小児では 5 mg/kg 体重/日とする．

(3) リン，鉄

年齢（歳）	リン (mg/日) 男性 目安量	リン 男性 耐容上限量	リン 女性 目安量	リン 女性 耐容上限量	鉄 (mg/日)* 男性 推定平均必要量	鉄 男性 推奨量	鉄 男性 目安量	鉄 男性 耐容上限量	鉄 女性 月経なし 推定平均必要量	鉄 女性 月経なし 推奨量	鉄 女性 月経あり 推定平均必要量	鉄 女性 月経あり 推奨量	鉄 女性 目安量	鉄 女性 耐容上限量
0～5ヶ月	120	—	120	—	—	—	0.5	—	—	—	—	—	0.5	—
6～11ヶ月	260	—	260	—	3.5	5.0	—	—	3.5	4.5	—	—	—	—
1～2	600	—	600	—	3.0	4.0	—	25	3.0	4.5	—	—	—	20
3～5	800	—	700	—	4.0	5.5	—	25	4.0	5.5	—	—	—	25
6～7	900	—	900	—	4.5	6.5	—	30	4.5	6.5	—	—	—	30
8～9	1100	—	1000	—	6.0	8.5	—	35	5.5	8.0	—	—	—	35
10～11	1200	—	1100	—	7.0	10.0	—	35	6.5	9.5	9.5	13.5	—	35
12～14	1200	—	1100	—	8.0	11.0	—	50	7.0	10.0	10.0	14.0	—	45
15～17	1200	—	1000	—	8.0	9.5	—	45	5.5	7.0	8.5	10.5	—	40
18～29	1000	3000	900	3000	6.0	7.0	—	50	5.0	6.0	8.5	10.5	—	40
30～49	1000	3000	900	3000	6.5	7.5	—	55	5.5	6.5	9.0	11.0	—	40
50～69	1000	3000	900	3000	6.0	7.5	—	50	5.5	6.5	9.0	11.0	—	45
70 以上	1000	3000	900	3000	6.0	7.0	—	50	5.0	6.0	—	—	—	40
妊婦（付加量）初期			+0	—					+2.0	+2.5	—	—	—	—
中期・末期			+0	—					+12.5	+15.0	—	—	—	—
授乳婦（付加量）			+0	—					2.0	+2.5	—	—	—	—

＊ 過多月経（月経出血量が 80 mL/回以上）の者を除外して策定した．

(4) 亜鉛，銅

年齢（歳）	亜鉛 (mg/日) 男性 推定平均必要量	亜鉛 男性 推奨量	亜鉛 男性 目安量	亜鉛 男性 耐容上限量	亜鉛 女性 推定平均必要量	亜鉛 女性 推奨量	亜鉛 女性 目安量	亜鉛 女性 耐容上限量	銅 (mg/日) 男性 推定平均必要量	銅 男性 推奨量	銅 男性 目安量	銅 男性 耐容上限量	銅 女性 推定平均必要量	銅 女性 推奨量	銅 女性 目安量	銅 女性 耐容上限量
0～5ヶ月	—	—	2	—	—	—	2	—	—	—	0.3	—	—	—	0.3	—
6～11ヶ月	—	—	3	—	—	—	3	—	—	—	0.3	—	—	—	0.3	—
1～2	4	5	—	—	4	5	—	—	0.2	0.3	—	—	0.2	0.3	—	—
3～5	5	6	—	—	5	6	—	—	0.3	0.3	—	—	0.3	0.3	—	—
6～7	6	7	—	—	6	7	—	—	0.3	0.4	—	—	0.3	0.4	—	—
8～9	7	8	—	—	7	8	—	—	0.4	0.5	—	—	0.4	0.5	—	—
10～11	8	10	—	—	8	10	—	—	0.5	0.6	—	—	0.5	0.6	—	—
12～14	9	11	—	—	8	9	—	—	0.6	0.8	—	—	0.6	0.8	—	—
15～17	11	13	—	—	7	9	—	—	0.7	0.9	—	—	0.6	0.7	—	—
18～29	10	12	—	40	7	9	—	35	0.7	0.9	—	10	0.6	0.7	—	10
30～49	10	12	—	45	8	9	—	35	0.7	0.9	—	10	0.6	0.7	—	10
50～69	10	12	—	45	8	9	—	35	0.7	0.9	—	10	0.6	0.7	—	10
70 以上	9	11	—	40	7	9	—	30	0.6	0.8	—	10	0.5	0.7	—	10
妊婦（付加量）					+1	+2	—	—					+0.1	+0.1	—	—
授乳婦（付加量）					+3	+3	—	—					+0.5	+0.6	—	—

付　録

(5) マンガン，ヨウ素，セレン

年齢（歳）	マンガン (mg/日)				ヨウ素 (μg/日)								セレン (μg/日)							
	男性		女性		男性				女性				男性				女性			
	目安量	耐容上限量	目安量	耐容上限量	推定平均必要量	推奨量	目安量	耐容上限量	推定平均必要量	推奨量	目安量	耐容上限量	推定平均必要量	推奨量	目安量	耐容上限量	推定平均必要量	推奨量	目安量	耐容上限量
0〜 5ヶ月	0.01	—	0.01	—	—	—	100	250	—	—	100	250	—	—	15	—	—	—	15	—
6〜11ヶ月	0.5	—	0.5	—	—	—	130	250	—	—	130	250	—	—	15	—	—	—	15	—
1〜 2	1.5	—	1.5	—	35	50	—	250	35	50	—	250	10	10	—	50	10	10	—	50
3〜 5	1.5	—	1.5	—	45	60	—	350	45	60	—	350	10	15	—	70	10	15	—	70
6〜 7	2.0	—	2.0	—	55	75	—	500	55	75	—	500	15	15	—	100	15	15	—	100
8〜 9	2.5	—	2.5	—	65	90	—	500	65	90	—	500	15	20	—	120	15	20	—	120
10〜11	3.0	—	3.0	—	75	110	—	500	75	110	—	500	20	25	—	160	20	20	—	150
12〜14	4.0	—	3.5	—	95	130	—	1300	95	130	—	1300	25	30	—	210	20	25	—	200
15〜17	4.5	—	3.5	—	100	140	—	2100	100	140	—	2100	25	35	—	260	20	25	—	220
18〜29	4.0	11	3.5	11	95	130	—	2200	95	130	—	2200	25	30	—	280	20	25	—	220
30〜49	4.0	11	3.5	11	95	130	—	2200	95	130	—	2200	25	30	—	300	20	25	—	230
50〜69	4.0	11	3.5	11	95	130	—	2200	95	130	—	2200	25	30	—	280	20	25	—	230
70以上	4.0	11	3.5	11	95	130	—	2200	95	130	—	2200	25	30	—	260	20	25	—	210
妊　婦（付加量）			+0	—					75	+110	—	—					+5	+5	—	—
授乳婦（付加量）			+0	—					+100	+140	—	—					+15	+20	—	—

(6) クロム，モリブデン

年齢（歳）	クロム (μg/日)*						モリブデン (μg/日)							
	男性			女性			男性				女性			
	推定平均必要量	推奨量	目安量	推定平均必要量	推奨量	目安量	推定平均必要量	推奨量	目安量	耐容上限量	推定平均必要量	推奨量	目安量	耐容上限量
0〜 5ヶ月	—	—	0.8	—	—	0.8	—	—	2	—	—	—	2	—
6〜11ヶ月	—	—	1.0	—	—	1.0	—	—	3	—	—	—	3	—
1〜 2	—	—	—	—	—	—	—	—	—	—	—	—	—	—
3〜 5	—	—	—	—	—	—	—	—	—	—	—	—	—	—
6〜 7	—	—	—	—	—	—	—	—	—	—	—	—	—	—
8〜 9	—	—	—	—	—	—	—	—	—	—	—	—	—	—
10〜11	—	—	—	—	—	—	—	—	—	—	—	—	—	—
12〜14	—	—	—	—	—	—	—	—	—	—	—	—	—	—
15〜17	—	—	—	—	—	—	—	—	—	—	—	—	—	—
18〜29	35	40	—	25	30	—	20	25	—	550	20	20	—	450
30〜49	35	40	—	25	30	—	25	30	—	600	20	25	—	500
50〜69	30	40	—	25	30	—	20	25	—	600	20	25	—	500
70以上	30	35	—	20	25	—	20	25	—	550	20	20	—	450
妊　婦（付加量）				—	—	—					—	—	—	—
授乳婦（付加量）				—	—	—					+3	+3	—	—

＊ 身体活動レベルIIの推定エネルギー必要量を用いて算定した．

● 表 12　脂質異常症の診断基準（空腹時採血）

高 LDL コレステロール血症	LDL コレステロール	140 mg/dL 以上
低 HDL コレステロール血症	HDL コレステロール	40 mg/dL 未満
高トリグリセライド血症	トリグリセライド	150 mg/dL 以上

注）① この診断基準は薬物療法の開始基準を表記しているものではない．
　　② 薬物療法の適応に関しては他の危険因子も勘案し決定されるべきである．
　　③ LDL-C 値は直接測定法を用いるか Friedewaid の式で計算する．
　　　（TG 値が 400 mg/dL 未満の場合）［LDL-C］＝［総コレステロール（TC）］－［HDL-C］－［トリグリセライド］×1/5
　　　（TG 値が 400 mg/dL 以上の場合）直接測定法にて LDL-C 値を測定する．
［動脈硬化学会による動脈硬化性疾患予防ガイドライン，2007 より］

● 表 13　空腹時血糖値および 75 g 経口糖負荷試験（OGTT）2 時間後の判定基準

（静脈血漿値 mg/dL，カッコ内は mmol/dL）

	正　常　値	糖　尿　病
空腹時値	＜110（6.1）	≧126（7.0）
75 g OGTT 2 時間値	＜140（7.8）	≧200（11.1）
75 g OGTT の判定	両者を満たすものを正常型とする	いずれかを満たすものを糖尿病型とする
	正常型にも糖尿病型にも属さないものを境界型とする	

注1）随時血糖値≧200 mg/dL（≧11.1 mmol/L）および HbA$_{1c}$≧6.5%（HbA$_{1c}$（JDS）≧6.1%）の場合も糖尿病型とみなす．
注2）正常型であっても，1 時間値が 180 mg/dL（10.0 mmol/L）以上の場合には，180 mg/dL 未満のものに比べて糖尿病に悪化する危険が高いので，境界型に準じた取り扱い（経過観察など）が必要である．
注3）新基準では，「糖尿病型」の判定に，HbA$_{1c}$ の基準が設けられた．血糖と HbA$_{1c}$ を同日測定し，血糖値（①空腹時血糖値 126 mg/dL 以上，② 75 g 糖負荷試験で 2 時間値 200 mg/dL 以上，③随時血糖値 200 mg/dL，のうちどれか）と HbA$_{1c}$ の測定値（6.5% 以上（JSD 値 6.1%））がともに糖尿病型であれば，1 回の検査で糖尿病と診断できるようになった．

● 表 14　児童福祉施設における食事計画策定の留意点（厚生労働省　平成 22 年 3 月）の概要

① 子どもの性，年齢，発育・発達状況，栄養状態，生活状況等を把握・評価し，提供することが適当なエネルギー及び栄養素の量（給与栄養量）の目標設定に努める．
② 給与栄養量の目標は定期的に見直すように努める．
③ 給与栄養量の目標は年齢階級等の別に設定しても差し支えない．
④ 身体活動レベルは 5 歳までは区分がないため，活動内容を参照に判断する．
⑤ エネルギー摂取量の計画は，定期的に身長および体重を計測し，成長曲線に照らし合わせ観察・評価する．
⑥ たんぱく質は，総エネルギーに対して 10 % 以上，20 % 未満の範囲を目安とする．
⑦ 脂質は，総エネルギーに対して 20 % 以上，30 % 未満の範囲を目安とする．
⑧ 炭水化物は，総エネルギーに対して 50 % 以上，70 % 未満の範囲を目安とする．
⑨ 1 日のうち特定の食事（例えば昼食）を提供する場合は，対象となる子どもの生活状況や 1 日全体から考えてその特定の食事で摂取することが適当とされる給与栄養量の割合を勘案し設定する．
⑩ 生活状況等に特段配慮すべき問題がない場合には，昼食については概ね 1/3 を目安とする．
⑪ 生活状況等に特段配慮すべき問題がない場合には，おやつについては 1 日全体の 10～20 % 程度の量とする．
⑫ 献立作成は季節感，地域性を考慮し，幅広い種類の食品を取り入れる．
⑬ 子どもの咀嚼機能，食具使用の発達状況を観察し，発達を促すことができるよう，食品の種類と調理方法に配慮する．
⑭ 子どもの食の体験や嗜好が広がるように料理の組み合わせにも配慮する．

● 表 15 保育所における給与栄養目標量の例

I 1〜2歳児の給与栄養目標量

| | エネルギー (kcal) | たんぱく質 (g) | 脂質 (g) | 炭水化物 (g) | カルシウム (mg) | 鉄 (mg) | ビタミン | | | | 食塩相当量 (g) |
							A (μgRE)	B₁ (mg)	B₂ (mg)	C (mg)	
食事摂取基準 (A)（1日あたり）	1000	(10〜20%) 25〜50	(20〜30%) 22〜33	(50〜70%) 125〜175	400	4.5	400	0.5	0.6	40	4未満
昼食＋おやつの比率 ($B\%$)	50%	50%	50%	50%	50%	50%	50%	50%	50%	50%	—
1日の給与栄養目標量 ($C=A\times B/100$)	500	13〜25	11〜16	60〜84	200	2.3	200	0.25	0.3	20	1.5未満

［日本人の食事摂取基準（2010年版）の基準値をもとに作成］

II 3〜5歳児の給与栄養目標量

| | エネルギー (kcal) | たんぱく質 (g) | 脂質 (g) | 炭水化物 (g) | カルシウム (mg) | 鉄 (mg) | ビタミン | | | | 食塩相当量 (g) |
							A (μgRE)	B₁ (mg)	B₂ (mg)	C (mg)	
食事摂取基準 (A)（1日あたり）	1300	(10〜20%) 33〜65	(20〜30%) 28〜43	(50〜70%) 163〜228	600	5.5	450	0.7	0.8	45	5未満
昼食＋おやつの比率 ($B\%$)	45%	45%	45%	45%	45%	45%	45%	45%	45%	45%	—
1日の給与栄養目標量 ($C=A\times B/100$)	585	15〜29	13〜19	73〜103	270	2.5	203	0.32	0.36	20	1.7未満
家庭から持参する米飯110gの栄養量 (D)	185	2.8	0.3	40.8	3	0.1	0	0.02	0.01	0	0
保育所給与栄養目標量 ($E=C-D$)	400	12〜26	13〜19	32〜62	267	2.4	203	0.3	0.35	20	1.7未満

［日本人の食事摂取基準（2010年版）の基準値をもとに作成］

● 表 16 児童または生徒1人1回あたりの学校給食摂取基準（文部科学省：平成21年4月施行）

| 区 分 | 基 準 値 | | | |
	児童（6〜7歳）の場合	児童（8〜9歳）の場合	児童（10〜11歳）の場合	児童（12〜14歳）の場合
エネルギー (kcal)	560	660	770	850
たんぱく質 (g)　範 囲[*1]	16　10〜25	20　13〜28	25　17〜30	28　19〜35
脂 質 (%)	学校給食による摂取エネルギー全体の25%〜30%			
ナトリウム（食塩相当量）(g)	2未満	2.5未満	3未満	3未満
カルシウム (mg)　目標値[*2]	300　320	350　380	400　480	420　470
鉄 (mg)	3	3	4	4
ビタミンA (μgRE)　範 囲[*1]	130　130〜390	140　140〜420	170　170〜510	210　210〜630
ビタミンB₁ (mg)	0.4	0.4	0.5	0.6
ビタミンB₂ (mg)	0.4	0.5	0.5	0.6
ビタミンC (mg)	20	23	26	33
食物繊維 (g)	5.5	6.0	6.5	7.5

注1）表に掲げるもののほか，次に掲げるものについてもそれぞれ示した摂取について配慮すること．
　　マグネシウム：児童（6〜7歳）70 mg，児童（8〜9歳）80 mg，児童（10〜11歳）110 mg，生徒（12〜14歳）140 mg
　　亜　　鉛：児童（6〜7歳）2 mg，児童（8〜9歳）2 mg，児童（10〜11歳）3 mg，生徒（12〜14歳）3 mg
　2）この摂取基準は，全国的な平均値を示したものであるから，適用にあたっては，個々の健康および生活活動などの実態ならびに地域の実情等に十分配慮し，弾力的に運用すること．
※1　範　囲：示した値の内に納めることが望ましい範囲．
※2　目標値：摂取することにより望ましい値．

参考文献

● **第 1 章** [1.1]
  1) 細谷憲政，松田 朗監修：これからの高齢者の栄養管理サービス，第一出版，1998.
  2) 日本健康・栄養システム学会編：栄養ケア・マネジメントのリーダーになるために，厚生科学研究所，2003.

  [1.2.1～3, 1.2.5～8]
  1) 医歯薬出版株式会社編：実践栄養アセスメント，臨床栄養（臨時増刊），**99**(5)，2001.
  2) 大熊利忠，金谷節子編：キーワードで分かる臨床栄養，羊土社，2007.
  3) 文部科学省：新体力テスト―有意義な活用のために―，ぎょうせい，2005.

  [1.2.4]
  1) 江上いすず，ほか：秤量法による中高年男女の栄養素および食品群別摂取量の個人内・個人間変動，日本公衛誌，**46**，1999，p. 828-837.
  2) 鈴木亜矢子，ほか：写真法による食事調査の観察者間の一致性および妥当性の検討，日本公衛誌，**49**，2002，p. 749-758.

● **第 2 章**
  1) 厚生労働省：日本人の食事摂取基準策定検討会報告書，日本人の食事摂取基準 2010 年版，第一出版，2009.

● **第 3 章**
  1) 芦田 淳：栄養化学概論，養賢堂，1962.
  2) 吉川春寿，芦田 淳編：総合栄養学事典，同文書院，1981.
  3) 松尾光芳編：老化と環境因子，学会出版センター，1994.
  4) Sinclair, D. and Dangerfield, P.（山口規容子，早川 浩訳）：ヒトの成長と発達，メディカル・サイエンス・インターナショナル，2001.
  5) Hughes, F. W.（大森正英，武藤泰敏訳）：アルコールと薬―その複合毒性，第一出版，1976.
  6) 栄養学ハンドブック編集委員会編：栄養学ハンドブック 全面改訂版，技報堂出版，1974.
  7) 栄養学ハンドブック編集委員会編：栄養学ハンドブック 第三版，技報堂出版，1996.
  8) 江藤義春，野沢義則，山本良子編：新編栄養生理生化学，東京教学社，1982.
  9) 名倉 潤：老化の分子医学―統合的老化仮説，*Mol. Med.*, 2002 **39**(5)，2002，p. 514-519.
  10) 鈴木隆雄，衛藤 隆編：からだの年齢事典，朝倉書店，2008.
  11) 全国栄養士施設協会：全栄施協月報，第 584 号，2009.

● **第 4～6 章**
  1) 堺 章：新訂 目で見るからだのメカニズム，医学書院，2000.
  2) 日本産婦人科学会誌，1998，2000，2005.
  3) 日本糖尿病学会，1999.
  4) 母子歯科保健指導要領，日本小児科学会雑誌，**26**，1998.
  5) 厚生労働省：授乳・離乳の支援ガイド，2007.
  6) 厚生労働省：平成 12 年乳幼児身体発育調査報告書，2001.
  7) 水野正彦：標準産科婦人科学，医学書院，1996.

● **第 7～8 章**
  1) 厚生労働省：平成 12 年乳幼児身体発育調査報告書，2001.
  2) 厚生労働省：保育所保育指針，2009.
  3) 戸谷誠之，宮坂勝之，白幡 聰編：こどもの検査値ノート，医学書院，2004.
  4) 厚生労働省：平成 17 年度乳幼栄養調査結果，2006.
  5) 日本保育協会：保育所における食育に関する調査研究報告書，2009.
  6) 文部科学省：食に関する指導の手引き，2008.
  7) 堀江祥允編集代表：食に関する指導の手引き，2006.
  8) 厚生労働省：日本人の食事摂取基準 2010 年版，2009.
  9) 文部科学省：学校保健統計調査報告書，2008.

● 第10章

1) 健康・栄養情報研究会編：国民健康・栄養の現状－平成18年厚生労働省国民健康・栄養調査報告より－，第一出版，2009.
2) 杉山みち子，ほか：米飯ならびに米加工品のグリセミックスインデックスに関する研究，*Health Sciences*，**16**(2)，2000，p.175-185.
3) 大野良之，ほか編：生活習慣病マニュアル 改訂3版，南山堂，2002.
4) 松澤佑次：メタボリックシンドロームの病態と診断，公衆衛生，**71**(3)，2007，p.195-199.
5) メタボリックシンドローム診断基準検討委員会：メタボリックシンドロームの定義と診断基準，日本内科学会雑誌，**94**，2005，p.794-809.
6) 日本高血圧学会：高血圧治療のガイドライン2009.
7) 日本循環器学会：虚血性心疾患の一次予防ガイドライン2006.
8) 国立がん対策情報センター：がん情報サービス，ganjoho.jp，2009.
9) 第一出版編集部：食事バランスガイド，第一出版，2006.
10) 厚生労働省：標準的な健診・保健指導プログラム，2007.

● 第12章

1) 国立社会保障・人口問題研究所：日本人の将来推計人口（2006（平成18）年12月推計）中位推計，2007.
2) 厚生労働省：日本人の食事摂取基準策定検討会報告書，日本人の食事摂取基準2010年版，第一出版，2009.
3) 蓮村幸兌，佐藤悦子，塚田邦夫編：在宅高齢者食事ケアガイド，第一出版，2004，p.137-152.
4) 中島澄夫：高齢者医療，オーム社，2008.
5) 細谷憲政監修：高齢者の栄養管理，日本医療企画，2005，p.14-16.
6) 日本老年医学会雑誌編集委員会編：今日の老年医学，中外医学社，2000.
7) 杉山みち子（主任研究者）：栄養改善マニュアル，厚生労働省，2005.
8) 細谷憲政，松田朗監修：これからの高齢者の栄養管理サービス，第一出版，1998.
9) 折茂 肇編：新老年学 第2版，東京大学出版会，2002.
10) Egami, *et al*.: Associations of lifestyle factors with bone mineral density among male university students in Japan. *J. Epidemiol*, **13**, 2003, p.48-55.
11) 藤原佐枝子：脆弱性骨折の背景因子，ホルモンと臨床，**52**，2004，p.279-283.
12) 田中 久，ほか編：日本の百寿者，中山書店，1997，p.21-130.

● 第13章

1) 運動所要量・運動指針の策定委員会監修，健康づくりのための運動指針2006，2006.
2) 堀江祥允編集代表：改訂 応用栄養学，中央法規，2004.

● 第14章 ［14.1～14.2］

1) 吉川春寿，芦田 淳編：総合栄養学事典，同文書院，1981.
2) 須田正巳，ほか編：バイオリズムとその機構，講談社，1976.
3) 日本比較内分泌学会編：からだの中からストレスをみる，学会出版センター，2000.
4) 堀江祥允編集代表：改訂 応用栄養学，中央法規出版，2006.

［14.3～14.5］

1) 山崎昌廣，村木里志，坂本和義，関 邦博：環境生理学，培風館，2000.
2) 金子佳代子，万木良平編著：管理栄養士講座 環境・スポーツ栄養学，建帛社，2003.
3) Shils, M. E., Shils, Shike, M., Ross, A. C., Caballero, B., and Cousins, R. J.：48 Nutrition in Space, Modern Nutrition Health and Disease 9th edition, Lea & Febiger, 1999, p.783-788.
4) Smith, S. M., Zwart, S. R., Kloeris, V. and Heer, M.：Nutritional Biochemistry of Space Flight, NOVA Science Publishers Inc, 2009.

索 引

● A〜Z

ADL　100
ADH　126
BLA　8
Breslow　109
CXD　9,86
DEXA　9,86
DHA　101
EPA　101
GI　84
IADL　100
LBM　118
METs　85,136
MCT　57
n-3系脂肪酸　84
n-6系脂肪酸　17
PDCAサイクル　1
PEM　27,103
QOL　13
RTP　5
SGA　96
SMI　96
SNP　13
T細胞　23,50

● あ

悪性新生物　91
アディポサイトカイン　87
α-リノレン酸　101
アンギオテンシノーゲン　87

遺伝子解析　13
遺伝子変異　13
飲酒（適量）　18,85

ウェルニッケ脳症　38
運動基準　85,111
運動指針　111
運動療法　113

栄養アセスメント　2

栄養ケアプラン　2
栄養スクリーニング　2
栄養素の設定指標　138
栄養補給　116
栄養補助食品　118
栄養マネジメント　1
エストラジオール　29
エストリオール　29
エストロゲン　29,95
エネルギーの食事摂取基準　138
嚥下障害　105

黄体ホルモン　29
温度環境　123

● か

外挿　15
外挿値　19
カウプ指数　7,63
学童期　69
陰膳法　12
過食症　78
学校給食平均栄養所要量の基準　147
活性酸素　115
活性酸素分子種　25,114
合併症　2,88
加齢　21,26
がん　91
関節炎　107
簡略更年期指数　96

刻み食　104
基準体位　16,136
基礎代謝　15,25,136
基礎代謝基準値　15,25,136
喫煙　85
基本チェックリスト　102
吸収　24
虚血性心疾患　90
拒食症　78
起立耐性障害　132

筋たんぱく質量　9

クモ膜下出血　91
グリセミックインデックス　84
クワシオルコル　23,66
クワシオルコル型　103

ケイソン病　129
欠食率　82
血糖判定基準　146
減圧症　129
減量　118

高脂血症治療開始基準　146
後期高齢者　99
高血圧症　27,89
高山病　130
喉頭蓋　105
行動変容ステージ　93
更年期　95
高齢期　99
骨塩量　98
骨折　106
骨粗鬆症　27,98,106
骨密度　9,86,96,113
混合栄養法　51

● さ

最大酸素摂取量　112
サーカディアンリズム　122
サービング　93
サプリメント　118
産褥　34
酸素解離曲線　129
酸素中毒　128
産熱　125

持久力　115
嗜好　32
視交叉上核　122
脂質の食事摂取基準　17,139
思春期　74

視床下部　120, 122
失禁　107
実年期　82
脂肪異常症　98
写真記録法　10
主観的包括的評価　96
出生児身長　61
授乳期　42
授乳法　49
瞬発力　115
消化　24
松果体　121
小児生活習慣病　71
食事摂取基準　14
食事調査　9
食事バランスガイド　92
食事誘導性熱産生　124, 125
褥瘡（褥創）　107
食物摂取頻度調査法　11
食物繊維の食事摂取基準　18, 139
除脂肪体重（組織）　26, 116, 118
ショック相　120
神経管閉鎖障害　41
神経性食欲不振症　78
人工栄養法　50
新生児期　21, 46
新生児反射　46
新生児溶血性疾患　58
身体活動　136
身体計測　7
身体検査　3
身体発育パーセンタイル曲線　56

水晶体　109
推奨量　14
推奨量算定係数　15
水中体重秤量法　9
推定エネルギー必要量　13, 14, 138
推定平均必要量　14
スキャモンの成長パターン　21
ストレス応答　120
スニップ（SNP）　13
スポーツ　111

生活習慣病　71, 87
　　──の予防　15, 91
生歯　47
成人期　82
精神的発達　76
生体インピーダンス法　8
生体リズム　122

成長　21
成長期のための食生活指針　80
成長急伸　21, 74
成長急伸期　68
成長曲線　63, 77
成長速度曲線　22
成長率曲線　75
静的アセスメント　2
青年期　82
生理機能の低下　27
生理的体重増加　32
摂食障害　78
摂食リズム　122
潜函病　129
前期高齢者　99
仙骨部　107
全身適応症候群　120
先天性代謝異常　59

喪失歯数　104
壮年期　82
総哺乳量　49
咀嚼障害　104
卒乳　54

●た
体温調節　123
体格指数　7
体脂肪率　8
体脂肪量　8
代謝　25
大転子部　107
体内温度分布　123
体内（生物）時計　122, 123
第二次性徴　75
第二次反抗期　76
タイプA行動　91
耐容上限量　15
体力測定法　12
脱水症　109
炭水化物の食事摂取基準　18, 139
たんぱく質・エネルギー低栄養状態　103
たんぱく質の食事摂取基準　16, 138

窒素麻痺　129
チューブ栄養　59

低圧低酸素症　130
低栄養　27
低出生体重児　35, 59

鉄欠乏性貧血　38, 78
テロメア　26
転倒　105

凍死　127
等尺性運動　113
凍傷　127
凍瘡　127
動的アセスメント　2
糖尿病　27, 40, 88
動脈硬化　98
特定高齢者　110
ドーパミン　109
トリグリセリド　32

●な
内臓脂肪型肥満　86, 97
内臓脂肪症候群　88

24時間思い出し法　10
日内リズム　122
乳児期　46
乳児下痢症　57
乳汁栄養　48
乳汁分泌　42
乳糖不耐症　59
妊娠期　29
妊娠高血圧症候群　39
妊娠性貧血　38
妊娠糖尿病　40
認知症　27, 108

熱中症　126

脳血管障害　91
脳梗塞　91
脳出血　91

●は
廃用症候群　100
パーキンソン病　27, 109
白内障　109
発育　21
発育曲線　64
発達　21
半減期　25
反ショック相　120

BMI　7, 39, 97, 101
皮下脂肪厚　8
ヒスチジン血症　59

索引

ビタミン　101
ビタミン B_{12}　101
ビタミンの食事摂取基準　18,140
ヒト絨毛性ゴナドトロピン　29
ヒト胎盤性ラクトゲン　29
秤量記録法　9
肥満　7,70
肥満者　82
肥満症　83
貧血（鉄欠乏性）　78

フェニルケトン尿症　59
付加量　16,17,43
不定愁訴　72
プロゲステロン　29,95
分子レベルの老化　26
分娩　34

閉経　95
ベッド・レスト　131
変異　13
変形性関節炎　27
変形性関節症　107

放熱　125
ポーションサイズ　11

保育所給食　67
保育所給与栄養目標　147
母乳栄養法　48
哺乳反射　52

●ま

マラスムス　23,66
マラスムス型　103
マラスムス・クワシオルコル混合型　103

味覚閾値　100
ミネラルの食事摂取基準　18,143

無酸素運動　112

メタボリックシンドローム　76,87
　――の診断基準（小児）　70
　――の診断基準（成人）　88
メッツ　85,111,136
目安量　15
免疫（系）　23
免疫機能　7,121
免疫力低下　57

網膜症　109

目標量　15
モニタリング　2
問診　3
モントゴメリー腺　31

●や

やせ　71

有酸素運動　112

幼児期　61

●ら

ライフステージの区分　21
卵胞刺激ホルモン　95

離乳　51
臨床検査　4
臨床診査　3

レジスタンス運動　113
レプチン　87

老化　21
老年症候群　102
ローレル指数　7,70

編著者略歴

堀　江　祥　允
（ほり　え　よし　みつ）

1941年	満州に生まれる
1969年	名古屋大学大学院農学研究科 博士課程修了
1972年	農学博士（名古屋大学）
1996年	名古屋市立大学人文社会学部教授
2000年	名古屋市立大学大学院システム 自然科学研究科（兼任）教授
2006年	名古屋市立大学名誉教授
現　在	仁愛大学人間生活学部教授 農学博士

栄養科学ファウンデーションシリーズ
2．応用栄養学　　　　　　　　　定価はカバーに表示

2010年 4月10日　初版第1刷
2012年11月10日　　　第4刷

編著者　堀　江　祥　允
発行者　朝　倉　邦　造
発行所　株式会社　朝　倉　書　店

東京都新宿区新小川町 6-29
郵便番号　１６２－８７０７
電　話　03（3260）0141
ＦＡＸ　03（3260）0180
http://www.asakura.co.jp

〈検印省略〉

© 2010〈無断複写・転載を禁ず〉　　悠朋舎・渡辺製本

ISBN 978-4-254-61652-1　C 3377　　Printed in Japan

JCOPY ＜（社）出版者著作権管理機構　委託出版物＞

本書の無断複写は著作権法上での例外を除き禁じられています．複写される場合は，そのつど事前に，（社）出版者著作権管理機構（電話 03-3513-6969, FAX 03-3513-6979, e-mail: info@jcopy.or.jp）の許諾を得てください．

前名古屋文化短大 高木節子・岐阜女大 加田静子編

最新 調 理 —基礎と応用—

61043-7 C3077　　　　　B 5 判 200頁 本体3300円

好評の『新版調理—基礎と応用』の全面改訂版。21世紀を迎えた今日の、食生活の急速な変容と混乱踏まえ、"望ましい食生活とは如何にあるべきか"という視点でまとめられた調理実習書。管理栄養士、栄養士養成課程の教科書として最適

岐阜女大 加田静子・前名古屋文化短大 高木節子編

最新 調 理 学 —理論と応用—

61044-4 C3077　　　　　B 5 判 144頁 本体3000円

好評の『新版調理学—理論と応用』を全面改訂。管理栄養士養成過程カリキュラムに準拠〔内容〕調理学を学ぶにあたって／調理と食事計画／調理と嗜好性／調理操作／植物性食品の調理／動物性食品の調理／その他の食品の調理／調理と食文化

前実践女大 藤沢良知監修

キーワード 栄 養 指 導

61033-8 C3077　　　　　B 5 判 176頁 本体3700円

大学・短大学生および栄養士などを主対象に、健康管理や栄養指導のさいに必要な「基本的な用語」について、解説と図表を見開きの形で記述し、わかりやすく解説。〔内容〕栄養指導・食生活診断の指標／対象別栄養指導／健康指導／休養指導

日大 上野川修一編

食 品 と か ら だ
—免疫・アレルギーのしくみ—

43082-0 C3061　　　　　A 5 判 216頁 本体3900円

アレルギーが急増し関心も高い食品と免疫・アレルギーのメカニズム、さらには免疫機能を高める食品などについて第一線研究者55名が基礎から最先端までを解説。〔内容〕免疫／腸管免疫／食品アレルギー／食品による免疫・アレルギーの制御

食品総合研究所編

食 品 大 百 科 事 典

43078-3 C3561　　　　　B 5 判 1080頁 本体42000円

食品素材から食文化まで、食品にかかわる知識を総合的に集大成し解説。〔内容〕食品素材(農産物、畜産物、林産物、水産物他)／一般成分(糖質、タンパク質、核酸、脂質、ビタミン、ミネラル他)／加工食品(麺類、パン類、酒類他)／分析、評価(非破壊評価、官能評価他)／生理機能(整腸機能、抗アレルギー機能他)／食品衛生(経口伝染病他)／食品保全技術(食品添加物他)／流通技術／バイオテクノロジー／加工・調理(濃縮、抽出他)／食生活(歴史、地域差他)／規格(国内制度、国際規格)

前東大 荒井綜一・東大 阿部啓子・神戸大 金沢和樹・
京都府立医大 吉川敏一・栄養研 渡邊　昌編

機 能 性 食 品 の 事 典

43094-3 C3561　　　　　B 5 判 480頁 本体18000円

「機能性食品」に関する科学的知識を体系的に解説。様々な食品成分(アミノ酸、アスコルビン酸、ポリフェノール等)の機能や、食品のもつ効果の評価法等、最新の知識まで詳細に解説。〔内容〕I.機能性食品(機能性食品の概念／機能性食品をつくる／他),II.機能性食品成分の科学(タンパク質／糖質／イソフラボン／ユビキノン／イソプレノイド／カロテノイド／他),III.食品機能評価法(疫学／バイオマーカー／他),IV.機能性食品とニュートリゲノミクス(実施例／味覚ゲノミクス／他)

吉澤　淑・石川雄章・蓼沼　誠・長澤道太郎・
永見憲三編

醸造・発酵食品の事典 （普及版）

43109-4 C3561　　　　　A 5 判 616頁 本体16000円

醸造・醸造物・発酵食品について、基礎から実用面までを総合的に解説。〔内容〕総論(醸造の歴史、微生物、醸造の生化学、成分、官能評価、酔いの科学と生理作用、食品衛生法等の規制、環境保全)／各論(〈酒類〉清酒、ビール、ワイン、ブランデー、ウイスキー、スピリッツ、焼酎、リキュール、中国酒、韓国・朝鮮の酒とその他の日本酒,〈発酵調味料〉醬油、味噌、食酢、みりんおよびみりん風調味料、魚醬油,〈発酵食品〉豆・野菜発酵食品、畜産発酵食品、水産発酵食品

日本家政学会編

新版 家 政 学 事 典

60019-3 C3577　　　　　B 5 判 984頁 本体30000円

社会・生活の急激な変容の中で、人間味豊かな総合的・学際的アプローチが求められ、家政学の重要性がますます認識されている。本書は、家政学全分野を網羅した初の事典として、多くの人々に愛読されてきた『家政学事典』を、この12年間の急激な学問の進展・変化を反映させ、全面的に新しい内容を盛り込み"新版"として刊行するものである。〔内容〕I.家政学原論／II.家族関係／III.家庭経営／IV.家政教育／V.食物／VI.被服／VII.住居／VIII.児童

◈ シリーズ〈食品の科学〉◈
食品素材を見なおし"食と健康"を考える

東農大 並木満夫・元富山大 小林貞作編
シリーズ〈食品の科学〉
ゴマの科学
43029-5 C3061　　A5判 260頁 本体4500円

6000年の栽培の歴史をもち,すぐれた栄養生理機能を有することで評価されながらもベールに包まれていたゴマを解明する。〔内容〕ゴマの栽培食物学／ゴマの生化学とバイオテクノロジー／ゴマの食品科学／生産・利用・需給／ゴマ科学の展望

前名古屋女大 村松敬一郎編
シリーズ〈食品の科学〉
茶の科学
43031-8 C3061　　A5判 240頁 本体4500円

その成分の機能や効果が注目を集めている茶について,栽培学・食品学・化学・薬学・製茶など広い立場からアプローチ。〔内容〕茶の科学史／茶の栽培とバイテク／茶の加工科学／茶の化学／茶の機能／茶の生産・利用・需給／茶の科学の展望

共立女大 高宮和彦編
シリーズ〈食品の科学〉
野菜の科学
43035-6 C3061　　A5判 232頁 本体4200円

ビタミン,ミネラル,食物繊維などの成分の栄養的価値が評価され,種類もふえ,栽培技術も向上しつつある野菜について平易に解説。〔内容〕野菜の現状と将来／成分と栄養／野菜と疾病／保蔵と加工／調理／(付)各種野菜の性状と利用一覧

前鹿児島大 伊藤三郎編
シリーズ〈食品の科学〉
果実の科学
43032-5 C3061　　A5判 228頁 本体4500円

からだへの機能性がすぐれている果実について,生理・生化学,栄養・食品学などの面から総合的にとらえた最新の書。〔内容〕果実の栽培植物学／成熟生理と生化学／栄養・食品科学／各種果実の機能特性／収穫後の保蔵技術／果実の利用加工

日大 上野川修一編
シリーズ〈食品の科学〉
乳の科学
43040-0 C3061　　A5判 228頁 本体4500円

乳蛋白成分の生理機能等の研究や遺伝子工学・発生工学など先端技術の進展に合わせた乳と乳製品の最新の研究。〔内容〕日本人と牛乳／牛乳と健康／成分／生合成／味と香り／栄養／機能成分／アレルギー／乳製品製造技術／先端技術

日本獣医大 沖谷明紘編
シリーズ〈食品の科学〉
肉の科学
43041-7 C3061　　A5判 208頁 本体4500円

食肉と食肉製品に科学のメスを入れその特性をおいしさ・栄養・安全性との関連に留意して最新の研究データのもとに解説。〔内容〕食肉の文化史／生産／構造と成分／おいしさと熟成／栄養／調理／加工／保蔵／微生物・化学物質からの安全性

女子栄養大 菅原龍幸編
シリーズ〈食品の科学〉
キノコの科学
43042-4 C3061　　A5判 212頁 本体4500円

キノコの食文化史から,分類,品種,栽培,成分,味,香り,加工,調理などのほか生理活性についても豊富なデータを示しながら解説。〔内容〕総論／キノコの分類／キノコの栽培とバイオテクノロジー／キノコの食品科学／生理活性物質／他

日大 中村 良編
シリーズ〈食品の科学〉
卵の科学
43071-4 C3061　　A5判 192頁 本体4500円

食品としての卵の機能のほか食品以外の利用なども含め,最新の研究を第一線研究者が平易に解説。〔内容〕卵の構造／卵の成分／卵の生合成／卵の栄養／卵の機能と成分／卵の調理／卵の品質／卵の加工／卵とアレルギー／卵の新しい利用

前ソルト・サイエンス研究財団 橋本壽夫・
日本塩工業会 村上正祥著
シリーズ〈食品の科学〉
塩の科学
43072-1 C3061　　A5判 212頁 本体4500円

長年"塩"専門に携わってきた著者が,歴史・文化的側面から,塩業の現状,製塩,塩の理化学的性質,塩の機能と役割,塩と調理・食品加工,健康とのかかわりまで,科学的・文化的にまとめた。巷間流布している塩に関する誤った知識を払拭

糖業協会 橋本 仁・前浜松医大 高田明和編
シリーズ〈食品の科学〉
砂糖の科学
43073-8 C3061　　A5判 244頁 本体4500円

食生活に不可欠な砂糖について,生産技術から,健康との関わりまで総合的に解説。〔内容〕砂糖の文化史／砂糖の生産／砂糖の製造法／砂糖の種類／砂糖の特性／砂糖と栄養／味覚／砂糖と健康／砂糖と食生活／砂糖の利用／その他の甘味料

貝沼圭二・中久喜輝夫・大坪研一編
シリーズ〈食品の科学〉
トウモロコシの科学
43074-5 C3061　　A5判 212頁 本体4300円

古くから人類に利用されてきたトウモロコシについて,作物としての性質から工業・燃料用途まで幅広く解説。〔内容〕起源と伝播／特徴,種類,栽培／育種と生産／加工／利用(食品・飼料・アルコール)／コーンスターチ／将来展望と課題

椙山女大 森奥登志江編
栄養科学ファウンデーションシリーズ1
臨　床　栄　養　学
61651-4　C3077　　　　　B5判　164頁　本体2600円

コアカリキュラムAランクの内容を確実に押さえ，簡潔かつ要点を得た「教えやすい」教科書。実際の症例を豊富に記載。〔内容〕栄養補給法の選択／栄養ケア・マネジメント／栄養アセスメントの方法／POSの活用／疾患別臨床栄養管理／他

福井富穂・酒井映子・小川宣子編
栄養科学ファウンデーションシリーズ3
給　食　経　営　管　理　論
61653-8　C3377　　　　　B5判　160頁　本体2600円

コアカリキュラムAランクの内容を確実に押さえ，簡潔かつ要点を得た給食経営管理の「教えやすい」教科書。〔内容〕フードサービスと栄養管理／管理栄養士・栄養士の役割／安全管理／組織・人事管理／財務管理／施設・設備管理／情報管理／他

◆ テキスト食物と栄養科学シリーズ ◆
健康で豊かな食生活のための新しいテキスト

ノートルダム清心女大　大鶴　勝編
テキスト食物と栄養科学シリーズ3
食品学・食品機能学
61643-9　C3377　　　　　B5判　192頁　本体2900円

基礎を押さえた読みやすく，理解しやすいテキスト。管理栄養士と国試改正新ガイドラインに対応。〔内容〕人間と食品／食品の分類／食品成分と栄養素／食品成分の化学と物性／食品素材の栄養特性／食品の機能／栄養強調表示と健康強調表示／他

ノートルダム清心女大　大鶴　勝編
テキスト食物と栄養科学シリーズ4
食品加工・安全・衛生
61644-6　C3377　　　　　B5判　176頁　本体2800円

〔内容〕食品の規格／食料生産と栄養／食品流通・保存と栄養／食品衛生行政と法規／食中毒／食品による感染症・寄生虫症／食品中の汚染物質／食品の変質／食品添加物／食品の器具と容器包装／食品衛生管理／新しい食品の安全性問題／他

福山大　渕上倫子編著
テキスト食物と栄養科学シリーズ5
調　　理　　学
61645-3　C3377　　　　　B5判　184頁　本体2800円

基礎を押さえた読みやすく，理解しやすいテキスト。管理栄養士国試改正新ガイドラインに対応。〔内容〕食事計画論／食物の嗜好性とその評価／加熱・非加熱調理操作と調理器具／調理操作中の栄養成分の変化／食品の調理特性／嗜好飲料／他

京都光華女大　田中敬子・武庫川女大　爲房恭子編
テキスト食物と栄養科学シリーズ7
応　用　栄　養　学
61647-7　C3377　　　　　B5判　176頁　本体2700円

〔内容〕栄養アセスメントとは／行動科学理論の応用／成長・発達・加齢／妊娠期の栄養／授乳期／新生児・乳児期／幼児期／学童期／思春期／成人期／閉経期／高齢期の栄養／運動・スポーツと栄養／栄養必要量の科学的根拠／環境と栄養／他

京都光華女大　田中敬子・武庫川女大　前田佳子子編
テキスト食物と栄養科学シリーズ8
栄　養　教　育　論
61648-4　C3377　　　　　B5判　164頁　本体2600円

〔内容〕栄養教育の概念／食行動変容の栄養教育／栄養教育マネジメント／栄養教育のためのアセスメント／栄養教育計画／栄養教育の方法／栄養教育の実施／栄養教育の評価／ライフスタイル・ライフステージの栄養教育／食環境づくり／他

女子栄養大　五明紀春・女子栄養大　渡邉早苗・関東学院大　山田哲雄編
スタンダード人間栄養学　基礎栄養学
61048-2　C3077　　　　　B5判　176頁　本体2700円

イラストを多用しわかりやすく解説した教科書。〔内容〕身体と栄養／エネルギー代謝／現代の食生活（栄養の概念）／栄養素の役割と代謝（糖質／脂質／たんぱく質／ビタミン／無機質（ミネラル）／水・電解質）／栄養学の歴史／遺伝子発現と栄養

東農大　福田靖子・岐阜女大　小川宣子編
食　生　活　論　（第3版）
61046-8　C3077　　　　　A5判　164頁　本体2600円

"食べる"とはどういうことかを多方面からとらえ，現在の食の抱える問題と関連させ，その解決の糸口を探る，好評の学生のための教科書，第3版。〔内容〕食生活の現状と課題／食生活の機能／ライフステージにおける食の特徴と役割／他

前お茶の水大　五十嵐脩監訳
オックスフォード辞典シリーズ
オックスフォード　食品・栄養学辞典
61039-0　C3577　　　　　A5判　424頁　本体9500円

定評あるオックスフォードの辞典シリーズの一冊"Food&Nutrition"の翻訳。項目は五十音配列とし読者の便宜を図った。食品，栄養，ダイエット，健康などに関するあらゆる方面からの約6000項目を選定し解説されている。食品と料理に関しては，ヨーロッパはもとより，ロシア，アフリカ，南北アメリカ，アジアなど世界中から項目を選定。また特に，健康に関心のある一般読者のために，主要な栄養素の摂取源としての食品について，詳細かつ明解に解説されている

上記価格（税別）は2012年10月現在